权威·前沿·原创

皮书系列为
"十二五""十三五""十四五"时期国家重点出版物出版专项规划项目

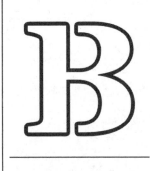

BLUE BOOK

智 库 成 果 出 版 与 传 播 平 台

心理健康蓝皮书

BLUE BOOK OF MENTAL HEALTH

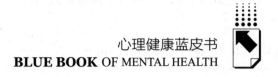

中国国民心理健康发展报告

（2023~2024）

REPORT ON NATIONAL MENTAL HEALTH DEVELOPMENT

IN CHINA (2023-2024)

主　编／孙向红　蒋　毅
副主编／陈雪峰　陈祉妍

社会科学文献出版社
SOCIAL SCIENCES ACADEMIC PRESS (CHINA)

图书在版编目（CIP）数据

中国国民心理健康发展报告 . 2023-2024 / 孙向红，
蒋毅主编；陈雪峰，陈祉妍副主编 . --北京：社会科
学文献出版社，2025.4（2025.5 重印）. --（心理健康蓝皮书）.
ISBN 978-7-5228-5231-7

Ⅰ . R395.6

中国国家版本馆 CIP 数据核字第 2025N3G626 号

心理健康蓝皮书

中国国民心理健康发展报告（2023~2024）

主　　编／孙向红　蒋　毅
副 主 编／陈雪峰　陈祉妍

出 版 人／冀祥德
责任编辑／胡庆英
文稿编辑／黄　丹　梁荣琳
责任印制／岳　阳

出　　版／社会科学文献出版社·群学分社（010）59367002
　　　　　地址：北京市北三环中路甲 29 号院华龙大厦　邮编：100029
　　　　　网址：www.ssap.com.cn
发　　行／社会科学文献出版社（010）59367028
印　　装／三河市东方印刷有限公司

规　　格／开本：787mm×1092mm　1/16
　　　　　印张：20.5　字数：306 千字
版　　次／2025 年 4 月第 1 版　2025 年 5 月第 3 次印刷
书　　号／ISBN 978-7-5228-5231-7
定　　价／158.00 元

读者服务电话：4008918866

感谢"中国科学院学部心理健康与社会治理研究支撑任务"对本书的支持！

致　谢

感谢全国 79 家合作单位协助本书的调查取样。特别感谢大力协助调查实施的以下 24 家合作单位（按有效样本量贡献排序）：

中国发展研究基金会

太原市迎泽区教育体育局

武汉市精神卫生中心

山西医科大学第二医院精神卫生科

北京成英公益基金会

阜阳师范大学心理健康教育中心

陕西理工大学教育科学学院

河西学院

淮北师范大学

河南城建学院

吕梁学院

中脉公益基金会

四川幸福西南心理咨询有限公司

沈阳城市学院

乐山市未成年人心理健康辅导中心

青岛市崂山区链科社会工作服务中心

湖北省教育科学研究院

陕西省白河高级中学

主要编撰者简介

孙向红　中国科学院心理研究所研究员、党委书记，中国心理学会秘书长，中国用户体验联盟副理事长，亚太地区心理学联盟执委；主持和参与国家自然科学基金等国家级项目多项，作为项目主要参与人曾获国家科技进步一等奖、军队科技进步二等奖等；在期刊上发表论文百余篇，获得发明专利3项，主编或参编专著3部。

蒋　毅　中国科学院心理研究所研究员、副所长（主持工作），"长江学者"特聘教授、中青年科技创新领军人才、中国青年科技奖获得者；第十四届全国政协委员；主持"科技创新2030-重大项目"、国家自然科学基金重点项目、国家杰出青年科学基金项目、中国科学院战略性先导科技专项等；在期刊上发表论文百余篇，其中在国际顶级期刊上发表论文70余篇，包括 Nature Neuroscience、Nature Communications、Proceedings of the National Academy of Sciences of the United States of America、American Psychologist 等。

陈雪峰　中国科学院心理研究所研究员、副所长，中国科学院大学心理学系教授、副主任，中国社会心理学会常务理事，北京心理学会理事，全国应用心理专业学位研究生教育指导委员会委员；主要从事社会心理服务、应急管理心理、职业心理健康研究；主持和参与多项国家科技任务，20余份咨询报告被国家或省部级部门采用，其中多份获有关领导重要批示；在核心期刊上发表论文40余篇，参编专著、译著12部，出版科普著作《公职人员心理建设指南》。

陈祉妍　中国科学院心理研究所教授，中国科学院心理研究所国民心理健康评估发展中心负责人，国民心理健康数据库负责人，中国人体健康科技促进会心理健康专业委员会主任委员、中国女医师协会精神卫生专业委员会副主任委员等；主要研究领域为国民心理健康状况调查、居民心理健康素养、青少年心理健康、心理健康应用测评及干预等；在中英文期刊上发表论文百余篇，著有《国民心理健康素养手册：日常生活心理健康 50 问》《中小学生心理问题速查手册》等。

摘　要

在全球范围内，心理健康已成为公共卫生领域的重要议题。2023~2024年，我国心理健康事业在政策推动和社会关注下持续发展。该年度心理健康蓝皮书主编方联合全国 79 家机构，采集了覆盖各年龄段的逾 17 万份问卷，剖析了国民心理健康状况、影响因素及服务需求。全书分为总报告、分报告和专题报告三个部分。

总报告基于 2024 年国民心理健康状况调查的核心成人样本，对国民心理健康状况及其影响因素与服务需求进行了分析。结果显示，我国成年人的抑郁风险和焦虑风险总体呈随年龄增长而降低的趋势，女性抑郁风险随年龄增长而降低的趋势更为明显；城市户口人群的焦虑风险显著高于农村户口人群。影响因素分析发现，婚姻状况、工作时长、体质指数、运动水平、网络购物频率等均与心理健康状况显著相关：已婚人群的抑郁风险最低；工作时间超过 10 小时者抑郁风险较高；每周运动频率越高，抑郁风险越低；女性网络购物频率越高，抑郁风险越高。心理咨询服务的便利度和满意度与前两年基本持平。国民心理健康知识掌握仍有不足，特别是在子女教育、情绪调节及心理疾病识别等方面的知识掌握程度亟待提升。为维护和促进国民心理健康，需持续加强社会心理服务体系建设，提升心理健康素养，推广健康生活方式，促进婚姻家庭和谐，实现工作与生活平衡。

分报告分别聚焦青少年、大学生和老年人群体的心理健康状况。研究发现，父母情感支持不足、学业压力过大等是青少年心理健康的主要影响因素；心理健康状况良好的青少年具有更好的学业韧性和学习动机。大学生中

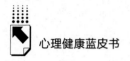

低年级学生抑郁风险和焦虑风险高于高年级学生，在各类关系中的同学支持对大学生的心理健康支持作用最大。老年群体心理健康状况随社会支持增多和家庭亲密关系增强而改善，空巢与失独老人心理健康状况需重点关注。

专题报告有八篇，分别探讨了婚育观、心理健康素养、短视频使用，特定地域、不同年龄或职业人群心理健康状况，以及青少年心理健康和积极心理品质干预等多个议题。婚育观调查研究发现，年龄在 18~24 岁阶段的成年人尤其是大学生群体，恋爱、结婚和生育意愿较低。高校师生心理健康素养研究发现，该群体达标率为 30.8%，心理微课干预对心理健康素养的提升效果显著。不同人群短视频使用调查发现，高强度短视频使用与心理健康问题存在相关性，特别是青少年群体受影响显著。针对中老年人的调查发现，中老年人整体情绪健康优于青年，但高龄群体呈下降趋势。针对欠发达地区农村学生的调查发现，抑郁风险高于全国平均水平，呈现中部高、女性高、高年级高的特征。精神科护士心理健康状况调查聚焦高强度工作对精神科护士心理健康的影响，建议增加职业支持与心理干预。青少年抑郁症患者的现状及康复困境研究探讨了青少年抑郁症患者在康复过程中面临的资源缺乏、社会支持不足等问题。提升中小学生积极心理品质和成长型思维的干预研究验证了心理干预课程对学生心理韧性及积极思维的增强效果。

本书各报告系统揭示了我国不同人群心理健康现状、影响因素与干预效果，为进一步加强我国心理健康服务体系、提升全民心理健康素养提供了重要的实证依据。

关键词： 心理健康　心理健康素养　青少年　大学生　中老年人

目 录

Ⅰ 总报告

Ⅱ 分报告

Ⅲ 专题报告

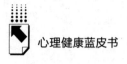
皮书数据库阅读**使用指南**

总 报 告

B.1

2024年国民心理健康状况、影响因素与服务状况

陈祉妍　郭菲　方圆　刘少然*

摘　要： 为了解2023~2024年我国居民心理健康状况、影响因素及服务需求，本研究联合79家合作单位，共采集调查总样本173237人，抽取成年人核心样本6871人。成年人核心样本覆盖不同性别、年龄、户籍、学历、职业和收入群体，男性占43.5%，女性占56.5%，平均年龄为39.9岁；城镇户口占58.1%，农村户口占41.9%。在心理健康状况方面，成年人群的抑郁风险水平随年龄增长而降低，女性抑郁风险水平随年龄增长而降低的趋势更为突出。焦虑风险水平与抑郁风险水平一样呈现随年龄增长而下降的现象，女性焦虑风险水平高于男性，城市户口人群焦虑风险水平总体高于农村

---

* 陈祉妍，博士，中国科学院心理研究所教授，中国科学院心理研究所国民心理健康评估发展中心负责人，研究方向为国民心理健康评估与促进；郭菲，博士，中国科学院心理研究所助理研究员，研究方向包括儿童青少年社会情绪与行为发展、家庭教养、心理测评等；方圆，博士，中国科学院心理研究所助理研究员，研究方向为心理健康大数据、青少年心理健康；刘少然，硕士，中国科学院心理研究所国民心理健康评估发展中心项目主管，研究方向为儿童青少年心理发展与健康、亲密关系对个体心理健康的影响及干预策略。

户口人群。影响因素分析发现，婚姻状况、工作时长、体质指数、运动水平、网络购物频率等均与心理健康水平有关。已婚人群的抑郁风险水平低于其他婚姻状况人群；工作时长为"10小时以上"组的抑郁风险水平显著高于其他各组；体质指数正常和超重人群的抑郁风险水平相对较低；随着每周运动频率的提高，抑郁风险水平逐渐下降；网络购物频率增加，抑郁风险水平升高，尤其是在女性中体现得更为明显。在国民心理健康服务状况方面，调查发现，约59%的受访者认为心理咨询服务便利，而73%的使用过心理咨询的受访者表示满意，这一比例与上一年相比略有提高。在心理健康素养方面，调查发现，心理健康知识水平的达标率相对较低，特别是在子女养育、情绪调节、睡眠和心理疾病识别与治疗等方面。为提升国民心理健康水平，建议培育健康生活方式，提升心理健康素养，促进家庭和谐，平衡工作与生活，增强心理咨询服务便利性，加强社会心理服务体系构建。

关键词： 心理健康　抑郁风险　焦虑风险　强迫

一　引言

社会心理服务体系是将心理健康服务融入"平安中国"建设、"健康中国"建设的特色实践。2023~2024年，我国社会心理服务体系建设逐渐走向深入研究、经验总结和理论提炼。2024年3月20日至23日，国家心理健康和精神卫生防治中心与华夏时报社在山东省滨州市举办了全国社会心理服务体系建设经验交流大会，全面总结和展示社会心理服务体系建设试点工作成果，宣传推广实践创新经验和做法，推进社会心理服务体系建设高质量发展。① 这是自2018年国家卫生健康委等十部门联合印发《全国社会心理服

---

① 《2024首届全国社会心理服务体系建设经验交流大会》，https：//www.chinatimes.net.cn/h5/shxlfwtx2024/，最后访问日期：2024年10月2日。

务体系建设试点工作方案》以来的首次全国范围的经验交流。心理咨询与治疗往往"被动"等待求助者上门，存在有形无形的服务门槛，而顶层设计、主动工作的心理健康服务体系，能有效覆盖经济水平低、认知匮乏而心理健康问题又多发的困境人群。社会心理服务体系建设关注源头发力、主动预防、系统解决，并提供全方位、多层次的社会支持，有效面向全社会、全人群、全周期（闫洪丰等，2023）。

2023～2024年，我国发布了一系列与心理健康相关的政策文件，重点关注人群仍是青少年。2023年3月国家卫生健康委发布的《健康中国行动2023年工作要点》要求，持续推动实施各项行动，全方位、全周期保障人民健康，包括提升精神障碍社区康复服务质量，促进精神障碍患者回归和融入社会，更有多处提及青少年心理健康。《全面加强和改进新时代学生心理健康工作专项行动计划（2023—2025年）》（以下简称《专项行动计划》）于2023年4月20日由教育部等十七部门联合发布，提出了坚持全面发展、坚持健康第一、坚持提升能力和坚持系统治理四个基本原则，并提出了到2025年，配备专（兼）职心理健康教育教师的学校比例达到95%，开展心理健康教育的家庭教育指导服务站点比例达到60%等工作目标。《专项行动计划》的亮点在于提出"五育并举促进心理健康"，引导心理健康教育与德智体美劳深度融合。同时，该文件提出"面向中小学校班主任和少先队辅导员、高校辅导员、研究生导师等开展个体心理发展、健康教育基本知识和技能全覆盖培训"，促进更多教师参加心理健康培训，从而更好地理解和处理学生心理问题。2023年10月26日，民政部等五部门发布《关于加强困境儿童心理健康关爱服务工作的指导意见》，要求切实把困境儿童心理健康关爱服务工作摆在更加突出的位置，加强心理健康教育等工作。2024年5月8日教育部办公厅发布《关于开展首个全国学生心理健康宣传教育月活动的通知》，决定自2024年起，将每年的5月确定为"全国学生心理健康宣传教育月"，通过形式多样的宣传教育活动，提升师生、家长心理健康知识水平和素养，推动学生心理健康工作提质增效。这些文件体现了我国对心理健康问题的高度重视，特别是对学生群体中的心理健康的教育和支持高度重

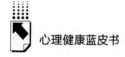

视。这些政策文件的发布和实施表明我国正致力于构建一个更加完善的心理健康服务体系。此外，2024年全国两会上，青少年心理健康教育问题备受关注，相关提案和议案强调应从系统性、针对性、连续性、现实性、服务性和实效性六个方面继续提升青少年心理健康教育工作（董妍、俞国良，2024）。

2023~2024年，我国心理健康事业持续发展，但仍然存在许多发展不平衡的问题，在系统性、专业性等许多方面还有待发展。期待在全社会的共同努力下，我国心理健康研究与服务实现高质量发展，国民心理健康水平不断提升。

二 研究方法

（一）研究对象

在2023~2024年国民心理健康状况调查中，经过公开征集与严格筛选，全国共有79家合作单位协助了本次调查。在合作单位的协助下，共采集包括青少年和成年人在内的调查样本173237份。① 本次调查的问卷包括普通成人版、老年人版、大学生版、青少年版、家长版、教师版等6个版本。各版本调查内容与样本特征见本书对应分报告与专题报告。普通成人版参考第七次全国人口普查资料，在总样本中抽取具有相对代表性的成年人数据，构成由全国6871名成年人构成的核心样本。

总报告以核心样本数据作为主要数据分析基础，部分内容辅以其他子样本数据和其他来源数据。核心样本的社会人口学特征为：男性占43.5%，女性占56.5%；年龄范围为18~61岁，平均值为39.9岁，标准差为11.1岁；城镇户口占58.1%，农村户口占41.9%；学历在大学以下的占33.1%，大学及以上的占66.9%；公司职员占17.5%，专业技术人员占15.7%，管

---

① 本书中除注明来源外所有的数据均来自中国科学院心理研究所国民心理健康数据库2024年心理健康蓝皮书数据集，所有调查均为在征得调查对象或其监护人同意的情况下进行的。

理人员占6.9%，公务员占4.7%，企业工人占10.3%，农民占6.4%，学生占6.8%，服务业人员占3.1%，无业/失业/退休人员占4.7%，其他各类职业人员占23.9%；个人月收入在2000元以下的占23.2%，2000~4000元的占23.4%，4000~6000元的占24.3%，6000~10000元的占19.6%，10000元及以上的占9.5%；东部地区占46.1%，中部地区占13.7%，西部地区占40.1%。

（二）调查工具

1. 流调中心抑郁量表（简版）

流调中心抑郁量表（简版）为心理健康蓝皮书历年的核心监测工具。流调中心抑郁量表（The Center for Epidemiological Studies Depression Scale，CES-D）为美国国家心理健康中心的Radloff于1977年编制，目前在国际上被广泛用于对普通人群进行抑郁症状的筛查，适用于青少年、成年和老年人群。中文简版共9题（CESD-9）（何津等，2013）。量表要求答卷者使用0~3评定最近一周内症状出现的频率。量表得分0~9分代表无抑郁问题，10~16分代表轻度抑郁风险，17~27分代表抑郁高风险。该工具在本样本中的Cronbach's α系数为0.90。

2. 广泛性焦虑障碍量表（简版）

广泛性焦虑障碍量表（Generalized Anxiety Disorder Scale，GAD-7）用于普通人群的焦虑水平评估。量表要求答卷者使用0~3进行自我评估。在本次调查中，使用其简版即GAD-2，用GAD-7的前两题做快速评估（Luo et al.，2019）。该工具在本样本中的Cronbach's α系数为0.84。

3. 强迫症状筛查问卷

采用《健康中国行动（2019—2030年）》——心理健康促进行动主要指标释义及调查方法中的两题筛查答卷者两周内的强迫症状，分别评估强迫观念和强迫行为。题目选项为"是"或"否"。

4. 中国心理健康量表（简版）

中国心理健康量表（简版）为陈祉妍等于2008年编制的多维心理健

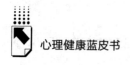

康评估工具，适用于普通人群的心理健康状况评估。该工具包含情绪体验、自我认识、人际交往、认知效能、适应能力5个分量表，既可评估个体心理健康水平，也可反映个体内部的优势与不足。各维度和总分参照常模转化为以500分为平均分、100分为标准差的心理健康指数，以便横向比较。该工具分为青少年版、成人版和老年版。各版本均符合心理测量学的要求，能够可靠、有效地评估国民的心理健康水平。本调查使用中国心理健康量表成人版的简版，共60题，各分量表与总量表的Cronbach's α系数为0.76~0.90。

5. 自评身心健康问卷

自评身心健康问卷分别使用两个单题请答卷者评估自己的身体健康与心理健康，分别为："你认为自己的身体健康状况是"和"你认为自己的心理健康状况是"；均为4点评估，分别是"非常健康"、"比较健康"、"不太健康"和"很不健康"。

6. 生活方式问卷

自编生活方式问卷，分别询问了答卷者每天平均工作时长、每周运动次数、每天平均步数、网络购物频率、是否养宠物、所养宠物的种类与养宠物年限等信息。

7. 心理咨询服务问卷

节选自以往心理健康蓝皮书中的心理健康服务问卷，询问心理咨询的便利性和满意度。

8. 背景信息问卷

背景信息问卷的内容包括性别、年龄、学历、收入、职业、婚恋状况、子女情况、身高、体重等。

三　国民心理健康状况

历年来心理健康蓝皮书的核心监测指标包括积极指标和消极指标两方面，积极指标以《中国心理健康量表》的五维度为主要指标，消极指标以抑郁风险①为核心指标，本次消极指标除抑郁风险外，还考察了焦虑风险与强迫的水平。

1. 抑郁风险的人群特征

抑郁风险即流调中心抑郁量表的总分，代表抑郁情绪等的表现，并不代表抑郁症的患病率。在使用简短题目评估时，推荐采用抑郁风险水平作为心理健康的代表性指标。抑郁风险受到外部压力和内部调节能力的共同影响。本次调查中，成年人群的抑郁风险水平（由抑郁量表得分代表）随年龄增长而降低，而女性抑郁风险水平的降低更为明显（见图1）。在男性人群中，从18~24岁组到55岁及以上组，抑郁风险比例降低了25%；在女性人群中，从18~24岁组到55岁及以上组，抑郁风险比例降低了54%。

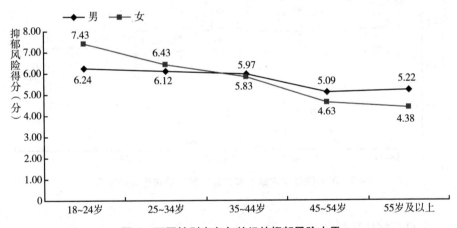

图1 不同性别在各年龄组的抑郁风险水平

本次调查还分析了持续症状数，即调查对象回答中选择一周内出现5~7天的条目计数，代表持续存在的抑郁症状（章婕等，2010）。在调查对象中，76.0%的持续症状数为0，17.5%的持续症状数为1~2个，6.5%存在3

① 抑郁风险：本书中的抑郁风险是通过流调中心抑郁量表（简版）评估的以抑郁情绪症状为主的抑郁核心症状。根据量表筛查标准，分为两级——轻度抑郁风险和抑郁高风险。轻度抑郁风险提示个体存在一定频率的抑郁情绪（如情绪低落、兴趣减退、睡眠问题等），但程度较轻；抑郁高风险提示个体近期存在较频繁的抑郁情绪表现。存在抑郁风险并不等同于，也不能替代临床评估诊断的抑郁症。

个及以上的持续症状。分析显示，持续症状的变化趋势与量表得分一致。

2. 焦虑风险①的人群特征

焦虑障碍是最常见的心理疾病。由于焦虑症状与抑郁症状存在一些共同的表现，因此有时焦虑风险水平与抑郁风险水平呈现相似的趋势。另外，焦虑与抑郁又有区别，虽然同样对于自我的评价偏低、对于未来的预期负面，但焦虑障碍患者往往比抑郁障碍患者处在更高的活力状态。本次调查显示，焦虑风险水平与抑郁风险水平一样呈现随年龄增长而下降的现象，城市女性焦虑风险水平高于城市男性，农村女性焦虑风险水平高于农村男性（见图2）。

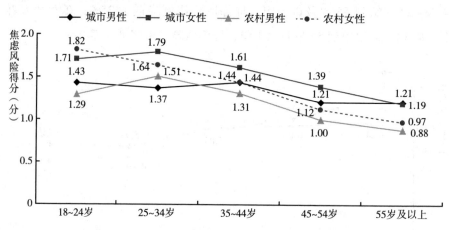

图2　不同性别和户籍人群在各年龄组的焦虑风险水平

3. 强迫症状特征

本次调查对强迫症状特征做了粗筛，结果显示，半数以上的调查对象不存在强迫症状，近两成同时具有强迫观念和强迫行为，而单独具有强迫观念的人比单独具有强迫行为的人比例更高，具体见图3。需要注意的是，仅仅根据单题的初步筛查，是无法判定是否患有强迫症的。因此，这个比例并不代表强迫症的患病率，而是代表在人群中存在局部强迫症状的人数比例。在

---

① 焦虑风险：本书中的焦虑风险是通过广泛性焦虑障碍量表（简版）评估的广泛焦虑表现，存在焦虑风险提示个体近期存在一定程度的焦虑表现，并不等同于，也不能替代临床评估诊断的焦虑症。

健康中国行动——心理健康促进行动的相关筛查中，会对筛出的阳性者进行诊断性访谈。根据中国精神卫生调查的数据，我国强迫症12月患病率仅为1.63%（Huang et al.，2019）。

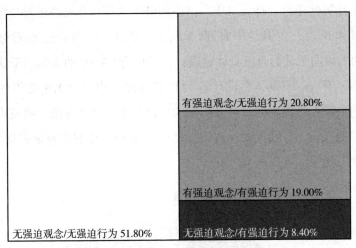

图3 强迫观念与强迫行为的比例分布

与抑郁风险、焦虑风险水平一致，成年人群的强迫症状水平，无论是强迫观念，还是强迫行为，都呈现随年龄增加而降低的现象（具体见图4）。以往研究也显示，强迫症状通常是焦虑情绪的一种表现，并且强迫症也有较高比例与抑郁症呈现共病性。

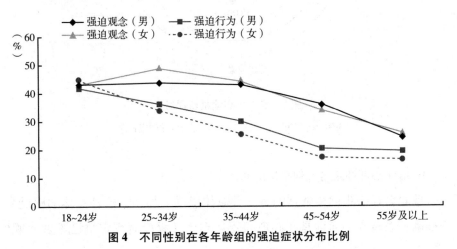

图4 不同性别在各年龄组的强迫症状分布比例

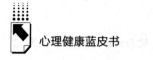

4. 自评身心健康状况

本次调查分别使用一道题请答卷者评估自身的身体健康和心理健康状况，并且这两道题采用同样的尺度，因此可以进行横向比较。调查结果显示，无论是男性还是女性，对于自己心理健康的评分都要高于对身体健康的评分。具体来说，在男性中有87.5%的人倾向于认为自己心理健康，有79.8%的人倾向于认为自己身体健康；女性中有84.4%的人倾向于认为自己心理健康，有76.2%的人倾向于认为自己身体健康。但无论是男性还是女性在评估自己心理健康时，得分积极的比例都要比身体健康大约高出8个百分点。总的来看，男性比女性对于自己的身体和心理健康评估都更加乐观。具体比例对比见图5和图6。

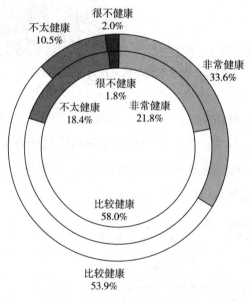

图5 男性身心健康自评对比

说明：外圈为心理健康自评，内圈为身体健康自评。

5. 自评心理健康与其他指标的对比

单题自评心理健康依据的是一种总体感受。那么，这种总体的感受是否准确，以及人们通常是在心理问题达到什么程度时判定自己不健康呢？

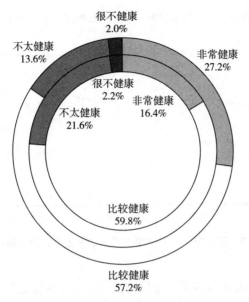

很不健康
2.0%

不太健康
13.6%

非常健康
27.2%

很不健康
2.2%

不太健康
21.6%

非常健康
16.4%

比较健康
59.8%

比较健康
57.2%

图6　女性身心健康自评对比

说明：外圈为心理健康自评，内圈为身体健康自评。

为此本研究分析对比了单题自评心理健康与其他心理健康指标之间的对应关系。首先是与中国心理健康量表的多维心理健康指数的关系，从图7可以看出，从"非常健康"到"很不健康"这四个等级对应的多维心理健康指数平均值之间几乎是相等的间距。由于多维心理健康指数采用的是基于常模转换的标准分，与个体在人群中心理健康水平的相对位置有关，所以很可能人们在单题评估自身心理健康时也是在根据自己与他人状况的对比。同时，可以看到认知效能维度的分数间距较小，而情绪体验维度的分数间距较大，这可能意味着人们对于情绪体验的主观感知和评估分辨力更强。

对比单题心理健康自评和抑郁/焦虑量表筛查可见，在自评为"非常健康"的群体中仅有1.0%的人被量表筛查为抑郁高风险，2.9%的人被量表筛查为焦虑高风险。随着自评心理健康水平的下降，筛出风险比例急剧升高。在自评为"不太健康"的群体中，有23.5%的被筛查为抑郁高风险，有

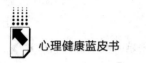
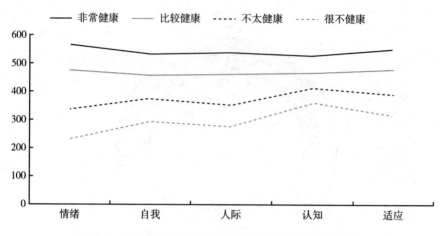

图7 不同自评心理健康水平上的多维心理健康指数

42.5%的被筛查为焦虑高风险。而在自评为"很不健康"的群体中，分别有70.5%和77.7%的人被筛查为抑郁高风险和焦虑高风险。这一结果提示，当一个人自我感觉到心理"不太健康"或"很不健康"时，存在的抑郁风险和焦虑风险已经不容忽视，特别是在自我感知为"很不健康"的状态下，应该及时求助，寻求专业支持。

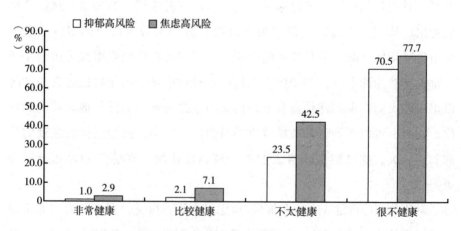

图8 不同自评心理健康水平上的抑郁/焦虑高风险比例

对比单题自评心理健康与强迫症状两题筛查，发现在自评为"非常健康"的群体中，也有 16.0%～20.0% 存在强迫观念或强迫行为，这意味着，局部的强迫观念或强迫行为，并不影响个体对自身心理健康的感知，事实上，也就是说部分的强迫观念或强迫行为并不影响一个人总体的心理健康。

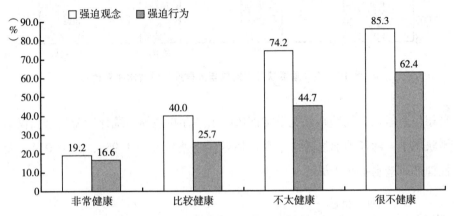

图9 不同自评心理健康水平上的强迫观念与强迫行为比例

四　国民心理健康状况的影响因素

本次调查覆盖的心理健康影响因素，延续了工作、家庭、社会支持、健康生活方式等方面，但在下面的分析中，与上本心理健康蓝皮书相似的结果将在本次报告中省略，而侧重分析本年度研究中新增的内容。

1. 婚姻状况与心理健康

社会支持是促进心理健康的重要因素，而来自亲密关系中的支持影响更为突出，对比四种不同的婚姻状况，其抑郁风险水平差异显著（$F = 27.300$, $p < 0.01$）。如图10所示，已婚人群的抑郁风险水平低于其他各种婚姻状况的人群。这也是历次研究中一个稳定的结果。

从图11的分性别对比可以看出，已婚人群中男性和女性的抑郁风险水

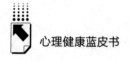
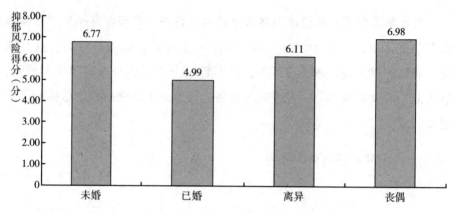

图10　不同婚姻状况下的成年人群抑郁风险水平对比

平相似，但在其他婚姻状况下抑郁风险水平存在差异。统计检验显示，仅未婚状态下，两性抑郁风险水平存在临界显著差异（$t = 1.958$，$p = 0.05$），女性抑郁风险水平高于男性。

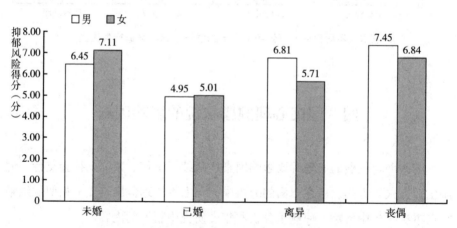

图11　不同婚姻状况下成年男女的抑郁风险水平对比

2. 工作时长与心理健康

工作也是影响心理健康的重要因素，本次调查选取平均每日工作时长作为考察的主要影响因素。统计检验显示，不同日均工作时长下，抑郁风险水平存在显著差异（$F = 6.249$，$p < 0.01$）。多重比较显示，工作时长为"10

小时以上"组的抑郁风险水平显著高于其他各组，其他各组之间并无显著差异。这一结果体现了超长时间工作对于心理健康的损害。

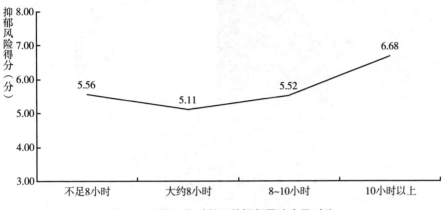

图12　不同工作时长下的抑郁风险水平对比

3. 体质指数与心理健康

根据《肥胖症诊疗指南（2024年版）》，在我国成年人群中，BMI（体质指数）低于 $18.5kg/m^2$ 为低体重状态，达到 $18.5kg/m^2$ 且低于 $24kg/m^2$ 为正常体重，达到 $24kg/m^2$ 且低于 $28kg/m^2$ 为超重，达到或超过 $28kg/m^2$ 为肥胖症[①]。本研究将肥胖又划分两级，$28\sim32kg/m^2$ 为肥胖，超过 $32kg/m^2$ 为非常肥胖。本次调查样本中不同体质指数分布的情况见图13。图13显示，本次调查样本中，女性体质指数处于正常范围的比例高于男性，而男性超重和肥胖的比例高于女性。这一性别差异与以往研究中全国的分布趋势相近（Chen et al.，2023）。

分析不同体质指数与心理健康水平之间的关联可以发现，不同体质指数下成年人抑郁风险水平差异显著（$F=2.537$，$p<0.05$），体质指数为正常和超重的人群的抑郁风险水平相对较低（见图14）。

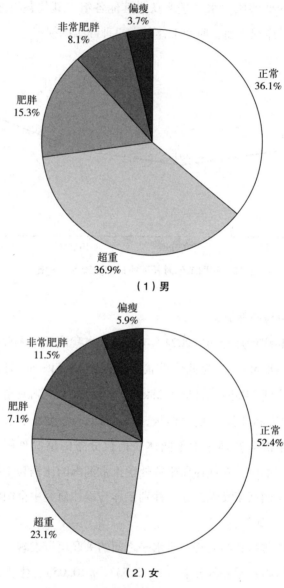

（1）男

（2）女

图13 不同体质指数成年男女的分布比例

4. 运动水平与心理健康

本次调查考察了每周运动次数和平均每日步数这两个运动水平的指标，前者代表着专门安排的运动频率，后者则代表着与日常生活融合的活动水

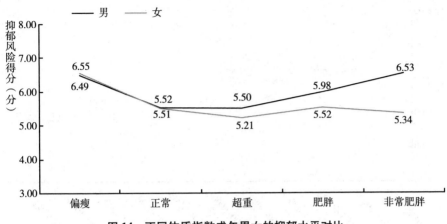

图14 不同体质指数成年男女的抑郁水平对比

平。分析发现，两者均与心理健康呈正向关联。方差分析显示，每周运动频率不同的个体在抑郁风险水平上存在显著差异（$F = 59.506$，$p < 0.01$）。不同运动频率的抑郁风险水平如图15所示。由图15可见，随着每周运动频率的增加，无论是轻度抑郁风险还是抑郁高风险的比例都在下降。

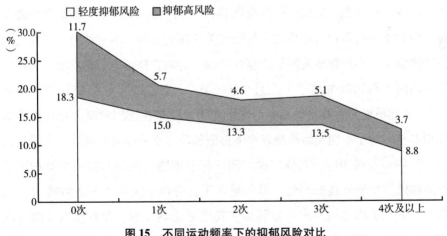

图15 不同运动频率下的抑郁风险对比

日均步数不同，抑郁风险水平也存在显著差异（$F = 11.583$，$p < 0.01$）。由图16可以看出，随着步数的增加，抑郁风险水平出现先快速下降再缓慢下降的趋势，在7000~8000步时，抑郁风险水平最低。

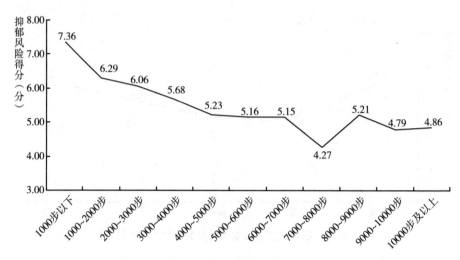

图16　不同日均步数下的抑郁风险水平对比

5. 网络购物与心理健康

根据中国互联网络信息中心（CNNIC）发布的第 54 次《中国互联网络发展状况统计报告》，截至 2024 年 6 月，我国网络购物用户规模达 9.05 亿人，占网民整体的 82.3%。[①] 网络购物成为大多数人生活中重要的组成部分，但对于网络购物与心理健康的研究关注还有不足，本次调查试图探讨网络购物频率与心理健康之间是否存在关联。对调查样本的分析发现，男性最常见的网络购物频率是"一个月少于一次"，女性最常见的则是"一周多次"，显然虽然男性和女性都参与网络购物，但是在使用频率上存在显著的性别差异。对于不同网络购物频率下抑郁风险水平的检验发现存在差异显著（$F=7.496$，$p<0.01$）。具体来说，两性都呈现随着网络购物频率增加而呈现抑郁风险水平升高的趋势，但差异在于，男性中极少数网络购物"一天多次"的人的抑郁风险水平显著高于其他更低频率者；而女性则是随着网络购物频率从低到高，抑郁风险水平也逐级升高。这很可能显示，除极少数男性以外，大多数男性的抑郁状况与网络购物没有关联，而女性则更可能以

---

① 《第 54 次〈中国互联网络发展状况统计报告〉》，https：//www3. cnnic. cn/n4/2024/0829/
c88-11065. html，最后访问日期：2024 年 10 月 2 日。

网络购物作为抑郁状况下的一种情绪改善策略，虽然这一尝试自我调整的策略很可能并没有改善抑郁状况，甚至加重了不良情绪。

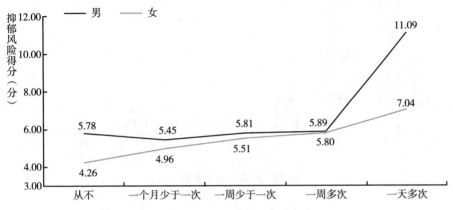

图 17 不同网络购物频率下成年男女的抑郁风险水平对比

本次调查也同时关注了短视频使用与心理健康之间的关系，具体可参见本书的专题报告。

6. 拥有宠物与心理健康

本次调查覆盖的成年人群中，有 22.3% 的男性、26.2% 的女性拥有宠物。其中，有 24.6% 的养宠物时长为一年及以内，有 44.5% 的为 2～5 年，有 18.0% 的为 5～10 年，有 12.9% 的在 10 年及以上。拥有的宠物中猫、狗占比最高（见图18）。

对不同性别的人所养宠物的种类进行分析，仅发现男性养鱼比例高于女性（$X<0.05$），其他均无显著差异。

对养宠物与心理健康的关系分析发现，养猫的成年人的抑郁风险水平显著高于没有养宠物的成年人。由于本次调查为横断数据，因此不能简单推论养猫不利于情绪健康。但在控制了性别、年龄、户口、受教育程度后分析，仍然发现是否养猫的成年人的抑郁风险水平存在差异。如图 19 所示，只养猫不养狗的群体的重度抑郁风险比例为 9.9%，高于其他群体。

未发现养宠年限与抑郁风险水平有何关联。

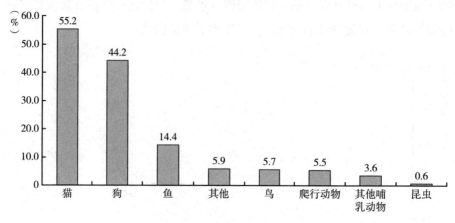

图18 所养宠物的类别比例

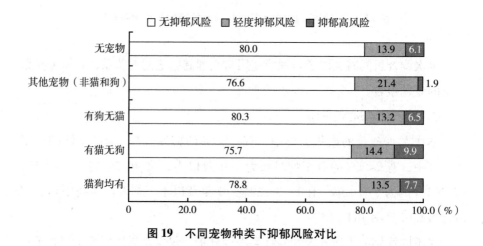

图19 不同宠物种类下抑郁风险对比

五 国民心理健康服务状况

1.心理咨询服务的便利性与满意度

本次调查以心理咨询服务为代表调查心理健康服务的便利性和满意度。调查发现,对于心理咨询感到"很便利"和"比较便利"的人数总计占59%,与2022年调研的55%非常接近,略微提高(见图20)。同时,询问使用过心理咨询的调查对象对于心理咨询服务的满意度，可以发现选择"很满意"和"比较满意"的人数占73%（见图21），接近2022年的78%，而略微偏低。总的来说，本次调查中心理健康服务的便利性和满意度与2022年接近。

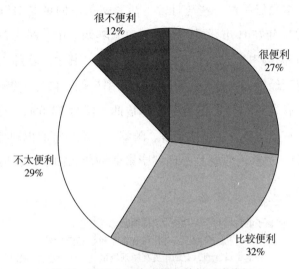

图 20　对于心理咨询服务的便利度感知

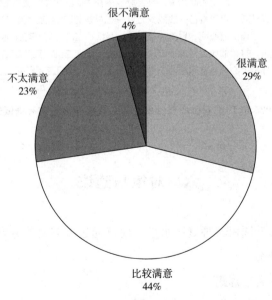

图 21　对于心理咨询服务的满意度评价

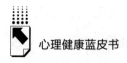

2. 心理健康知识科普需求

心理健康知识是心理健康素养的基础成分。2023~2024 年的多次心理健康素养调查发现，在心理健康素养的 3 个子问卷中，心理健康知识水平的达标率均最低。多数居民对一些与日常生活紧密关联的重要知识点还不能掌握。例如，2024 年在 H 市开展的心理健康素养调查中，评估心理健康知识水平的 20 道判断题中半数以上正确率不及 60%。其中，题目"要培养孩子的自信心，应当经常表扬孩子聪明"的正确率最低，仅为 6.9%；题目"焦虑不安等情绪有害无利"的正确率也非常低，仅为 12.8%。正确率最低的题目主要聚焦在子女养育、情绪调节、睡眠、心理疾病的识别与治疗等方面（具体见图 22）。这些内容既是心理健康素养的薄弱因素，也是心理健康科普的重要领域。

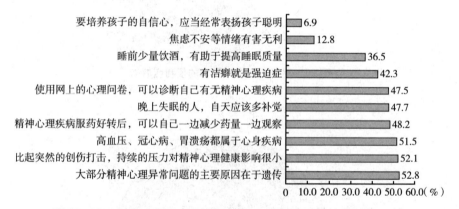

图 22　2024 年 H 市居民心理健康素养知识答题中正确率最低的 10 题

六　对策与建议

为了全面提升国民心理健康水平，建议通过多方面的努力，构建一个更加健康和谐的社会。

1. 培育健康生活方式

健康的生活方式有助于预防心理健康问题。它不仅能够增强个体的身体素质，还能增强心理韧性，减少压力和焦虑。公共健康教育是提高公众健康意识的关键途径。应通过多种渠道和形式，如电视节目、社交媒体、公益广告、健康讲座等，积极宣传健康饮食、规律运动、充足睡眠和适度上网的重要性。通过在学校课程中加入健康生活方式的教学内容，可以培养孩子们的健康习惯。社区活动，如健康跑、社区趣味运动会等可吸引居民参与，营造社区内的健康氛围。工作单位可更多实施灵活的工作制度，以促进健康生活方式。例如，远程工作可以减少员工的通勤时间，从而使员工有更多时间用于运动。在工作场所就近提供健身设施或补贴也有助于激励员工参与体育活动。

2. 提升全民心理健康素养

普及心理健康知识、提升心理健康素养是提高全民心理健康水平最根本、最经济、最有效的措施之一。提升居民心理健康素养，首先要注重提升媒体工作者、教育工作者、医疗卫生工作者、心理健康工作者等人群的心理健康素养。媒体应承担起普及心理健康知识的责任，通过多种媒介制作和播放相关节目与公益广告，减少对心理疾病的污名化。教育系统应进一步加强心理健康教育，从小学到高等教育，逐步建立分层分级的心理健康教育体系。医疗系统除了提供精神卫生服务，还应面向各类躯体疾病患者及其家属普及身心健康知识，通过促进患者情绪的调节和遵循健康生活方式来增强治疗效果。各单位应加强心理健康服务的宣传和推广，提高服务的可及性和便利性，建立心理健康服务热线和在线心理咨询平台。社区应成为心理健康教育的重要阵地，鼓励心理健康专业人员参与社区服务，定期举办心理健康讲座和咨询服务。

3. 促进婚姻家庭的和谐

婚姻和家庭的稳定与和谐是个体心理健康的重要支持系统。政府和社会应通过教育和公共政策促进婚姻家庭的稳定与和谐。实施家庭友好的经济政策和福利措施，如提供税收优惠、住房补贴、育儿津贴等，以减轻家庭经济压力，增强家庭的稳定性和幸福感。同时，推动实施工作场所的家庭友好政策，包括灵活的工作时间、远程工作选项、家庭护理假等，帮助家庭成员更

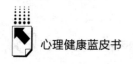

好地平衡工作和家庭生活。此外，鼓励社区参与婚姻家庭和谐建设，通过社区活动、志愿服务和邻里互助，加大社区对婚姻家庭的支持力度。在单位和社区更多提供婚姻咨询和家庭教育指导，帮助夫妻、亲子和各家庭成员之间掌握有效沟通和解决冲突的技巧。媒体应传播科学的亲密关系与家庭沟通知识技能，鼓励社会对婚姻和家庭的支持。高校应将婚恋教育纳入大学选修课程体系，并根据学生的实际需求设置课程内容。

4. 健康工作，减少过度时长的工作

单位和个人应重视工作与生活的平衡，减少过度时长的工作。鼓励企业实施弹性工作制度，确保员工有足够的休息、运动和家庭时间。企业可提供压力管理和心理健康教育，帮助员工识别和应对工作压力。鼓励企业关注员工的心理健康，降低与工作相关的心理问题。社会心理服务体系应发挥作用，关注并评估超时工作人员可能面临的生活困难和心理压力，通过多系统合作提供支持和帮助。

5. 提升心理咨询服务的便利性和满意度

提高心理咨询服务的可及性和质量是预防简单心理问题加重、缓解严重心理问题的重要方式。政府应监管心理咨询服务的质量，确保服务的专业性和有效性，提升服务的便利性和满意度。一方面，有关部门应持续引导心理咨询服务的规范化发展，使心理健康专业人员的培训更加专业化、系统化，确保具备专业服务能力的心理咨询人员数量增加。通过在线平台和远程咨询技术，使心理咨询服务更加便利，特别是对于偏远地区人群来说，这一点尤为必要。另一方面，鼓励各系统各单位开展身边的心理咨询服务，通过对内部人员的培训和外部兼职人员的聘任，逐步建立既有专业能力又深谙本单位特色、能为员工提供便利且满意的心理咨询服务的队伍。

6. 加强心理健康服务体系建设

加快构建源头发力、主动预防、系统解决的社会心理服务体系。依托卫生、教育、文化等系统现有的阵地构建服务体系，并凝聚心理健康相关领域的专业人才，综合运用心理学等多学科知识技能和方法，联动多方资源解决实际问题。在构建"互联网+心理健康"服务体系中，要使线上线下服务融合互补，构建一套高效可行的线上线下服务衔接机制。将心理服务融入基层治理，建立多部门心理服务合作机制，推进心理健康和精神卫生服务进入各基层系统。逐步建立一个覆盖全社会、全人群、全周期的综合服务体系。

参考文献

董妍、俞国良，2024，《党的十八大以来青少年心理健康教育政策的演进》，《人民论坛·学术前沿》第19期，第91~100页。

何津、陈祉妍、郭菲、章婕、杨蕴萍、王倩，2013，《流调中心抑郁量表中文简版的编制》，《中华行为医学与脑科学杂志》第22卷第12期，第1133~1136页。

闫洪丰等编著，2023，《社会心理服务体系建设（理论方法篇）》，人民邮电出版社。

章婕、吴振云、方格、李娟、韩布新、陈祉妍，2010，《流调中心抑郁量表全国城市常模的建立》，《中国心理卫生杂志》第24卷第2期，第139~143页。

Chen, K., Shen, Z., Gu, W., Lyu, Z., Qi, X., Mu, Y., & Ning, Y. 2023. "Prevalence of Obesity and Associated Complications in China: A Cross-sectional, Real-world Study in 15.8 Million Adults." *Diabetes* 25: 3390-3399.

Huang, Y., Wang, Y., Wang, H., Liu, Z., Yu, X., & Yan, J., et al. 2019. "Prevalence of Mental Disorders in China: A Cross-sectional Epidemiological Study." *The Lancet Psychiatry* 6 (3): 211-224.

Luo, Z., Li, Y., Hou, Y., Zhang, H., Liu, X., Qian, X., Jiang, J., Wang, Y., Liu, X., Dong, X., Qiao, D., Wang, F., & Wang, C. 2019. "Adaptation of the Two-item Generalized Anxiety Disorder Scale (GAD-2) to Chinese Rural Population: A Validation Study and Meta-analysis." *General Hospital Psychiatry* 60: 50-56.

分报告

B.2
2024年青少年心理健康
与学业状况调查报告

郭菲 方圆 刘少然 陈祉妍*

摘 要： 青少年是祖国的未来和民族的希望。成长中的他们面临着复杂而多元的挑战，易出现心理健康问题。近两年，学生的心理健康问题与学习问题叠加，引发广泛关注。本报告基于对五万余名四至十二年级学生的调查发现，留守青少年中近三成存在不同程度的抑郁风险，青少年更高的心理健康风险与父母情感关怀不足、亲子间缺乏心理健康沟通、父母以低效方式表达高期待等家庭因素有关，如在父母情感忽视程度高的青少年中，四成存在不同程度抑郁风险。学校方面，与老师关系疏远程度高、班级同学关系差的青

* 郭菲，博士，中国科学院心理研究所助理研究员，主要研究方向为儿童青少年社会情绪与行为发展、家庭教养、心理测评等；方圆，博士，中国科学院心理研究所助理研究员，研究方向为心理健康大数据、青少年心理健康；刘少然，硕士，中国科学院心理研究所国民心理健康评估发展中心项目主管，研究方向为儿童青少年心理发展与健康、亲密关系对个体心理健康的影响及干预策略；陈祉妍，博士，中国科学院心理研究所教授，中国科学院心理研究所国民心理健康评估发展中心负责人，研究方向为国民心理健康评估与促进。

少年，抑郁风险和焦虑风险水平均更高。结果同时显示，青少年心理健康与其学习表现密切相关，本次调查中存在抑郁高风险的青少年中，超过四成"经常"或"每天"有"不想上学"的想法。心理健康状况好的学生在学习上更努力、有更强的内部学习动机；而心理健康风险较高的学生学业韧性更差，学习效能感更弱。结合调查结果，本报告提出了以下对策建议：让"健康第一"的教育理念深入人心，得到切实落实；进一步加强青少年的近端社会心理支持系统；广泛推行社会情绪学习，提升青少年核心发展能力；防微杜渐，减少心理健康问题对青少年长期学业发展造成的损害；重视促进留守青少年的心理健康。

关键词： 青少年　心理健康　抑郁风险　焦虑风险　学业状况

一　引言

青少年肩负强国建设、民族复兴伟业的历史重任，他们的健康成长不仅关乎个人发展、家庭幸福，也关乎国家的未来。2019 年国务院印发的《国务院关于实施健康中国行动的意见》指出，心理健康是健康的重要组成部分，其中提出的主要任务之一是实施中小学健康促进行动，包括：动员家庭、学校和社会共同维护中小学生身心健康。① 2023 年 4 月，教育部等十七部门印发的《全面加强和改进新时代学生心理健康工作专项行动计划（2023—2025 年）》提出，"坚持健康第一。把健康作为学生全面发展的前提和基础，遵循学生成长成才规律，把解决学生心理问题与解决学生成才发展的实际问题相结合，把心理健康工作质量作为衡量教育发展水平、办学治校能力和人才培养质量的重要指标，促进学

---

① 《国务院关于实施健康中国行动的意见》，https：//www.gov.cn/gongbao/content/2019/content_5416157.htm，最后访问日期：2024 年 10 月 8 日。

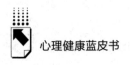

身心健康"。①

青少年期是一个独特而重要的发展时期，在这一时期，生理、心理和社会各方面都会经历迅速而深刻的变化，这也使得青少年成为心理健康问题的高危人群。根据世界卫生组织发布的数据，全球 10～19 岁人群中，约 1/7 患有心理障碍，占到这一年龄段全球疾病负担的 15%，其中抑郁、焦虑和行为障碍是青少年致病致残的主要原因。② 青少年心理健康问题不仅会影响到他们当前的学习和生活（Duncan et al.，2021；Wickersham et al.，2021），还会对其未来的学业表现、职业发展、生活质量和整体福祉产生深远的负面影响（Copeland et al.，2021；Dalsgaard et al.，2020）。然而，目前很多青少年的心理健康问题直到表现为学习上的困难，如成绩下滑、注意力不集中、缺乏动力，甚至发展为厌学、恐学等时，才会引起家长和学校的关注。然而，心理健康问题往往是一个逐渐累积的过程，在此之前，青少年可能已经经历了相当长时间的情绪困扰和痛苦。

青少年时期确实是学业发展的关键阶段，学习能力快速发展、知识不断积累。青少年不仅需要掌握学科知识，还要发展批判性思维、提高问题解决能力和创造力。青少年时期的学习不限于学术知识，还包括社会技能、情绪调节和道德价值观的培养。同时这一阶段，也是国家培养青少年终身学习习惯和能力的重要时期。然而，对学习狭义的理解和单一的考评标准，加之激烈的竞争压力，有些人持"成绩至上"的观念。在这种观念的影响下，青少年往往认为只有在考试中取得好成绩才能证明自己的价值。然而，这种倾向可能导致青少年已存在的心理问题被忽视，不能得到及时发现和干预。

良好的心理健康状况是青少年学业发展的前提和基础。心理健康状况

---

① 《教育部等十七部门关于印发〈全面加强和改进新时代学生心理健康工作专项行动计划（2023—2025 年）〉的通知》，http://www.moe.gov.cn/srcsite/A17/moe_943/moe_946/202305/t20230511_1059219.html，最后访问日期：2024 年 10 月 8 日。

② Adolescent Mental Health，https://www.who.int/news-room/fact-sheets/detail/adolescent-mental-health，最后访问日期：2024 年 10 月 8 日。

更好的青少年往往更能专注于学习，展现出更高的学习动机、自信心和学业成就（Elmelid et al.，2015；Liu et al.，2024）；而学业成功也能进一步增强他们的自尊和幸福感（Yang et al.，2019）。如果青少年存在心理健康问题，例如焦虑、抑郁情绪，可能导致学习能力下降，表现为专注力不足、记忆力减退、考试焦虑或学业拖延（Eisenbeck et al.，2019）。这些问题不仅影响青少年的学业成绩，还可能加重他们的心理负担，形成恶性循环。更重要的是，这还可能长期损害青少年的学习能力、学习动机和学习品质。近几年，学生的心理健康问题叠加学习问题引发家庭、社会的广泛关切，青少年的发展受到多支持系统的影响。在此背景下，本次调查针对家庭和学校这两大关键因素，聚焦父母、老师、同伴的支持对青少年心理健康状况的影响，分析了青少年心理健康状况与学习表现、品质、动机、效能感等的关系，并基于调查结果提出了进一步促进青少年心理健康和全面发展的对策建议。

二　研究方法

（一）调查对象

本次调查采用网络平台进行在线收集数据，2024 年 3 月至 2024 年 10 月共收集青少年问卷 59850 份，剔除无效问卷后，有效问卷 54578 份，有效回收率为 91.2%。调查对象分布于 29 个省（自治区、直辖市），其中主要来自中部地区的山西省（20277 人，37.2%）、湖北省（6687 人，12.3%）、江西省（1754 人，3.2%），西部地区的陕西省（15108 人，27.7%）、内蒙古（1411 人，2.6%）以及东部地区的河北省（1510 人，2.8%），其他省（自治区、直辖市）或地区信息缺失的调查对象占14.2%。青少年包括小学四年级到高中三年级的学生，平均年龄为 14.14±2.70 岁。调查对象基本情况如表 1 所示。

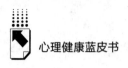

表 1 调查对象基本情况

单位：人，%

分布特征	人数	占比	分布特征	人数	占比
性别			户口类型		
男	26502	48.6	农村	26597	48.7
女	28076	51.4	城镇	24597	45.1
民族			父亲文化程度		
汉	48115	88.2	初中及以下	5542	10.1
少数民族	6463	11.8	高中	16257	29.8
出生排行			专科	11175	20.5
独生子女	18194	33.3	本科	15097	27.7
老大	19175	35.1	研究生	2622	4.8
老二	15042	27.6	母亲文化程度		
老三或更小	2167	4.0	初中及以下	6719	12.3
留守情况			高中	15195	27.8
父母都在家	45641	83.6	专科	10575	19.4
只有父亲外出	4481	8.3	本科	15315	28.1
只有母亲外出	2031	3.7	研究生	2681	4.9
父母均外出	2425	4.4	家庭经济状况		
学段			比较困难	3210	5.9
小学	18153	33.3	中下	10784	19.7
初中	17424	31.9	中等	35799	65.6
高中	19001	34.8	很宽裕	4785	8.8

注：青少年户口类型，父/母文化程度数据存在缺失值。

（二）调查工具

1. 流调中心抑郁量表（简版）

流调中心抑郁量表（The Center for Epidemiological Studies Depression Scale, CES-D）的 9 题版是何津等（2013）在原来 20 题的版本上修订，和原版一样，9 题版也可用于对普通人群的抑郁症状的筛查，其对于青少年的适用性也在多个研究中得到验证。该量表用 0~3 评分，调查对象根据自己最近一周内的抑郁症状出现频率进行回答。量表总分 0~9 分提示无抑郁风险，以 10 分为轻度抑郁风险划段分，17 分为抑郁高风险划段分。本次调查中该量表的 Cronbach's α 系数为 0.88。

2.广泛性焦虑量表（简版）

广泛性焦虑量表（Genrealized Anxiety Disorder Scale，GAD）是一个被广泛用于普通人群焦虑水平评估的工具，其简版（GAD-2）已被验证可作为焦虑的粗略筛查工具（Plummer et al.，2016）。调查对象根据自身情况对最近两周内所列症状的出现频率进行评定，0 代表"完全没有"，1 代表"有几天"，2 代表"超过半数时间"，3 代表"几乎每天"。总得分大于等于 3 分提示可能存在焦虑风险。本次调查中该量表的 Cronbach's α 系数为 0.80。

3.学业浮力量表

本次调查采用 Martin 和 Marsh（2009）的学业浮力量表（Academic Buoyancy Scale，ABS）测量青少年的学业韧性，这个工具评估了学习者应对日常学习压力、挑战或挫折的能力。ABS 采用 7 点计分的方式，从 1 "非常不同意" 到 7 "非常同意"。该量表的总分越高代表学业韧性越强。本次调查中该量表的 Cronbach's α 系数为 0.82。

4.多维忽视行为问卷的青少年和成年人回溯版

采用多维忽视行为问卷的青少年和成年人回溯版（The Multidimensional Neglectful Behavior Scale，Adolescent and Adult-recall Version）中的情感忽视维度（Dubowitz et al.，2011），包括 5 个题目，由青少年根据自己对母亲和父亲的感受进行评定。采用 4 点计分的方式，1 代表"完全不同意"，2 代表"有些不同意"，3 代表"有些同意"，4 代表"完全同意"。分数越高代表受到父母情感忽视的程度越高。本调查中对母亲评定和对父亲评定的 Cronbach's α 系数分别为 0.92 和 0.94。

三 缺少支持的青少年心理健康面临更高的风险

（一）父母支持

1.留守青少年心理健康风险显著更高

根据父母外出的状况，区分出父母都在家（非留守）、只有父亲外出、只有母亲外出和父母均外出几种情况。调查结果表明，总体上，父母都在家的青少年的抑郁风险和焦虑风险得分显著低于其他三类留守青少年（$F_{抑郁}$ = 303.80，$p<0.001$，$\eta^2 = 0.016$；$F_{焦虑}$ = 191.81，$p<0.001$，$\eta^2 = 0.010$）（见图1）。

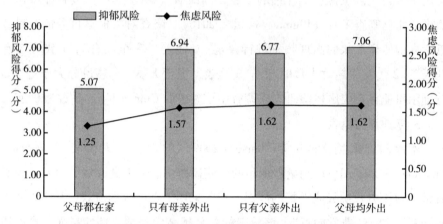

图1　不同留守状况青少年的抑郁风险和焦虑风险得分

调查结果显示，在有抑郁风险和焦虑风险的比例上，留守青少年也显著高于非留守青少年群体 $[\chi^2_{抑郁} (6) = 621.40$，$p<0.001$，Cramer's $V = 0.188$；$\chi^2_{焦虑} (2) = 944.22$，$p<0.001$，Cramer's $V = 0.159]$。在有留守经历的青少年中，近1/3存在不同程度的抑郁风险，父母均外出的青少年中，有29.2%的存在抑郁风险，只有母亲外出或只有父亲外出的青少年中，有抑郁风险的比例也分别达到了28.2%和27.1%，分别高出父母都在家的青少年11.3和10.2百分点（见图2）。

2. 受父母情感忽视程度高的青少年中，有四成存在抑郁风险，有逾两成存在焦虑风险

未成年人从父母那里获得爱和支持，是其健康成长的一种基本情感需求。研究表明，父母对子女情感需要的忽视，是造成青少年严重社会和心理问题的重要因素（Silva et al.，2024）。本次调查请青少年分别评定母亲和父亲在满足他们情感需要上的表现。分析中以参与本次调查中母亲情感忽视分数最高的27%的样本为母亲忽视高组，得分最低的27%的样本为母亲忽

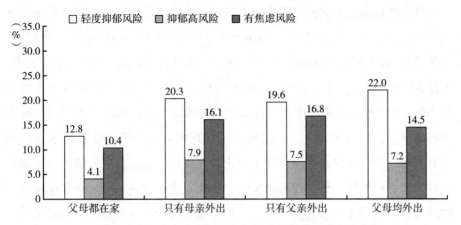

图2　不同留守状况青少年的抑郁风险和焦虑风险占比分布

视低组，其余样本为母亲忽视中组。父亲忽视的分组方式与母亲忽视相同。结果显示，无论忽视来自父母的哪一方，遭受忽视程度越高，青少年的抑郁风险得分越高（$F_{母亲} = 4608.77$，$p < 0.001$，$\eta^2 = 0.144$；$F_{父亲} = 4758.63$，$p < 0.001$，$\eta^2 = 0.148$），焦虑风险得分也越高（$F_{母亲} = 4002.70$，$p < 0.001$，$\eta^2 = 0.086$；$F_{父亲} = 2908.70$，$p < 0.001$，$\eta^2 = 0.096$）（见图3）。

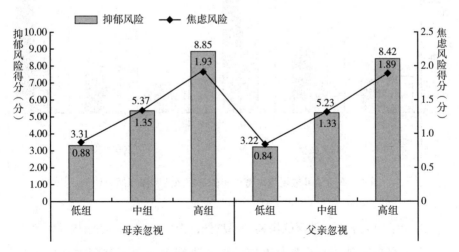

图3　不同父母忽视程度青少年的抑郁风险和焦虑风险得分

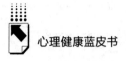
母亲忽视程度不同的三组在抑郁风险和焦虑风险的比例上也均存在显著差异 $[\chi^2_{抑郁}（4）= 5083.00，p < 0.001，Cramer's~V = 0.216；\chi^2_{焦虑}（2）= 2156.32，p < 0.001，Cramer's~V = 0.199]$。在母亲忽视程度低的青少年中，抑郁风险比例为8.2%，在母亲忽视中等程度的青少年中，抑郁风险比例为16.9%，而在母亲忽视程度高的青少年中抑郁风险的比例高达40.1%，其中抑郁高风险就达到12.4%。焦虑风险也呈现相似的趋势，随着母亲忽视程度的上升，青少年存在焦虑风险的占比也在提高。父亲忽视的结果与母亲忽视的结果有相似的趋势，在抑郁风险和焦虑风险的比例上，父亲忽视程度不同的青少年也存在显著差异 $[\chi^2_{抑郁}（4）= 5071.30，p < 0.001，Cramer's~V = 0.216；\chi^2_{焦虑}（2）= 2261.16，p < 0.001，Cramer's~V = 0.204]$。父亲忽视程度低、中、高三组青少年的抑郁风险比例分别为7.5%、16.1%和37.1%。同样的，青少年的焦虑风险也是随着父亲忽视程度上升而提高（见图4）。

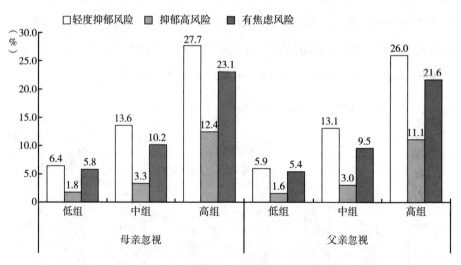

图4 不同父母忽视程度青少年的抑郁风险和焦虑风险比例

3. 亲子间关于心理健康的沟通频率越低，青少年的心理健康状况越差

本次调查特别关注了青少年与父母"进行关于心理健康方面的沟通"的频率，结果显示，亲子间关于心理健康的沟通越频繁，青少年的抑郁风

险、焦虑风险得分越低（$F_{抑郁}=2501.16$，$p<0.001$，$\eta^2=0.155$；$F_{焦虑}=1534.93$，$p<0.001$，$\eta^2=0.101$）（见图5）。

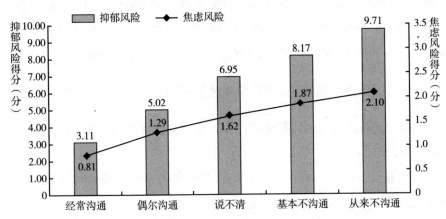

图5　不同亲子沟通频率组别青少年的抑郁风险和焦虑风险得分

从存在情绪问题的风险上看，亲子心理健康沟通频率不同的三组在抑郁风险和焦虑风险的比例上存在显著差异〔$\chi^2_{抑郁}$（8）$=5837.50$，$p<0.001$，Cramer's $V=0.231$；$\chi^2_{焦虑}$（4）$=2904.78$，$p<0.001$，Cramer's $V=0.231$〕。如图6所示，父母与青少年在心理健康方面的沟通越频繁，青少年的抑郁风险和焦虑风险就越低。如在父母与孩子经常沟通的组别中，总体抑郁风险占比

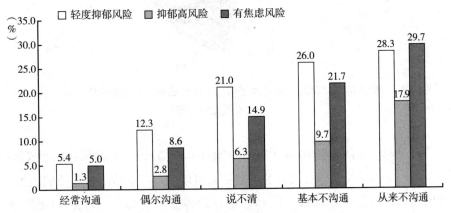

图6　不同亲子沟通频率青少年的抑郁/焦虑风险占比分布

为 6.7%，抑郁高风险占比为 1.3%，有焦虑风险占比为 5.0%；"偶尔沟通"组别中抑郁风险占比升高至 15.1%，有焦虑风险占比为 8.6%；在"基本不沟通"组别中，35.7%的青少年都不同程度存在抑郁风险，21.7%存在焦虑风险；当父母与青少年从来不沟通时，46.2%的青少年可能存在一定程度的抑郁风险，其中 17.9%属于抑郁高风险，29.7%存在焦虑风险。

（二）父母表达期待和对学习成绩的反应

1. 父母通过唠叨表达高期待的青少年对自身期待更高，也有显著更高的心理健康风险

调查显示，超过一半（51.8%）的青少年表示父母会经常对他唠叨，希望他成为一个出类拔萃的人（见图 7）。

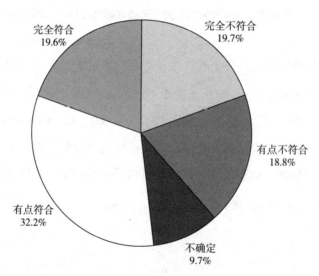

图 7　青少年对"父母经常对我唠叨，希望我成为一个出类拔萃的人"的回答比例分布

2. 父母经常通过唠叨表达高期待的青少年抑郁风险、焦虑风险比例较高

进一步的结果显示，父母是否经常通过唠叨向孩子传达希望他们出类拔萃的高期待与青少年抑郁风险和焦虑风险得分密切相关（$F_{抑郁} = 1055.54$，$p < 0.001$，$\eta^2 = 0.072$；$F_{焦虑} = 1063.77$，$p < 0.001$，$\eta^2 = 0.072$）。当青少年报

告这与他们父母的做法不相符（"完全不符合"和"有点不符合"）时，他们的抑郁风险和焦虑风险得分低于那些父母这样做的青少年，而那些报告他们的父母"完全符合"这一描述的青少年的抑郁风险和焦虑风险得分显著更高。此外，回答"不确定"的青少年抑郁风险得分显著高于"有点符合"组，但这两组的焦虑风险得分相同（见图8）。

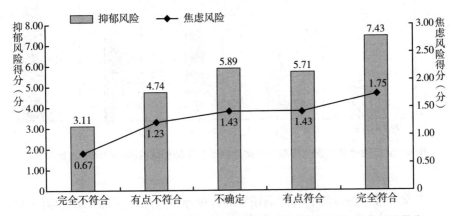

图8 父母通过唠叨表达高期待不同组别青少年的抑郁风险和焦虑风险得分

从存在情绪问题的风险来看，父母是否经常通过唠叨来表达高期待的五组青少年在抑郁风险和焦虑风险的比例上存在差异显著 $[\chi^2_{抑郁}（8）=2405.57，p<0.001，$ Cramer's $V=0.148；\chi^2_{焦虑}（4）=1490.02，p<0.001，$ Cramer's $V=0.165]$。如图9所示，报告父母"完全不符合"经常通过唠叨表达高期待的一组青少年，存在抑郁风险的比例为7.3%，而"有点不符合"这组青少年抑郁风险的比例比"完全不符合"这组升高近1倍（14.4%），"不确定"和"有点符合"两组青少年的抑郁风险在20%左右，而在那些报告父母"完全符合"通过唠叨表达高期待的青少年中，约有1/3存在不同程度的抑郁风险，这一比例是"完全不符合"组的4倍多。焦虑风险的结果模式与抑郁风险的结果类似。父母对青少年的未来发展抱有良好的期待是可以理解的，但当父母过于频繁地向青少年通过唠叨表达希望他们成为出类拔萃的人时，唠叨的形式往往更像是一种单向输出，而不是双向的

沟通。同时，希望他们成为出类拔萃的人这一期待本身可能会给青少年造成心理负担，引发情绪问题。

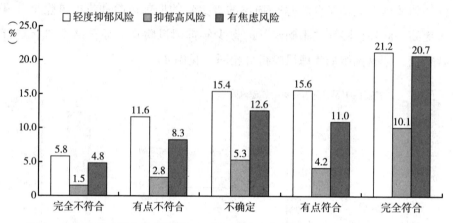

图9　父母通过唠叨表达高期待不同组别青少年抑郁风险和焦虑风险占比分布

3. 父母经常通过唠叨表达高期待的青少年对自己也有高要求，抑郁风险和焦虑风险比例较高

本次调查中，在对"如果我考试成绩没有达到优秀，我就会感到沮丧"这一问题的回答中，有35.6%的青少年表示"有点符合"自己的情况，16.5%表示"完全符合"自己的情况。总体来看，超过一半的参与本次调查的青少年都会因考试成绩没达到优秀而沮丧。分析发现，青少年的这种高要求与父母传达高期待的"唠叨"可能存在相关关系 $[x^2 (16) = 10111.21, p<0.001, Cramer's V=0.215]$。在父母"完全不符合"经常通过唠叨对青少年表达高期待的组别中，约三成的青少年赞同"如果我考试成绩没有达到优秀，我就会感到沮丧"这一说法，而在父母"完全符合"经常通过唠叨对青少年表达高期待这组中，赞同考试成绩没有达到优秀会感到沮丧的青少年占将近七成（68.0%）（见图10）。

当青少年对自己在成绩上有高要求时，抑郁风险和焦虑风险均显著更高 $[x^2_{抑郁} (8) = 3298.95, p<0.001, Cramer's V=0.174; x^2_{焦虑} (4) = 3186.97, p<0.001, Cramer's V=0.242]$。在认为"如果我考试成绩没有达到优秀，我

就会感到沮丧"这一情况和自己"完全不符合"的青少年中，抑郁风险占比为7.2%、焦虑风险占比为3.7%。而在认为这一情况和自己"完全符合"的青少年中，超过1/10属于抑郁高风险群体，总体不同程度抑郁风险高达35.6%，是"完全不符合"这一组青少年抑郁风险的将近5倍；有焦虑风险为27.2%，是"完全不符合"这一组青少年焦虑风险的7倍多（见图11）。当父母经常通过唠叨表达希望孩子以后出类拔萃时，这种高期待可能会传达给孩子，使他们对自己的学习也有高的要求，从而显著增加他们的心理负担。

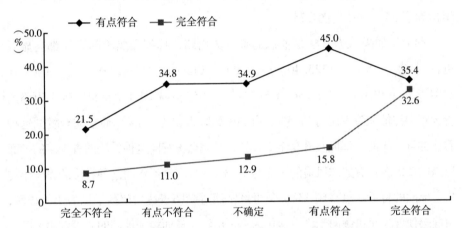

图10 父母通过唠叨表达高期待与青少年考试成绩没达到优秀会感到沮丧的关系

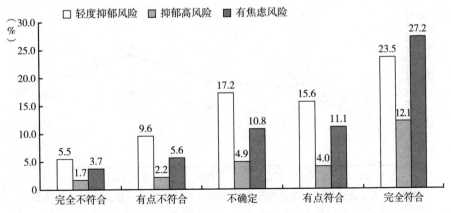

图11 "如果我考试成绩未达优秀，我就会感到沮丧"不同情况组别
青少年的抑郁风险和焦虑风险占比

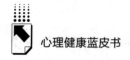
4. 父母经常通过唠叨表达高期待的青少年更认同升学是唯一出路，有更高的心理健康风险

进一步的分析显示，父母通过唠叨传达高期待的行为可能还会影响到青少年对升学的看法 $[\chi^2 (16) = 8261.45, p < 0.001, \text{Cramer's } V = 0.195]$。在父母"完全不符合"经常通过唠叨表达高期待的这组中，有约 22.8% 的青少年赞同[①]"我认为升学是我唯一的出路"这种说法，而在父母"完全符合"经常通过唠叨表达高期待的这组中，赞同升学是自己唯一出路的青少年达到了 53.8%（见图 12）。

青少年如果认为升学是他们的唯一的出路，抑郁和焦虑的风险都会显著更高 $[\chi^2_{抑郁} (8) = 1323.40, p < 0.001, \text{Cramer's } V = 0.110; \chi^2_{焦虑} (4) = 1184.33, p < 0.001, \text{Cramer's } V = 0.147]$。完全不赞同升学是自己唯一出路的青少年中抑郁风险占比为 11.4%、有焦虑风险占比为 7.1%。而在完全赞同这种看法的青少年的抑郁风险升高至 27.3%，是完全不赞同这种看法的青少年的抑郁风险的 2 倍多；有焦虑风险的占比为 20.3%，是完全不赞同这种看法的青少年的焦虑风险的将近 3 倍（图 13）。父母经常通过唠叨表达希望孩子以后出类拔萃，可能会使青少年更倾向于将升学作为唯一出路，进而增加他们的心理健康风险。

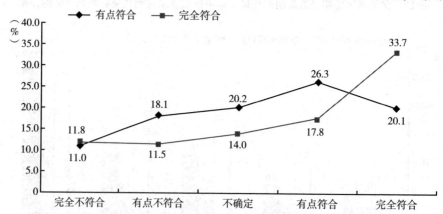

图 12 父母通过唠叨表达高期待与青少年认为升学是唯一出路的看法的关系

---

① "赞同"包括"完全符合"和"有点符合"，"完全赞同"即"完全符合"，"完全不赞同"即"完全不符合"。

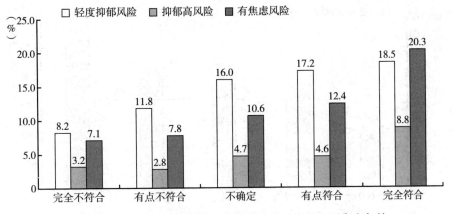

图13 "我认为升学是我唯一的出路"不同意见组别青少年的
抑郁风险和焦虑风险占比

5. 父母更容易因成绩佳而恼火的青少年更容易内疚，并表现出更高的抑郁风险和焦虑风险

本次调查询问了青少年考试成绩不好时父母的反应（"考试成绩不佳父母就会恼火"），结果显示，参加本次调查的青少年中，有27.4%的青少年报告这有点符合或完全符合他们父母的做法。

6. 父母因成绩不佳而恼火的青少年抑郁风险和焦虑风险比例更高

分析显示，父母因成绩不佳而恼火的不同组别间，青少年抑郁风险、焦虑风险得分存在显著差异（$F_{抑郁}$ = 1474.16，$p<0.001$，$\eta^2 = 0.098$；$F_{焦虑}$ = 1184.01，$p<0.001$，$\eta^2 = 0.080$）。报告父母与这种情况不相符（"完全不符合"和"有点不符合"）的两组青少年，在抑郁风险和焦虑风险得分上低于父母符合（"完全符合"和"有点符合"）的青少年，回答"不确定"的青少年的抑郁风险和焦虑风险得分高于"有点符合"组（见图14）。

对存在抑郁和焦虑风险的分析显示，父母因成绩不佳而恼火的不同组别间在抑郁风险和焦虑风险的比例上存在显著差异［$\chi^2_{抑郁}$（8）= 3421.99，$p<0.001$，Cramer's $V = 0.177$；$\chi^2_{焦虑}$（4）= 1831.22，$p<0.001$，Cramer's $V = 0.183$］。如图15所示，报告父母"完全不符合"因自己成绩不佳而恼火的青少年，存在抑郁风险和焦虑风险的比例分别为9.4%和6.3%，在那些报告父

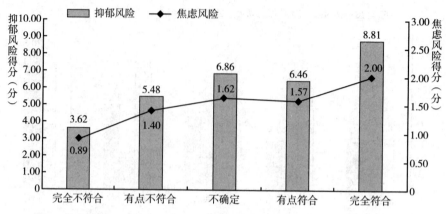

图 14　父母因成绩不佳而恼火不同组别青少年的抑郁风险和焦虑风险得分

母"完全符合"这一做法的青少年中，近四成存在不同程度的抑郁风险，超过 1/4 存在焦虑风险，抑郁风险和焦虑风险的比例都是"完全不符合"组的 4 倍多（见图 15）。值得注意的是，对这个问题回答"不确定"的青少年的抑郁风险和焦虑风险比例与"有点符合"组基本持平甚至略高。

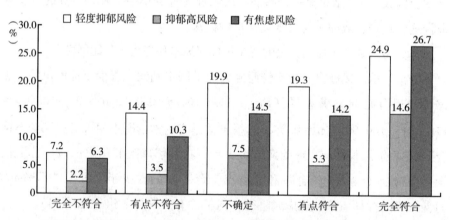

图 15　父母因成绩不佳而恼火不同组别青少年抑郁风险和焦虑风险占比

7. 认为父母会因成绩不佳而恼火的青少年更容易感觉对不起父母，抑郁风险和焦虑风险更高

在"如果我考试没考好，我就会觉得对不起父母"这一问题的回答

上，有34.2%的青少年表示"有点符合"自己的情况，有17.4%的青少年表示"完全符合"自己的情况，总体来看，超过一半的参与本次调查的青少年会因考试没考好而觉得对不起父母。分析发现，青少年的这种对父母的愧疚感与父母因他们成绩不佳而恼火的行为存在一定关联［x^2（16）=8164.22，$p<0.001$，Cramer's $V=0.193$］。在父母"完全不符合"会因考试成绩不佳而恼火的组别中，约四成的青少年赞同"如果我考试没考好，我就会觉得对不起父母"这种说法，而在父母"完全符合"因考试成绩不佳而恼火的组别中，近七成（69.0%）都赞同没考好会觉得对不起父母（见图16）。

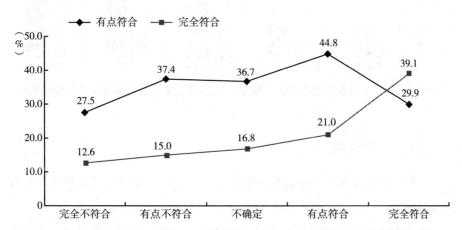

图16 父母因成绩不佳而恼火与青少年赞同没考好觉得对不起父母的关系

当青少年因考不好而产生对不起父母的感受时，他们的抑郁风险和焦虑风险显著更高［$x^2_{抑郁}$（8）=2750.64，$p<0.001$，Cramer's $V=0.159$；$x^2_{焦虑}$（4）=2543.30，$p<0.001$，Cramer's $V=0.216$］。在认为"如果我考试没考好，我就会觉得对不起父母"这种情况"完全不符合"自己情况的青少年中，抑郁风险占比为8.2%、有焦虑风险占比为4.7%。而在认为这个描述"完全符合"自己情况的青少年中，抑郁风险上升至33.6%，是"完全不符合"组别青少年抑郁风险的约4倍；有焦虑风险为25.2%，是"完全不符合"组青少年焦虑风险的5倍多（图17）。当父母因孩子成绩不

佳而恼火时，这种情绪也会成为青少年的心理负担，使他们更容易因自己没考好而感到对不起父母，而这种愧疚感也会进一步增加他们的抑郁风险和焦虑风险。

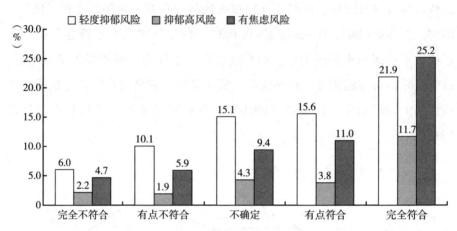

图17 因考不好而感觉对不起父母不同情况组别青少年的抑郁风险和焦虑风险占比

（三）老师支持

1. 与老师关系生疏程度高的青少年逾一半存在抑郁风险，1/3的青少年有焦虑风险

本次调查考察了青少年与老师关系的生疏程度。调查结果显示，青少年对"我与老师关系比较生疏"这一描述的符合程度越高，其在抑郁风险和焦虑风险的得分上也更高（$F_{抑郁} = 2678.63$，$p < 0.001$，$\eta^2 = 0.164$；$F_{焦虑} = 2094.72$，$p < 0.001$，$\eta^2 = 0.133$）（见图18）。

和老师关系越是生疏的青少年，其抑郁风险和焦虑风险越高 [$\chi^2_{抑郁}$（8）= 5793.65，$p < 0.001$，Cramer's $V = 0.230$；$\chi^2_{焦虑}$（4）= 2797.70，$p < 0.001$，Cramer's $V = 0.226$]。在认为"我与老师关系比较生疏"这种描述"完全不符合"自己情况的青少年中，存在抑郁风险的比例为7.4%，有焦虑风险比例为5.1%；而"有点不符合"这组中抑郁风险上升至18.7%，有焦虑风险比例为10.7%；在"有点符合"组别中，有35.2%的青少年存在

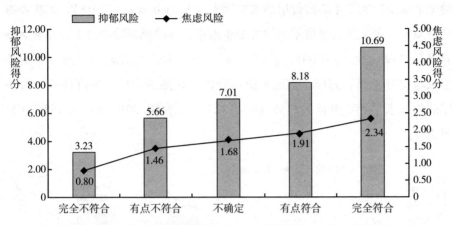

图18 与老师关系不同生疏程度青少年的抑郁风险和焦虑风险得分

不同程度的抑郁风险，有1/5的青少年有焦虑风险；当青少年认为"我与老师关系比较生疏"这种描述"完全符合"自己情况时，超过一半可能存在一定程度的抑郁风险，逾两成属于抑郁高风险，超过1/3有焦虑风险（见图19）。

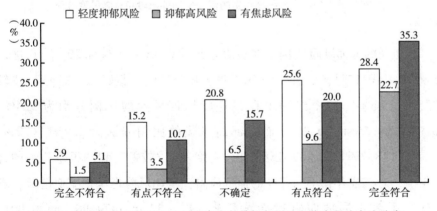

图19 与老师关系不同生疏程度青少年的抑郁风险和焦虑风险占比分布

2. 班主任公平度越差，青少年心理健康风险越高

班主任是学生日常学习生活中直接的指导者和管理者之一，在营造和形成班级这个学生成长和发展的微环境中起到关键作用。班主任对班级中学生

的公平度是影响学生心理健康的重要因素（Mameli et al.，2018）。本次调查结果显示，班主任公平度不同的青少年组别，在抑郁风险得分上存在显著差异（$F = 1896.05$，$p < 0.001$，$\eta^2 = 0.094$），班主任公平度越差，青少年的抑郁风险得分越高；同样，焦虑风险得分也呈现随班主任公平度降低，青少年的焦虑水平相应升高的趋势（$F = 1327.57$，$p < 0.001$，$\eta^2 = 0.068$）（见图20）。

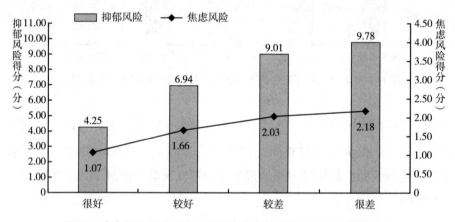

图20　班主任不同公平度组别的青少年抑郁风险和焦虑风险得分

各组间的抑郁风险比例存在显著差异 $[\chi^2 (6) = 3404.20$，$p < 0.001$，Cramer's $V = 0.177]$，如图21所示，班主任公平度"很好"、"较好"、"较差"和"很差"四个组别中存在轻度抑郁风险的比例分别为9.4%、20.9%、29.5%和26.2%，而抑郁高风险的比例分别为2.9%、6.2%、12.4%和18.7%。在体验到班主任公平度差（"较差"和"很差"）的青少年中，逾四成存在不同程度的抑郁风险。焦虑风险也呈现类似趋势，班主任公平度不同的四组间差异显著 $[\chi^2 (3) = 1474.98$，$p < 0.001$，Cramer's $V = 0.164]$，班主任公平度越差，有焦虑风险的比例越高。在公平度"很好"的组别中有焦虑风险的比例为8.2%，"较好"组为14.5%，"较差"组为24.6%，而在班主任公平度"很差"组中，有31.3%的青少年存在焦虑风险。

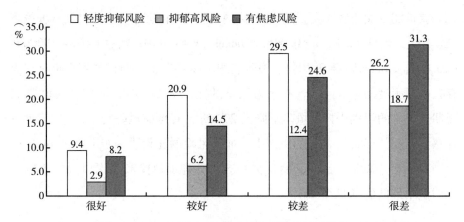

图21 班主任不同公平度组别的青少年抑郁风险和焦虑风险占比分布

（四）同伴支持

1.越频繁感到获得朋友关心的青少年，其心理健康状况越好

本次调查请青少年根据他们自己的情况报告"我的朋友关心我过得好不好"的频率。结果显示，获得朋友关心频率不同的青少年，抑郁风险和焦虑风险得分在各组间均存在显著差异（$F_{抑郁} = 800.39$，$p < 0.001$，$\eta^2 = 0.042$；$F_{焦虑} = 352.21$，$p < 0.001$，$\eta^2 = 0.019$）。越是能经常获得朋友关心的青少年，其抑郁风险和焦虑风险得分越低（见图22）。

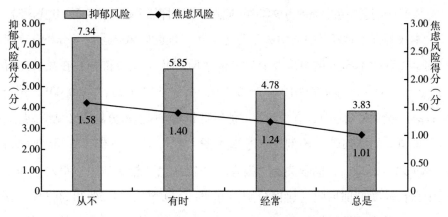

图22 朋友关心频率不同组别青少年的抑郁风险和焦虑风险得分

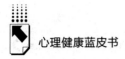

获得朋友关心频率更低的青少年，抑郁风险和焦虑风险的比例显著更高 $[\chi^2_{抑郁}$（6）= 1318.18，$p < 0.001$，Cramer's $V = 0.110$；$\chi^2_{焦虑}$（4）= 593.03，$p < 0.001$，Cramer's $V = 0.104]$。报告朋友"从不"关心自己的青少年有三成存在不同程度的抑郁风险，有焦虑风险的比例为 19.3%；而在"有时"获得朋友关心的组别中抑郁风险下降至 20.8%，有焦虑风险的比例为 11.5%；在感到朋友"经常"关心的组别中，抑郁风险的比例进一步下降至 14.8%；而当青少年"总是"感受到朋友关心时，其抑郁风险和焦虑风险的比例均为四组中最低的（见图23）。

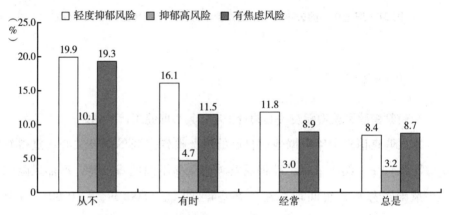

图23 朋友关心频率不同组别青少年的抑郁风险和焦虑风险占比分布

2. 班级同学关系很差的青少年中，逾六成存在抑郁风险，超四成有焦虑风险

本次调查还对班级中同学关系与青少年心理健康风险进行了分析。在班级同学关系的不同组别中，青少年抑郁风险和焦虑风险得分存在显著差异（$F_{抑郁}$ = 3733.91，$p < 0.001$，η^2 = 0.170；$F_{焦虑}$ = 2291.27，$p < 0.001$，η^2 = 0.112）。同学关系越差，青少年的抑郁风险和焦虑风险得分越高（见图24）。

各组间的抑郁风险比例存在显著差异 $[\chi^2$（6）= 7003.15，$p < 0.001$，Cramer's $V = 0.253]$，同学关系"很好"、"较好"、"较差"和"很差"四个组中存在轻度抑郁风险的比例分别为 6.8%、20.5%、34.3% 和 30.0%，存在抑郁高风险的比例分别为 1.8%、5.6%、19.6% 和 35.5%。也就是说，在

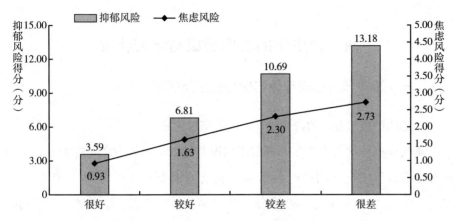

图 24　班级同学关系不同组别青少年的抑郁风险和焦虑风险得分

班里同学关系"较差"的情况下，超过一半的青少年存在不同程度的抑郁风险，在同学关系"很差"的青少年中，存在抑郁风险的比例甚至超过65%，其中超过 1/3 的青少年存在抑郁高风险。焦虑风险也呈现类似趋势，同学关系不同的四组间差异显著 $[\chi^2\,(3) = 3006.98,\ p<0.001,\ \text{Cramer's }V = 0.235]$。同学关系越差焦虑风险比例越高，关系"很好"的组别中有焦虑风险的比例为 6.2%，"较好"的组别中有焦虑风险的比例为 14.3%，"较差"的组别中有焦虑风险的比例为 33.3%，而在同学关系"很差"的组别中，有 44.4% 的青少年存在焦虑风险（见图25）。

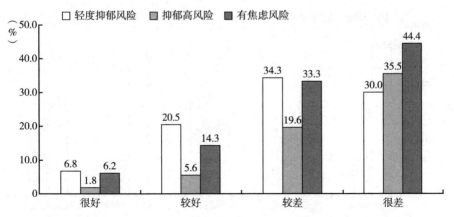

图 25　班级同学关系不同组别青少年的抑郁风险和焦虑风险占比分布

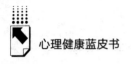
四　青少年的心理健康与学习状况

（一）青少年的心理健康与学习成绩及表现

1. 心理健康状况好的青少年学习成绩相对更好

本次调查考察了青少年心理健康状况与他们学习成绩之间的关系。学习成绩由青少年按自己的平时各科成绩折合百分制回答，分为"90多分"、"80多分"、"70多分"、"60多分"和"不及格"几组。结果显示，不同心理健康状况组别在成绩上存在显著差异［$\chi^2_{抑郁}$（8）= 1925.40，$p<0.001$，Cramer's $V=0.133$；$\chi^2_{焦虑}$（4）= 597.72，$p<0.001$，Cramer's $V=0.105$］。

总体来看，无抑郁风险的青少年中，成绩优秀（90多分）的占比超过1/4，而在轻度抑郁风险和抑郁高风险的青少年中这一比例分别为13.4%和12.1%。反之，轻度抑郁风险青少年中，"不及格"的比例达到了11.9%，是无抑郁风险组"不及格"比例（5.6%）的约两倍；抑郁高风险的青少年中，"不及格"的比例更是高达18.5%，是无抑郁风险组"不及格"比例的三倍多。焦虑与成绩的关系模式类似，有焦虑风险的青少年中，成绩优秀的占比更低，而"不及格"的比例比无焦虑风险青少年的高出一倍多（见图26）。

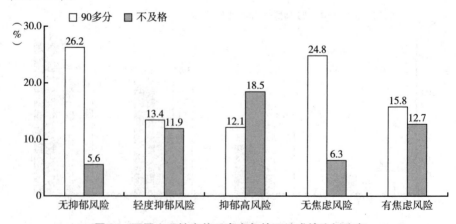

图26　不同心理健康状况青少年的两端成绩比例分布

2. 心理健康状况不佳的青少年上学意愿更低、缺勤更多

参加本次调查的青少年中，将近一半的学生偶尔存在不想上学的想法，约 8.7% 经常或每天都有不想上学的想法。在调查实施的前一个学期，超过 1/3 的青少年缺勤 1~5 天，8.0% 的青少年缺勤 6~15 天，缺勤 16 天及以上的比例为 4.8%（见图 27）。当然，缺勤不一定是因为不想上学。

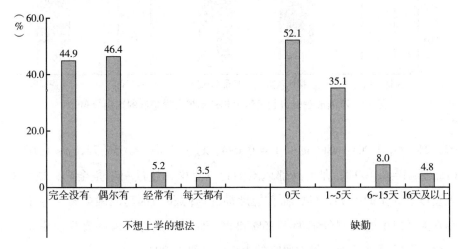

图 27　有不想上学想法和缺勤的青少年的比例分布

进一步分析表明，青少年有抑郁风险或焦虑风险时，不想上学的想法出现的频率会更高 $[\chi^2_{抑郁}（6）= 8847.19，p < 0.001，Cramer's\ V = 0.285；\chi^2_{焦虑}（3）= 4345.12，p < 0.001，Cramer's\ V = 0.282]$。在无抑郁风险的青少年中，超过一半完全没有不想上学的想法，经常或每天有这种想法的青少年不到 5%，而在轻度抑郁风险的青少年中经常或每天不想上学的比例提升了四倍多，达到 20.2%。抑郁高风险的青少年中更有 45.4% 的青少年经常或每天不想上学，即抑郁高风险的青少年频繁出现（经常或每天）不想上学的比例是无抑郁风险青少年的 9 倍多。同样，当青少年存在焦虑风险时，近三成频繁出现不想上学的想法，而无焦虑风险的青少年中，这一比例为 6.2%（见图 28）。

结果同时显示了抑郁风险和焦虑风险与缺勤之间的密切关系 $[\chi^2_{抑郁}（6）=$

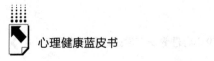
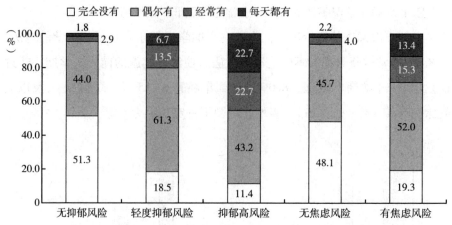

图28　不同心理健康状况青少年有不想上学想法的比例分布

973.21，$p < 0.001$，Cramer's $V = 0.094$；$\chi^2_{焦虑}$（3）$= 651.72$，$p < 0.001$，Cramer's $V = 0.109$]。在无抑郁风险的青少年中，超过一半是全勤，缺勤6天及以上的比例为11.1%，而在轻度抑郁风险和抑郁高风险的青少年中缺勤6天及以上的比例分别为17.6%和26.7%。有焦虑风险的青少年中缺勤的比例同样显著高于无焦虑风险的青少年（见图29）。

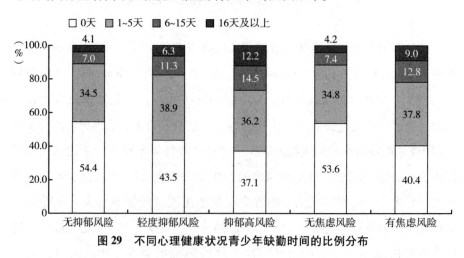

图29　不同心理健康状况青少年缺勤时间的比例分布

3. 心理健康状况差的青少年作业完成情况更差、作弊行为更多

本次调查显示，不同心理健康风险组别青少年完成作业的情况存在显著

差异 $[\chi^2_{抑郁}（4）= 3128.30，p < 0.001，\text{Cramer's } V = 0.169；\chi^2_{焦虑}（2）= 1269.19，p<0.001，\text{Cramer's } V = 0.152]$。无抑郁风险的青少年中，仅有4.0%存在"不做作业或抄作业"的问题，而在抑郁高风险的青少年中，这一比例攀升至17.1%，是无抑郁风险组的四倍多。同样，无焦虑风险的青少年中，有这种不良表现的占比为4.3%，而有焦虑风险的青少年中这一比例上升到10.9%（见图30）。

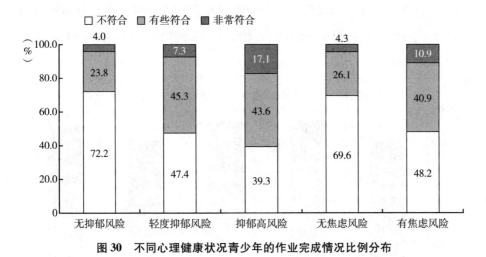

图30　不同心理健康状况青少年的作业完成情况比例分布

此外，不同心理健康风险组别的青少年在考试作弊问题上也存在显著差异 $[\chi^2_{抑郁}（4）= 1305.44，p < 0.001，\text{Cramer's } V = 0.109；\chi^2_{焦虑}（2）= 500.47，p<0.001，\text{Cramer's } V = 0.096]$。无抑郁风险的青少年中，约3.5%存在考试作弊的问题，而在轻度抑郁风险和抑郁高风险的青少年中，这一比例分别上升至9.9%和14.0%。同样，无焦虑风险的青少年中存在考试作弊问题的占比为4.2%，而有焦虑风险的青少年中这一比例上升至10.2%。

（二）青少年的心理健康与学习品质

1.心理健康状况好的青少年更勤奋

调查表明，心理健康状况与青少年的勤奋程度密切相关，不同抑郁风险和焦虑风险程度的青少年对自己勤奋的认可度存在显著差异 $[\chi^2_{抑郁}（8）=$ 4644.51，$p<0.001$，Cramer's $V=0.206$；$\chi^2_{焦虑}（4）=2015.13$，$p<0.001$，Cramer's $V=0.192$]。如图31所示，参与本次调查的无抑郁风险的青少年中，约有1/5不认可"我很勤奋"符合对自己的描述的，近六成认为自己是很勤奋的（"有点符合"和"特别符合"）。而在轻度抑郁风险和抑郁高风险的青少年中，分别有近四成和一半以上不认可自己是勤奋的，仅两成认为自己很勤奋。同样的，当青少年存在焦虑风险时，也有更高比例的（42.6%）不认为自己是勤奋的，比无焦虑风险青少年中的相应比例（22.1%）高出近一倍。

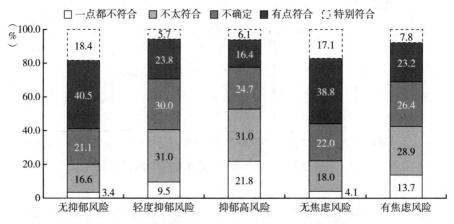

图31　不同心理健康状况青少年对"我很勤奋"的评分比例分布

2. 心理健康状况好的青少年学习更努力

本次调查中，不同抑郁风险和焦虑风险程度的青少年对自己学习的努力程度的评价也存在显著差异 $[\chi^2_{抑郁}（8）=3920.95$，$p<0.001$，Cramer's $V=0.190$；$\chi^2_{焦虑}（4）=1397.43$，$p<0.001$，Cramer's $V=0.160$]。在无抑郁风险的青少年中，有17.4%不认可自己"学习很努力"，六成认可自己的"学习很努力"。而在轻度抑郁风险和抑郁高风险的青少年中，不认可自己"学习很努力"的分别为34.1%和44.6%，认为自己"学习很努力"的比例（轻度抑郁风险：31.7%，抑郁高风险：27.2%），远低于无抑郁风险

组中60.0%的比例。在有焦虑风险的青少年中，同样也是报告自己"学习很努力"的比例（35.3%）也显著低于没有焦虑风险组的比例（56.9%）（见图32）。

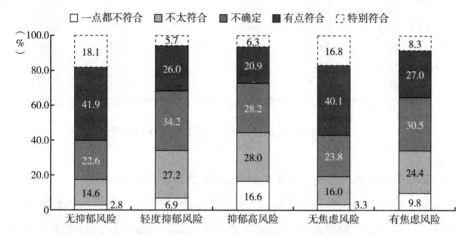

图32 不同心理健康状况青少年对"我学习很努力"的评分比例分布

3. 心理健康状况不佳的青少年日常学业韧性更差

日常学业韧性（又称日常学业弹性），是指学习者应对日常学习活动中典型学业压力、挑战、挫折和困难的能力（Martin & Marsh, 2009）。本次调查显示，青少年的抑郁风险和焦虑风险水平与日常学业韧性呈显著负相关（$r_{抑郁} = -0.47$，$p < 0.001$；$r_{焦虑} = -0.37$，$p < 0.001$），即青少年的抑郁风险和焦虑风险得分越高，他们的日常学业韧性越弱，应对日常学业的压力和挑战的能力越差。抑郁风险和焦虑风险更高的青少年，其日常学业韧性的得分显著更低（$F_{抑郁} = 4252.65$，$p < 0.001$，$\eta^2 = 0.135$；$F_{焦虑} = 4350.92$，$p < 0.001$，$\eta^2 = 0.074$）（见图33）。

4. 青少年的心理健康状况与学习动机及意义感

学习动机和对学习意义感的确认是学生在学习过程中激发并维持学习行为的驱动力，影响着学生对学习活动的投入程度、持久性和学习成绩，是个体学习和发展最重要的心理因素之一（Demir & Kutlu, 2024）。

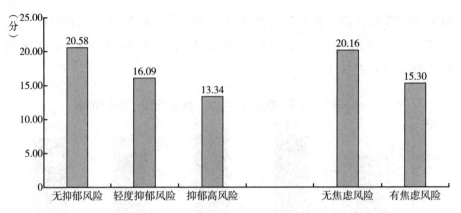

图33　不同心理健康状况青少年的日常学业韧性得分

5. 心理健康状况好的青少年更倾向以获取知识为学习目的

学习的内部动机是指个体因自身内在的兴趣和需要，而非外在奖励或压力而进行自主学习的驱动力。内部动机往往与较高的持久性、创造性和学习成就有关。内部动机高的个体更看重对学习内容本身的掌握。本次调查显示，抑郁风险和焦虑风险更高的青少年中，赞同以获取知识为导向的内部动机比例显著更低 $[x^2_{抑郁}(4)=2499.99$，$p<0.001$，Cramer's $V=0.175$；$x^2_{焦虑}(2)=1190.55$，$p<0.001$，Cramer's $V=0.171]$。无抑郁风险的青少年中，86.4%同意自己学习的目的是真正学会更多东西，而在有轻度抑郁风险或抑郁高风险的青少年中，这一比例分别降至68.0%和54.1%。无焦虑风险的青少年中，有超过80.0%的以获取知识为导向，而有焦虑风险的青少年中这一比例降至64.7%（见图34）。

6. 心理健康状况不佳时，有更高比例的青少年否认学习对自己的意义

学习动机中的另一个成分是学习的意义。本次调查中，心理健康状况较差（存在抑郁风险和焦虑风险）的青少年有更高比例不认可学习对自己的意义 $[x^2_{抑郁}(8)=5677.31$，$p<0.001$，Cramer's $V=0.264$；$x^2_{焦虑}(4)=2111.44$，$p<0.001$，Cramer's $V=0.227]$。无抑郁风险或无焦虑风险的青少年中，均有超过八成对"学习对我没意义"这种说法持否定态度，仅不到5.0%表示赞同。在轻度抑郁风险的青少年中，赞同这一说法的比例升高至

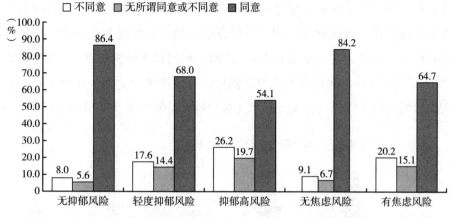

图34　不同心理健康状况青少年的内部动机程度比例分布

12.3%，在抑郁高风险的青少年中，这一比例更是达到了28.9%。有焦虑风险的青少年中，有近两成认同学习对自己没意义（见图35）。

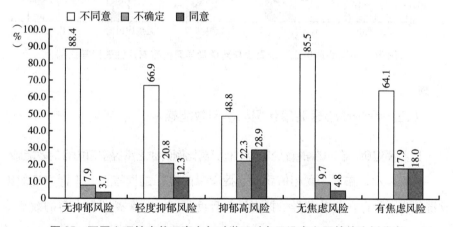

图35　不同心理健康状况青少年对学习对自己没意义回答的比例分布

7. 心理健康状况差的青少年中有更高比例的否认学习内容的有用性

本次调查显示，对于学习内容对自己是否有用的认知，不同心理健康状况的学生间也存在显著差异 $[\chi^2_{抑郁}（4）=3760.96，p<0.001，\text{Cramer's } V=0.186；\chi^2_{焦虑}（2）=1786.00，p<0.001，\text{Cramer's } V=0.181]$。无抑郁风险或无焦虑风险的青少年中，仅5%左右不同意"我认为课堂上的学习内容对我

来说很有用"这个说法，超过90%都对学习内容的有用性给出了肯定回答。在有轻度抑郁风险的青少年中，不同意这一说法的比例为12.6%；在抑郁高风险青少年中，这一比例上升至22.3%；同时持不明确观点（"无所谓同意或不同意"）的比例也有所上升。同样，有焦虑风险的青少年中不同意学习内容对自己很有用的比例几乎是无焦虑风险组的3倍（见图36）。

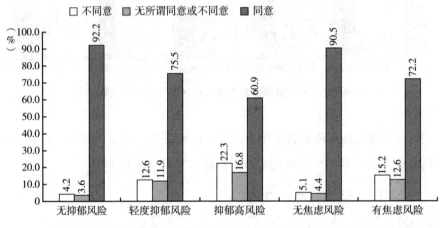

图36 不同心理健康状况青少年对课堂学习内容有用性的回答比例

（三）青少年心理健康状况与学习效能感

1. 心理健康存在风险的青少年中，有更高比例的缺乏掌握学习内容的效能感

调查显示，在对"我相信我能掌握学习内容"的回答上，不同心理健康状况的青少年存在显著差异。抑郁风险程度不同，对掌握学习内容的效能感也不同 $[\chi^2_{抑郁}(4) = 4767.80, p < 0.001, \text{Cramer's } V = 0.209]$。无抑郁风险的青少年中，有7.1%对这一描述给出了否定回答，而轻度抑郁风险和抑郁高风险的青少年中，不同意这一描述的比例分别为22.5%和36.6%，约是无抑郁风险组的3倍和5倍。焦虑风险也与掌握学习内容效能感密切相关 $[\chi^2_{焦虑}(2) = 2514.55, p < 0.001, \text{Cramer's } V = 0.215]$，有焦虑风险的青少年中，近三成表示不相信自己能掌握学习内容，远高于无焦虑风险组的8.6%（见图37）。

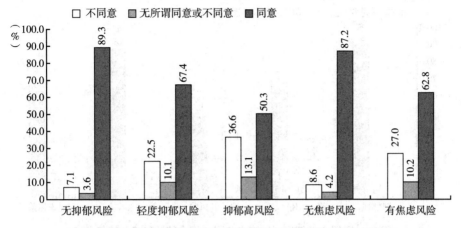

图37　不同心理健康状况青少年掌握学习内容效能感的比例分布

2. 心理健康状况不佳的青少年对取得好成绩更缺乏信心

调查显示，在对"我相信我能取得好成绩"的回答上，不同心理健康状况的青少年之间存在显著差异。抑郁风险更高的青少年，更倾向于不认为自己可以取得好成绩 $[\chi^2_{抑郁}（4）= 5539.71, p < 0.001$, Cramer's $V = 0.225]$。在无抑郁风险的青少年中，有6.3%的对这一描述给出了否定回答，而轻度抑郁风险的青少年中，不同意这一描述的比例上升为22.0%；在抑郁高风险中，这一比例进一步升高至38.7%。也就是说，近四成抑郁高风险的青少年在取得好成绩方面缺乏效能感，约是无抑郁风险组的6倍。同样，焦虑风险也与较低的成绩效能感相关 $[\chi^2_{焦虑}（2）= 2808.26, p < 0.001$, Cramer's $V = 0.227]$，约三成有焦虑风险的青少年都不相信自己能取得好成绩（见图38）。

3. 心理健康风险高的青少年对努力学习的结果效能感更差

本次调查的结果显示，不同心理健康状况的青少年之间对于"只要我努力，就能学会各种学习内容"的看法存在显著差异。抑郁风险更高的青少年，更倾向于不认为只要自己努力，就可以学会 $[\chi^2_{抑郁}（4）= 3047.96, p < 0.001$, Cramer's $V = 0.167]$。无抑郁风险的青少年中，超八成青少年赞同此说法，而在轻度抑郁风险和抑郁高风险的青少年中，这一比例分别下降至

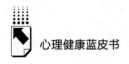
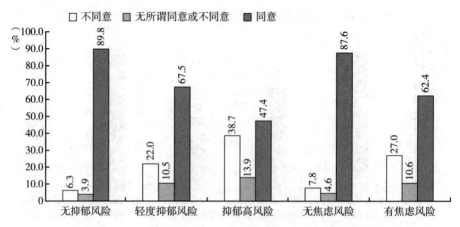

图38 不同心理健康状况青少年取得好成绩效能感的比例分布

67.6%和55.2%。同样，存在焦虑风险的青少年中低效能感的比例也更高 $[\chi^2_{\text{焦虑}}(2)=1551.07,p<0.001,\text{Cramer's }V=0.169]$（见图39）。

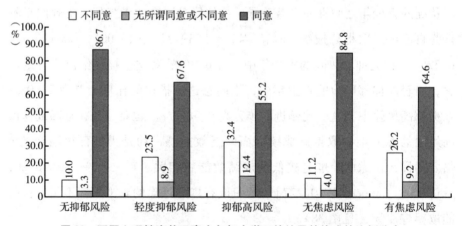

图39 不同心理健康状况青少年努力学习的结果效能感的比例分布

五 对策建议

本报告以2024年对54000多名小学四年级至高中三年级学生的调查为基础，考察了青少年支持系统中三个重要来源（父母、老师和同伴）与青少年心理健康的关系，发现在不同支持状况下，青少年的抑郁风险和焦虑风险状况存在差异。本报告还分析了青少年心理健康水平与其学习状况的关联，发现并总结了一些需要引起重视的情况。本次调查表明，家庭中父母情感忽视程度越高，青少年的心理健康风险也越高，反之，当父母与他们在心理健康方面有更频繁的沟通时，青少年的心理健康风险更低。缺乏父母日常照护的留守青少年中，近1/3存在不同程度的抑郁风险。当父母经常通过"唠叨"，向青少年表达对他们未来的高期待时，可能会对青少年的学习产生高要求，超过一半的青少年存在成绩达不到优秀而感到沮丧的情况，并将升学视为自己的唯一出路；同时父母对孩子成绩不佳而恼火的反应，也会引发青少年的愧疚感，超过50%的青少年会因没考好而感觉对不起父母，这些可能都会增加青少年的抑郁风险和焦虑风险。此外，学校中与老师、朋友或同学关系不佳的青少年也存在更高的心理健康风险，与老师关系生疏程度高的青少年中有超过一半的存在抑郁风险，班级中同学关系差的青少年中，超六成有不同程度的抑郁风险表现。

本调查还揭示了青少年心理健康状况与他们的学习成绩、上学意愿、缺勤、作业完成情况及考试作弊等学习表现，以及学习品质、动机和效能感之间的关系。抑郁高风险的青少年频繁出现（经常或每天）不想上学的比例是无抑郁风险青少年的9倍多，一学期缺勤6天及以上的比例是无抑郁风险青少年的2倍多，他们也更多出现抄作业或考试作弊的问题。存在心理健康风险的青少年会更容易质疑学习的意义和学习内容对自己的价值，努力学习的内部动机更低，学习品质和学习效能感也更为缺乏。相比没有抑郁和焦虑风险的青少年，存在这些心理健康风险的青少年无论是在学习的努力程度和勤奋程度上，还是在学习韧劲和相信自己可以应对学习挑战并掌握学习内容的效能感上都表现更差。心理健康风险与这些学习表现和状况的关系可能是互为因果的，一方面，当青少年心理健康状况不佳时，情绪和认知功能的问题可能会导致他们在学习中面临更多压力和挑战，进而影响学业表现和学习状态及品质；同时，学习上的这些问题也可能是抑郁风险（如兴趣减退、缺乏意义感、自我评价低等）的延伸。另一方面，当青少年学习状态不佳时，更易受到家长、老师、同伴甚至自己的消极评价，从而进一步引发心理

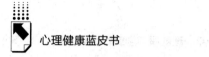

困扰，造成心理健康问题和学习问题螺旋向下的恶性循环。

青少年心理健康问题的形成往往是多种因素长期共同作用的结果，由于在这个阶段，社会、家庭和他们自己可能都将学习成绩好坏作为其是否正常发展的指标，很多时候只有当心理健康问题严重到影响了学业表现时，才会被发现和得以重视。而社会和家庭对他们的帮助的方向可能会更聚焦于让他们回归正常的学习状态，这样的做法可能令本来深陷心理困扰的青少年感觉到更加无助。心理健康问题影响的不仅是青少年当前的学业表现，还可能损害的是青少年持续学习的动机和在面对困难与挑战时迎难而上的积极学习品质。在快速发展的科技和信息社会中，学习不再局限于某一阶段，而是贯穿于人的一生。终身学习不仅是适应职业发展的必要途径，也是个体实现自我成长的重要方式。

青少年处于一个身心快速发展和心理矛盾突出的时期，掌握知识和技能也是这一时期的重要生活内容，他们在寻求自我，可以逐渐独立应对困难和挑战的同时，也需要成年人的支持，需要成人给予适当的引导、理解和关怀。基于调查结果，针对青少年群体的心理健康状况和发展特点，围绕青少年的近端社会心理支持系统（家庭、学校），从下列几个方面为促进青少年的心理健康提出建议。

1. 让"健康第一"的教育理念深入人心，得到切实落实

"健康第一"的教育理念是国家对青少年身心健康工作的根本遵循和行动指导，也是广大家庭的期盼，更是青少年幸福成长的保障。心理健康是健康的重要组成部分，与身体健康相互影响。学校、家庭和社会三方需形成合力，真正做到从思想到行动的转变，确保青少年在身心健康和学业成就之间找到理想的平衡点。在国家政策的引领下，逐渐弱化"单一成才"的观念和评价体系，使教育评价回归本源，降低普遍的教育焦虑。学校层面优化学业负担与作息安排，避免"超纲"教学导致学生因"过载"而出现心理问题，确保学生有足够的休息和娱乐时间，尤其要保证课间有足够的休息和活动时间，尽量避免拖堂。家庭适度调整对孩子的期望，避免过度施压和盲目攀比，在与学习相关的亲子沟通上注意方式方法，减少孩子因内化父母高要

求后，表现不及预期而产生的愧疚感，降低心理健康风险。社会各界应通过媒体宣传、公益活动等方式倡导多元化的人才观和包容的价值观。只有各方共同努力，才能使青少年拥有健康的体魄和健全的人格，过上快乐幸福的生活。

2. 进一步加强青少年的近端社会心理支持系统

需要从家庭、学校等青少年生活学习的主要近端社会心理支持系统入手，进一步增强父母、教师等与青少年成长密切相关的生活照料者和教育指导者的支持功能。家庭层面，着力增强父母的心理健康意识和技能，可通过心理健康讲座、家长培训等方式，让父母了解青少年的心理发展特点和常见问题，增强其应对能力。增强家庭情感联结，鼓励家庭成员共度高质量时间，举办"家庭日"活动，创造沟通的机会，加强对青少年的支持和陪伴，营造温暖的家庭氛围。学校层面，需完善心理健康教育课程，提供便捷的心理咨询服务，同时加强教师的心理辅导知识和技能培训，促进师生关系建设，提升教师的心理敏感度和支持能力，推动教师与学生建立更紧密的联系。教师可通过观察和互动及时发现学生的心理问题。同伴支持层面，加强同伴支持网络，在学校设立心理互助小组，让学生分享经验和感受；开展"同伴导师计划"，鼓励高年级学生帮助低年级学生适应和成长。

3. 广泛推行社会情绪学习，提升青少年核心发展能力

作为一种教育理念和实践，社会情绪学习旨在帮助个人发展社会情绪能力，包括认识和管理情绪、建立健康的人际关系、做出负责任的决策、表现共情以及应对生活中的挑战。这些能力不仅能促进心理健康，还能提高学业表现和生活满意度。首先，将社会情绪学习融入学校教育，帮助青少年提高情绪识别与管理能力，掌握有效的调节方法，从而主动管理压力和负面情绪。同时，帮助青少年认识自身的优点、兴趣和需要。增强青少年人际交往与沟通技巧，针对他们在人际关系中的困惑，提供有效的沟通技巧培训，增强他们的人际交往能力和冲突解决能力。此外，加强共情和社会责任意识教育，鼓励青少年理解他人情感，并通过志愿服务和社会实践活动，提升他们对他人和社会的责任感与集体意识。培养决策能力也是

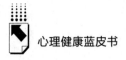

重要的一环，针对青少年在学业、生活和社交中面临的实际问题，提供问题解决和决策支持，帮助青少年在面对挑战时做出负责任的选择。其次，通过家庭和社区的支持，提供情绪支持和积极反馈，帮助青少年持续实践和强化这些技能。

4. 防微杜渐，减少心理健康问题对青少年长期学业发展造成的影响

首先，学校应建立早期识别机制，通过定期、规范、常态化的心理健康评估和心理健康筛查，进行分级管理，及时了解并尽早调整。其次，学校应制定个性化学习计划，提供多样化的学习方式，减轻学生的学业压力。家庭方面，可通过心理健康教育提升家长对心理健康问题与学习状态的内在关联的认知，减少在学习过程中对孩子的"物化"倾向，对存在学习困难的青少年提供情感支持，减少过高的学业期望和压力。对于出现严重心理问题的学生，学校和家庭应立即进行危机干预，并提供必要的专业支持，干预和治疗中，要防止"头痛医头脚痛医脚"，避免仅以学生当下能否维持上学作为主要目标的片面做法。我们要给青少年更多的"容错"机会，为有心理健康问题的学生制订个性化和有弹性的学习支持计划；对有因心理健康问题休学或延缓升学需要的，设立便利程序，从而在给予学生修复时间的同时，密切关注学生状况，给予适时帮助，协助学生复学。

5. 重视促进留守青少年的心理健康

参与本次调查的留守青少年的心理健康状况总体要比非留守青少年的差。为了促进留守青少年的心理健康，除了常规的心理支持，还需要采取创新性、系统化的措施。首先，可以通过制订"情感陪伴"计划，选派社会工作者、教师或志愿者充当"情感导师"，定期提供关怀和情感支持，帮助孩子表达内心的情感，减少孤独感。其次，制订个性化的心理支持计划，通过心理评估，针对每个孩子的具体情况提供定制化的辅导方案，并进行定期跟踪。再次，利用现代信息技术建立"远程亲子互动平台"，通过视频通话和在线沟通的方式帮助父母与孩子保持情感联系，缓解留守给青少年带来的情感疏离。政府牵头建立"逆境成长"教育体系，引入社会资源帮助留守青少年将困境转化为成长动力，提供从情绪调适到升学择校的支持和指导。

最后，通过精细化的社会资源配置，如设立专项基金和关怀项目，为留守家庭提供经济支持，减轻他们的生活压力。

参考文献

何津、陈祉妍、郭菲、章婕、杨蕴萍、王倩，2013，《流调中心抑郁量表中文简版的编制》，《中华行为医学与脑科学杂志》第 22 卷第 12 期，第 1133~1136 页。

Copeland, W. E., Alaie, I., Jonsson, U., and Shanahan, L. 2021. "Associations of Childhood and Adolescent Depression with Adult Psychiatric and Functional Outcomes." *Journal of the American Academy of Child & Adolescent Psychiatry* 60 (5): 604-611.

Dalsgaard, S., McGrath, J., Østergaard, S. D., Wray, N. R., Pedersen, C. B., Mortensen, P. B., and Petersen, L. 2020. "Association of Mental Disorder in Childhood and Adolescence with Subsequent Educational Achievement." *JAMA Psychiatry* 77 (8): 797-805.

Demir, Y., and Kutlu, M. 2024. "Relationships Among Internet Addiction, Academic Motivation, Academic Procrastination, and School Attachment in Adolescents." *International Online Journal of Educational Sciences* 10 (5): 315-332.

Dubowitz, H., Villodas, M. T., Litrownik, A. J., Pitts, S. C., Hussey, J. M., Thompson, R., ... and Runyan, D. 2011. "Psychometric Properties of a Youth Self-report Measure of Neglectful Behavior by Parents." *Child Abuse & Neglect* 35 (6): 414-424.

Duncan, M. J., Patte, K. A., and Leatherdale, S. T. 2021. "Mental Health Associations with Academic Performance and Education Behaviors in Canadian Secondary School Students." *Canadian Journal of School Psychology* 36 (4): 335-357.

Eisenbeck, N., Carreno, D. F., and Uclés-Juárez, R. 2019. "From Psychological Distress to Academic Procrastination: Exploring the Role of Psychological Inflexibility." *Journal of Contextual Behavioral Science* 13: 103-108.

Elmelid, A., Stickley, A., Lindblad, F., Schwab-Stone, M., Henrich, C. C., and Ruchkin, V. 2015. "Depressive Symptoms, Anxiety and Academic Motivation in Youth: Do Schools and Families Make a Difference?" *Journal of Adolescence* 45: 174-182.

Liu, W., Zhang, R., Wang, H., Rule, A., Wang, M., Abbey, C., ... and Tong, L. 2024. "Association Between Anxiety, Depression Symptoms, and Academic Burnout Among Chinese Students: The Mediating Role of Resilience and Self-efficacy." *BMC Psychology* 12 (1): 335.

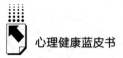
Mameli, C., Biolcati, R., Passini, S., and Mancini, G. 2018. "School Context and Subjective Distress: The Influence of Teacher Justice and School-specific Well-being on Adolescents' Psychological Health." *School Psychology International* 39 (5): 526-542.

Martin, A. J., and Marsh, H. W. 2009. "Academic Resilience and Academic Buoyancy: Multidimensional and Hierarchical Conceptual Framing of Causes, Correlates and Cognate Constructs." *Oxford Review of Education* 35 (3): 353-370.

Plummer, F., Manea, L., Trepel, D., and McMillan, D. 2016. "Screening for Anxiety Disorders with the GAD - 7 and GAD - 2: A Systematic Review and Diagnostic Metaanalysis." *General Hospital Psychiatry* 39: 24-31.

Silva, C. R., Oliva F., Barlati S, Perusi G., Meattini M., Dashi E., Colombi N., Vaona A., Carletto S., and Minelli A. 2024. "Childhood Neglect, the Neglected Trauma. a Systematic Review and Meta-analysis of Its Prevalence in Psychiatric Disorders." *Psychiatry Research* 335: 115881.

Wickersham, A., Sugg, H. V., Epstein, S., Stewart, R., Ford, T., and Downs, J. 2021. "Systematic Review and Meta-analysis: The Association between Child and Adolescent Depression and Later Educational Attainment." *Journal of the American Academy of Child & Adolescent Psychiatry* 60 (1): 105-118.

Yang, Q., Tian, L., Huebner, E. S., and Zhu, X. 2019. "Relations among Academic Achievement, Self-esteem, and Subjective Well-being in School among Elementary School Students: A Longitudinal Mediation Model." *School Psychology* 34 (3): 328-340.

B.3

2024年大学生心理健康状况调查报告

方圆 李朋远 陈祉妍*

摘　要： 大学时期作为成年早期的关键阶段，既是人生的重要转折点，也是心理发展与适应的关键时期。学业、职业规划困扰、人际关系问题等多重因素给大学生带来了较大压力。为了解大学生心理健康状况，2024年我们对全国范围内的大学本科生进行了心理健康状况调查，回收有效问卷60782份，其中男生21740人，女生39042人。调查对象的平均年龄为20.6岁，标准差为1.5岁。本次调查结果显示，大学一、二年级学生的抑郁风险和焦虑风险水平高于大学三、四年级学生；各类社会支持中，同学关系满意度对大学生的抑郁风险得分影响最大，有恋人的大学生抑郁风险低于无恋人的大学生；运动具有积极的心理健康促进作用，但仅有52.5%的大学生每周运动3次及以上，且比例随年级增加而减少。根据调查结果，本报告提出以下对策建议：加强大学生心理健康教育，构建全面心理健康素养提升体系；推广低成本且有益心理健康的活动，惠及每一位大学生；提升高校心理咨询服务的知晓率与利用率，提升服务质量；构建学校与家庭协同支持体系，全面提升大学生心理健康水平。

关键词： 大学生　抑郁风险　焦虑风险　社会支持　心理咨询服务

---

* 方圆，博士，中国科学院心理研究所助理研究员，主要研究方向为心理健康大数据、青少年心理健康；李朋远，中国科学院心理研究所、中国科学院大学硕士研究生，主要研究方向为情绪困扰缓解、正念干预、青少年心理健康；陈祉妍，博士，中国科学院心理研究所教授，中国科学院心理研究所国民心理健康评估发展中心负责人，研究方向为国民心理健康评估与促进。

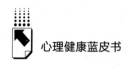

一 引言

大学时期是成年早期关键阶段，大学生面临诸多风险与挑战。随着多元文化交融和社会竞争加剧，大学生成长环境日益复杂。例如，学业压力、职业规划困扰、人际关系问题、独立生活挑战等多重困难在大学阶段愈发突出。过去十余年，大学生遭遇情绪和行为问题的比例显著上升（陈雨濛等，2022）。大学生心理健康问题呈现多样化、复杂化趋势。虽然大学生心理健康问题频发，但能获得有效心理干预的学生仍不多（Thornicroft et al.，2022）。针对大学时期心理健康早期干预和支持，有助于防止心理健康问题的进一步发展，为大学生未来心理健康奠定坚实基础。

我国持续关注大学生心理健康问题。2023年4月，教育部等十七部门联合印发《全面加强和改进新时代学生心理健康工作专项行动计划（2023—2025年）》（以下简称《专项行动计划》）的通知，标志着学生心理健康工作已提升至国家战略的高度①。《专项行动计划》指出，开设心理健康相关课程，普通高校要开设心理健康必修课，原则上应设置2个学分（32~36学时），有条件的高校可开设更多样、更有针对性的心理健康选修课；开展心理健康测评，高校每年应在新生入校后适时开展心理健康测评，鼓励有条件的高校合理增加测评频次和范围，科学分析、合理应用测评结果，分类制定心理健康教育方案；健全预警体系，鼓励高中、高校班级探索设置心理委员，高校要强化心理咨询服务平台建设，完善"学校—院系—班级—宿舍/个人"四级预警网络，重点关注面临学业就业压力、经济困难、情感危机、家庭变故、校园欺凌等风险因素以及校外实习、社会实践等学习生活环境变化的学生；配齐心理健康教师，高校按师生比例不低于1：

---

① 《全面加强和改进新时代学生心理健康工作专项行动计划（2023—2025年）》，https：//www.gov.cn/zhengce/zhengceku/202305/content_ 6857361.htm，最后访问日期：2024年8月21日。

4000 配备专职心理健康教育教师，且每校至少配备 2 名；开展科学研究，鼓励有条件的高校、科研院所等设置学生心理健康实验室，开展学生心理健康研究。2024 年 5 月，首个全国学生心理健康宣传教育月以"全社会都行动起来，共促学生心理健康"为主题，安排"全面落实五育并举促进心理健康理念""面向全体师生开展富有针对性的心理健康教育""组织动员专业力量广泛深入开展心理健康科学普及""引导家长关注孩子心理健康""推进经验做法交流互鉴"等活动。① 在国家政策支持下，大学生心理健康工作从传统辅导模式转向系统化、全方位综合培养模式，强调多方协同与干预，通过创新心理健康工作方式、加强心理健康监测与干预机制、提升教师和专业队伍心理健康教育水平，培养具有综合素质、创新精神与社会责任感的新时代大学生。

大学生是国家未来创新和科技进步的关键力量，其心理健康状况对国家长远发展的重要性不言而喻。对个人而言，心理健康是大学生应对生活挑战、发挥创造潜能、实现自我价值、未来建立幸福家庭的基础；对国家而言，大学生心理健康直接关系国家创新力和竞争力。心理健康的大学生不仅更可能推动科技进步和经济增长，还能为社会和谐与稳定注入积极力量，助力国家在国际竞争中保持领先地位。因此，关注并加强大学生心理健康支持和干预，既是对每个大学生全面发展的深切关怀，也是对国家未来发展的长远布局。

二　研究方法

（一）调查对象

本调查通过与高校合作，对在校大学生群体进行抽样调查。本次调查共

---

① 《教育部办公厅关于开展首个全国学生心理健康宣传教育月活动的通知》，http：//www. moe. gov. cn/srcsite/A17/moe_943/moe_946/202405/t20240511_1129911. html，最后访问日期：2024 年 8 月 21 日。

回收有效问卷 60782 份，其中男生 21740 人，占 35.8%；女生 39042 人，占 64.2%。调查对象的年龄范围为 16 ~ 28 岁，平均年龄 20.6 岁，标准差为 1.5 岁，年龄的众数为 19.3 岁，中位数为 20.4 岁。调查对象的基本情况如表 1 所示。

表 1　样本基本情况

单位：人，%

分布特征	人数	占比	分布特征	人数	占比
性别			父亲受教育程度		
男	21740	35.8	小学及以下	10863	17.9
女	39042	64.2	初中	26656	43.8
年级			高中/职高/中专	13480	22.2
大一	23175	38.1	大专	4009	6.6
大二	14853	24.5	本科及以上	4194	6.9
大三	16295	26.8	缺失作答	1580	2.6
大四	6459	10.6	母亲受教育程度		
户口类型			小学及以下	14960	24.6
城镇户口	18632	30.7	初中	25195	41.4
农村户口	42150	69.3	高中/职高/中专	12040	19.8
地域			大专	3438	5.7
东部	11064	18.2	本科及以上	3465	5.7
中部	36401	59.9	缺失作答	1684	2.8
西部	13239	21.8	家庭排行		
缺失作答	78	0.1	独生子女	14343	23.6
家庭经济状况			老大	23128	38.0
很宽裕	2685	4.4	老二或更小	23311	38.4
中等	34278	56.4	父母婚姻状况		
中下	16944	27.9	已婚	54601	89.8
比较困难	6875	11.3	离异	4253	7.0
父母关系			缺失作答	1928	3.2
和睦	50442	83.0	民族		
一般	7465	12.3	汉族	57349	94.4
不和睦	2875	4.7	少数民族	3433	5.6

（二）调查工具

1. 流调中心抑郁量表（简版）

调查采用流调中心抑郁量表（简版），评估个体一周内抑郁情绪严重程度。该量表为流调中心抑郁量表（The Center for Epidemiological Studies—Depression Scale，CES-D）简版（何津等，2013）。量表共9题，采用4点计分，从0"完全没有"到3"几乎每天"。将所有题目得分相加，总分范围在0~27分，得分越高表明个体的抑郁情绪越严重。参考我国年龄人群分数分布的80百分位和95百分位制定分数划段标准如下：0~9分代表无抑郁风险；10~16分代表轻度抑郁风险；17~27分代表抑郁高风险。本次调查的量表内部一致性系数为0.87。

2. 广泛性焦虑障碍量表

调查采用广泛性焦虑障碍量表（Generalized Anxiety Disorder 7-item，GAD-7）测量个体两周内焦虑症状（Spitzer et al. 2006）。量表共7题，采用4点计分，从0"完全没有"到3"几乎每天"。将所有题目得分相加，分数范围在0~21分，得分越高表明个体的焦虑风险水平越高。GAD-7不同分数段的意义为：0~4分代表无焦虑风险；5~9分代表轻度焦虑风险；10~14分代表中度焦虑风险；15~21分代表重度焦虑风险。GAD-7得分大于等于10分代表有焦虑风险。本次调查，GAD-7量表的内部一致性系数为0.91。

3. 强迫状态问卷

调查采用两道题目测量个体两周内的强迫状态，分别评估强迫观念和强迫行为。题目选项为"1＝是"或"0＝否"。根据《健康中国行动（2019—2030年）》的心理健康促进行动主要指标释义及调查方法，若其中任何一题得分为1，则可判定个体存在强迫状态。

4. 生活满意度问卷

调查采用单题测量个体生活满意度。题目为："总的来说，你对自己的生活满意吗？"量表采用11点计分，数字越大表示个体对生活越满意。

5. 社会支持问卷

调查从学校支持和家庭支持两方面考察大学生的社会支持情况。来自学

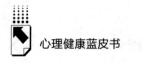

校的支持包括以下几点（1）同学关系满意度。询问个体对同学关系的满意程度，采用11点计分，从0"非常不满意"到10"非常满意"，得分越高表明关系满意度越高。（2）室友社会支持。如果个体住校，继续追问。"当你遇到困难，有多少个室友会积极帮助你"和"当你遇到烦恼，有多少个室友是你会向他/她倾诉的"分别反映室友的工具支持和情感支持。"你和室友发生过冲突吗"，采用4点计分，从1"从未"到4"经常"。询问个体对室友关系的满意程度，采用11点计分，从0"非常不满意"到10"非常满意"，得分越高表明关系满意度越高。来自家庭的支持包括以下几点（1）回家频率。询问个体回家的频率，选项从1"一周至少一次"到5"更长时间才回一次家"。（2）通电话频率。询问个体和家人通电话的频率（包括打电话、微信语音、视频通话等），选项从1"每天多次"到9"几乎不联系"。（3）家人关系满意度。询问个体对家人关系的满意程度，采用11点计分，从0"非常不满意"到10"非常满意"，得分越高表明关系满意度越高。

6. 恋爱状况问卷

调查询问个体是否有恋人，对单身群体询问脱单意愿，采用4点计分，从1"非常希望"到4"完全不想"。

7. 运动次数问卷

调查询问个体每周运动次数，选项为0次、1次、2次、3次及以上。

8. 睡眠质量问卷

调查询问个体过去一周的睡眠质量，采用11点计分，从0"很差"到10"很好"。

9. 体质指数问卷

调查询问个体身高和体重，并计算出体质指数。体质指数小于18.5为体重偏瘦，体质指数18.5~23.9为体重正常，体质指数24~27.9为超重，体质指数大于或等于28.0为肥胖。

10. 学校心理咨询服务问卷

调查询问个体所在学校心理咨询服务现状。（1）学校心理咨询服务知晓情况："你知道现在学校有免费的心理咨询服务吗?"包括两个选项：1"不知道"，2"知道"。对于知道学校有免费心理咨询服务的学生，继续追问。（2）学校心理咨询服务使用情况："你是否使用过学校的心理咨询服务？"选项为：1"使用过"，2"预约过但没使用过"，3"考虑过但没有预约也没有使用过"，4"从未考虑过使用"。（3）学校心理咨询服务使用次数：1=1次，2=多次。（4）学校心理咨询服务满意度：选项从1"很满意"到4"很不满意"。

三　调查结果

（一）大学生心理健康状况

1. 抑郁风险

本次调查结果显示，大学生抑郁风险平均分为5.5分，标准差为4.9分，中位数为5.0分，众数为0分。大学生抑郁风险不同人口学特征存在差异（见表2）。

表2　大学生抑郁风险比例及抑郁风险得分

调查对象特征	抑郁风险比例（%）			抑郁风险得分（分）
	无抑郁风险 0~9分	轻度抑郁风险 10~16分	抑郁高风险 17~27分	$M \pm SD$
性别				
男	80.6	15.3	4.1	5.6±5.1
女	81.7	15.0	3.3	5.5±4.8
年级				
大一	79.4	16.8	3.8	5.9±5.0
大二	79.1	16.9	4.0	5.8±5.0
大三	84.1	12.6	3.3	5.0±4.8
大四	85.8	11.4	2.8	4.7±4.8
户口类型				
城镇	80.1	15.8	4.1	5.7±5.1
农村	81.8	14.8	3.4	5.5±4.9
家庭排行				
独生子女	80.3	15.5	4.2	5.6±5.2
老大	81.5	14.9	3.6	5.5±4.9
老二或更小	81.6	15.1	3.3	5.4±4.9

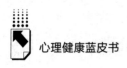
续表

调查对象特征	抑郁风险比例(%)			抑郁风险得分(分)
	无抑郁风险 0~9分	轻度抑郁风险 10~16分	抑郁高风险 17~27分	$M\pm SD$
父母婚姻状况				
在婚	82.2	14.5	3.3	5.4±4.9
离异	74.0	20.2	5.8	6.6±5.4
父母关系				
和睦	84.4	12.9	2.7	5.0±4.7
一般	68.4	24.9	6.7	7.5±5.3
不和睦	60.2	29.0	10.8	8.7±5.9
家庭经济状况				
很宽裕	87.7	10.1	2.2	4.2±4.7
中等	85.2	12.3	2.5	4.9±4.6
中下	76.4	19.0	4.6	6.3±5.1
比较困难	71.4	21.1	7.5	7.0±5.8

注：为简洁呈现，表中的占比均为有效占比。

男生和女生抑郁风险比例存在统计学上的显著差异（$\chi^2 = 27.3$，$p < 0.001$，$\eta^2 = 0.018$）。男生抑郁高风险比例（4.1%）高于女生（3.3%）。

不同年级大学生抑郁风险比例存在统计学上的显著差异（$\chi^2 = 274.4$，$p < 0.001$，$\eta^2 = 0.060$）。大一（3.8%）和大二（4.0%）学生抑郁高风险比例高于大三（3.3%）和大四（2.8%）学生。

城镇和农村户口大学生抑郁风险比例存在统计学上的显著差异（$\chi^2 = 28.2$，$p < 0.001$，$\eta^2 = 0.022$）。城镇户口大学生抑郁高风险比例（4.1%）高于农村户口大学生（3.4%）。

不同家庭排行大学生抑郁风险比例存在统计学上的显著差异（$\chi^2 = 25.3$，$p < 0.001$，$\eta^2 = 0.018$）。独生子女抑郁高风险比例（4.2%）高于非独生子女（老大：3.6%，老二或更小：3.3%）。

父母婚姻状况不同的大学生抑郁风险比例存在统计学上的显著差异（$\chi^2 = 186.4$，$p < 0.001$，$\eta^2 = 0.056$）。父母离异的大学生抑郁高风险比例（5.8%）高于父母在婚大学生（3.3%）。不同父母关系和睦程度的大学生

抑郁风险比例存在统计学上的显著差异（$\chi^2 = 2094.8$，$p < 0.001$，$\eta^2 = 0.183$）。父母关系不和睦的大学生抑郁高风险比例（10.8%）高于父母关系一般（6.7%）、父母关系和睦（2.7%）的大学生，父母关系一般的大学生的抑郁高风险比例高于父母关系和睦的大学生。

不同家庭经济状况大学生抑郁风险比例存在统计学上的显著差异（$\chi^2 = 1244.3$，$p < 0.001$，$\eta^2 = 0.140$）。家庭经济比较困难的大学生的抑郁高风险比例（7.5%）高于家庭经济中下（4.6%）、中等（2.5%）和很宽裕（2.2%）的大学生，家庭经济中下的大学生的抑郁高风险比例高于家庭经济中等和很富裕的大学生，家庭经济中等和很富裕大学生的抑郁高风险比例不存在显著差异。

2. 焦虑风险

本次调查结果显示，大学生焦虑风险平均分为 4.1 分，标准差为 3.6 分，中位数为 4.0 分，众数为 0 分。大学生焦虑风险不同人口学特征存在差异（见表3）。

表3　大学生焦虑风险比例及焦虑得分

调查对象特征	焦虑风险比例(%)				焦虑风险得分（分）
	无焦虑风险 0~4分	轻度焦虑风险 5~9分	中度焦虑风险 10~14分	重度焦虑风险 15~21分	$M \pm SD$
性别					
男	58.9	35.9	3.5	1.7	3.8±3.8
女	53.4	41.4	3.7	1.5	4.3±3.5
年级					
大一	52.2	42.3	4.0	1.5	4.3±3.6
大二	52.3	42.0	4.0	1.7	4.4±3.7
大三	60.4	35.2	3.0	1.4	3.8±3.6
大四	61.4	33.9	3.2	1.5	3.7±3.6
户口类型					
城镇	56.9	37.1	4.0	2.0	4.1±3.8
农村	54.7	40.4	3.5	1.4	4.2±3.6

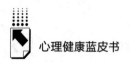
续表

调查对象 特征	焦虑风险比例(%)				焦虑风险 得分(分)
	无焦虑风险 0~4分	轻度焦虑风险 5~9分	中度焦虑风险 10~14分	重度焦虑风险 15~21分	$M \pm SD$
家庭排行					
独生子女	58.2	35.8	3.9	2.1	4.0±3.9
老大	54.0	40.9	3.7	1.4	4.2±3.6
老二或更小	55.1	40.1	3.5	1.3	4.1±3.5
父母婚姻状况					
在婚	56.2	38.9	3.5	1.4	4.1±3.6
离异	48.6	43.9	5.0	2.5	4.8±3.9
父母关系					
和睦	58.5	37.4	3.0	1.1	3.8±3.5
一般	41.2	49.5	6.4	2.9	5.3±3.9
不和睦	37.5	48.4	9.1	5.0	6.0±4.3
家庭经济状况					
很宽裕	71.2	24.2	2.8	1.8	2.9±3.7
中等	58.9	37.3	2.8	1.0	3.8±3.4
中下	49.3	44.6	4.5	1.6	4.6±3.6
比较困难	46.9	43.0	6.1	4.0	5.1±4.4

注：为简洁呈现，表中的占比均为有效占比。

男生和女生焦虑风险比例存在统计学上的显著差异（$x^2 = 189.2$，$p < 0.001$，$\eta^2 = 0.040$）。男生轻度焦虑风险比例（35.9%）低于女生（41.4%）。

不同年级大学生焦虑风险比例存在统计学上的显著差异（$x^2 = 417.2$，$p < 0.001$，$\eta^2 = 0.072$）。大一（42.3%）和大二（42.0%）学生轻度焦虑风险比例高于大三（35.2%）、大四（33.9%）学生。大一（4.0%）和大二（4.0%）学生中度焦虑风险比例高于大三（3.0%）和大四（3.2%）学生。

城镇和农村户口大学生焦虑风险比例存在统计学上的显著差异（$x^2 = 83.9$，$p < 0.001$，$\eta^2 = 0.004$）。城镇户口大学生中度焦虑风险比例（4.0%）高于农村户口大学生（3.5%），城镇户口大学生重度焦虑风险比例

（2.0%）高于农村户口大学生（1.4%）。

不同家庭排行大学生焦虑风险比例存在统计学上的显著差异（$\chi^2 = 128.6$，$p<0.001$，$\eta^2 = 0.016$）。独生子女重度焦虑风险比例（2.1%）高于非独生子女（老大：1.4%，老二或更小：1.3%）。

父母婚姻状况不同的大学生焦虑风险比例存在统计学上的显著差异（$\chi^2 = 120.3$，$p<0.001$，$\eta^2 = 0.045$）。父母离异的大学生中度焦虑风险比例（5.0%）高于父母在婚大学生（3.5%）。父母离异的大学生重度焦虑风险比例（2.5%）高于父母在婚大学生（1.4%）。不同父母关系和睦程度的大学生焦虑风险比例存在统计学上的显著差异（$\chi^2 = 1645.5$，$p<0.001$，$\eta^2 = 0.161$）。父母关系不和睦的大学生中度焦虑风险比例（9.1%）高于父母关系一般（6.4%）、父母关系和睦（3.0%）的大学生。父母关系一般的大学生中度焦虑风险比例高于父母关系和睦的大学生。父母关系不和睦的大学生重度焦虑风险比例（5.0%）高于父母关系一般（2.9%）、父母关系和睦（1.1%）的大学生。父母关系一般的大学生重度焦虑风险比例高于父母关系和睦的大学生。

不同家庭经济状况大学生焦虑风险比例存在统计学上的显著差异（$\chi^2 = 1284.4$，$p<0.001$，$\eta^2 = 0.130$）。家庭经济比较困难的大学生中度焦虑风险比例（6.1%）高于家庭经济中下（4.5%）、中等（2.8%）和很宽裕（2.8%）的大学生。家庭经济中下的大学生中度焦虑风险比例高于家庭经济中等和很富裕的大学生。家庭经济中等和很富裕的大学生中度焦虑风险比例不存在显著差异。家庭经济比较困难的大学生重度焦虑风险比例（4.0%）高于家庭经济中下（1.6%）、中等（1.0%）和很宽裕（1.8%）的大学生。

3. 生活满意度

本次调查结果显示，大学生的生活满意度平均分为6.8分，标准差为2.7分，中位数为7.0分，众数为10分。

女生的生活满意度得分略高于男生（$t = 7.2$，$p<0.001$，Cohen's $d = 0.062$）。女生的生活满意度平均分为6.8分（标准差2.6分），男生的生活满意度平均分为6.7分（标准差2.8分）。

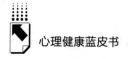
生活满意度得分随年级升高而升高（$F=56.3$，$p<0.001$，$\eta^2=0.003$）。大一学生得分最低，平均分为6.6分（标准差2.6分）；大二学生平均分为6.7分（标准差2.7分）；大三学生平均分为6.9分（标准差2.7分）；大四学生得分最高，平均分为7.0分（标准差2.7分）。

城镇户口和农村户口大学生的生活满意度得分在统计学上的差异不显著（$t=1.3$，$p=0.2$，Cohen's $d=0.011$）。城镇户口大学生的生活满意度平均分为6.8分（标准差2.7分），农村户口大学生的生活满意度平均分为6.7分（标准差2.6分）。

不同家庭排行大学生的生活满意度得分在统计学上的差异不显著（$F=1.1$，$p=0.3$，$\eta^2=0$）。独生子女的生活满意度平均分为6.8分（标准差2.8分），非独生子女排行老大的大学生的生活满意度平均分为6.8分（标准差2.6），非独生子女排行老二或更小的大学生的生活满意度平均分为6.8分（标准差2.6分）。

不同父母婚姻状况的大学生生活满意度得分存在统计学上的显著差异（$t=11.8$，$p<0.001$，Cohen's $d=0.188$）。父母在婚的大学生生活满意度得分高于父母离异的大学生。父母在婚的大学生生活满意度平均分为6.8分（标准差2.7分），父母离异的大学生生活满意度平均分为6.3分（标准差2.7分）。不同父母关系和睦程度的大学生生活满意度得分差异显著（$F=962.8$，$p<0.001$，$\eta^2=0.031$）。父母关系和睦的大学生生活满意度得分最高，平均分为7.0分（标准差2.6分）；父母关系一般的大学生生活满意度平均分为5.8分（标准差2.6分）；父母关系不和睦的大学生生活满意度最低，平均分为5.5分（标准差2.7分）。

不同家庭经济状况大学生生活满意度得分存在统计学上的显著差异（$F=566.0$，$p<0.001$，$\eta^2=0.027$）。家庭经济很宽裕的大学生生活满意度得分最高，平均分为7.5分（标准差2.9分）；家庭经济中等的大学生生活满意度平均分为7.1分（标准差2.5分）；家庭经济中下的大学生生活满意度平均分为6.4分（标准差2.6分）；家庭经济比较困难的大学生生活满意度得分最低，平均分为6.0分（标准差2.9分）。

（二）社会支持与心理健康

1. 学校支持

在学校里，同学和室友不仅是日常学习和生活的伙伴，也是社会支持的重要来源。良好的同学关系可以提供必要的社交互动和学习合作机会，室友之间的支持直接影响学生的居住和情感体验。本次调查结果显示，大学生的同学关系满意度平均分为7.5分，标准差为2.2分，中位数为8.0分，众数为10分。男生的同学关系满意度得分略高于女生（$t=13.5$，$p<0.001$，Cohen's $d=0.127$）。男生的同学关系满意度平均分为7.7分（标准差2.2分），女生的同学关系满意度平均分为7.4分（标准差2.2分）。同学关系满意度得分随年级升高呈增长趋势（$F=160.8$，$p<0.001$，$\eta^2=0.009$）。大一学生平均分为7.4分（标准差2.2分）；大二学生平均分为7.4分（标准差2.2分）；大三学生平均分为7.7分（标准差2.1分）；大四学生得分最高，平均分为7.9分（标准差2.1分）。

本次调查结果显示，有96.9%的大学生为住校生，研究进一步分析了室友支持与心理健康的关系。鉴于不同学校或院系的宿舍人数存在较大差异，为更直观地呈现结果，我们把个人报告获得支持的室友数量转化为相对比例（用该数量除以宿舍中除自己外的人数），并且以每25%为一个区间进行分组。本次调查结果显示，在室友工具支持方面，8.6%的大学生报告获得0%~25%的室友支持，11.1%的大学生报告获得25%~50%的室友支持，13.1%的大学生报告获得50%~75%的室友支持，67.2%的大学生报告获得75%~100%的室友支持。抑郁风险和焦虑风险比例均随室友工具性支持的增多而降低（见图1）。

本次调查结果显示，在室友情感支持方面，31.2%大学生报告获得0%~25%的室友支持，21.9%大学生报告获得25%~50%的室友支持，11.7%的大学生报告获得50%~75%的室友支持，35.2%的大学生报告获得75%~100%的室友支持。抑郁风险和焦虑风险均随室友情感支持的增多而降低（见图2）。总体来看，大学生获得的室友情感支持比工具支持少，工

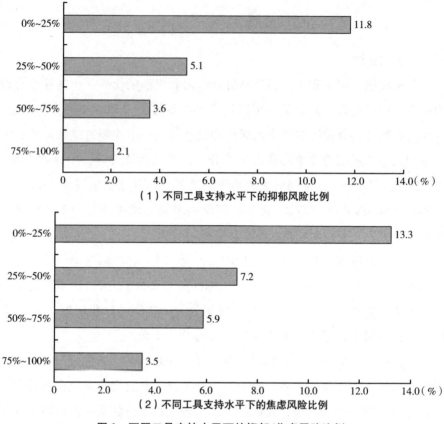

（1）不同工具支持水平下的抑郁风险比例

（2）不同工具支持水平下的焦虑风险比例

图1　不同工具支持水平下的抑郁/焦虑风险比例

具支持与心理健康的关系更为密切。

本次调查结果显示，49.6%的大学生报告从未与室友发生过冲突，40.4%的大学生报告很少与室友发生冲突，9.4%的大学生报告有时与室友发生冲突，0.6%的大学生报告经常与室友发生冲突。抑郁风险和焦虑风险均随室友冲突频率增加而升高（见图3）。

本次调查结果显示，大学生的室友关系满意度平均分为7.6分，标准差为2.4分，中位数为8.0分，众数为10分。男生的室友关系满意度得分略高于女生（$t=12.0$，$p<0.001$，Cohen's $d=0.114$）。男生的室友关系满意度平均分为7.8分（标准差2.3分），女生的室友关系满意度平均分为7.5分（标准差

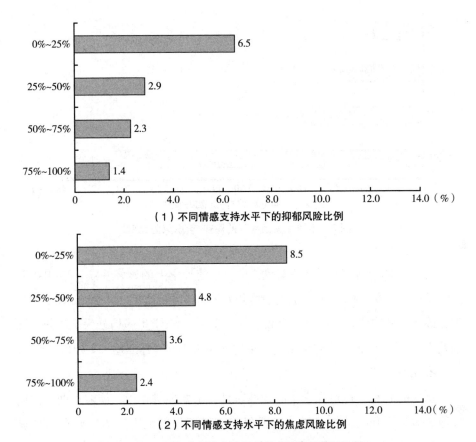

（1）不同情感支持水平下的抑郁风险比例

（2）不同情感支持水平下的焦虑风险比例

图2 不同情感支持水平下的抑郁/焦虑风险比例

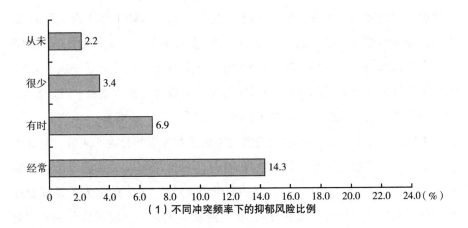

（1）不同冲突频率下的抑郁风险比例

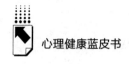
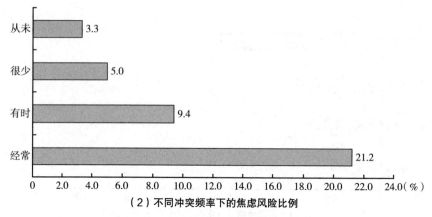

（2）不同冲突频率下的焦虑风险比例

图3　不同冲突频率下的抑郁/焦虑风险比例

2.4分）。不同年级室友关系满意度得分存在统计学上的显著差异（$F=100.7$，$p<0.001$，$\eta^2=0.006$）。大一学生平均分为7.5分（标准差2.4分）；大二学生得分最低，平均分为7.4分（标准差2.4分）；大三学生平均分为7.7分（标准差2.3分）；大四学生得分最高，平均分为8.0分（标准差2.2分）。

2. 家庭支持

良好的家庭支持对大学生心理健康具有重要促进作用，能够帮助他们更好地应对学习和生活的挑战，增强他们应对压力的能力。本次调查结果显示，3.3%的大学生一周至少回家一次，5.7%的大学生两周回家一次，14.3%的大学生每月回家一次，60.7%的大学生数月回家一次，16.0%的大学生更长时间才回一次家。3.1%的大学生每天与家人通电话多次，8.6%的大学生每天与家人通话一次，40.5%的大学生每周与家人通话数次，22.9%的大学生每周与家人通话一次，8.8%的大学生两周与家人通话一次，5.0%的大学生每月与家人通话一次，1.2%的大学生数月与家人通话一次，8.9%的大学生偶尔与家人联系，1.0%的大学生几乎与家人不联系。

本次调查结果显示，大学生的家人关系满意度平均分为8.4分，标准差为2.0分，中位数为9.0分，众数为10分。男生的家人关系满意度得分略高于女生（$t=14.5$，$p<0.001$，Cohen's $d=0.135$）。男生的家人关系满意度平均分为8.6分（标准差2.0分），女生的家人关系满意度平均分为8.3分

（标准差2.1分）。家人关系满意度得分随年级升高而升高（$F=42.6$，$p<0.001$，$\eta^2=0.003$）。大一学生平均分为8.28分（标准差2.1分），大二学生平均分为8.34分（标准差2.0分），大三学生平均分为8.49分（标准差2.0分），大四学生平均分为8.54分（标准差1.9分）。

以心理健康问题得分（抑郁/焦虑风险得分）为因变量，考察同学关系、室友关系和家人关系满意度对心理健康问题的影响程度。结果显示，同学关系满意度对大学生抑郁风险得分的影响最大（$\beta=-0.303$，$t=-49.2$，$p<0.001$），家人关系满意度次之（$\beta=-0.160$，$t=-33.6$，$p<0.001$），室友关系满意度影响最小（$\beta=-0.094$，$t=-16.8$，$p<0.001$）。同学关系、室友关系和家人关系满意度对焦虑风险得分的影响亦呈现相似的趋势。同学关系满意度对大学生焦虑风险得分的影响最大（$\beta=-0.257$，$t=-40.1$，$p<0.001$），家人关系满意度次之（$\beta=-0.118$，$t=-23.8$，$p<0.001$），室友关系满意度影响最小（$\beta=-0.095$，$t=-16.3$，$p<0.001$）。

（三）恋爱状况与心理健康

成年初期，个体建立浪漫关系是发展的重要里程碑。根据埃里克森的人格发展八阶段理论，大学生正处于"亲密与孤独"的心理社会发展阶段。这一阶段，他们的主要任务是建立牢固的友谊和爱情关系，以获得情感上的归属和支持。通过成功建立这些关系，个体可以有效克服孤独，培养出爱的能力。本次调查结果显示，30.6%的大学生有恋人，69.4%的大学生没有恋人。男生和女生的恋爱状态存在统计学上的显著差异（$\chi^2=10.4$，$p<0.001$，$\eta^2=0.015$）。男生没有恋人的比例（70.3%）高于女生（68.9%）。不同年级大学生恋爱状态存在统计学上的显著差异（$\chi^2=682.6$，$p<0.001$，$\eta^2=0.119$）。随年级增长，大学生没有恋人的比例呈下降趋势：大一学生为75.5%，大二学生为69.7%，大三学生为64.1%，大四学生为60.6%。在心理健康方面，不同恋爱状态的大学生抑郁风险比例存在统计学上的显著差异（$\chi^2=129.6$，$p<0.001$，$\eta^2=0.050$）。没有恋人的大学生轻度抑郁风险（15.1%）高于有恋人的大学生（11.8%），没有恋人的大学生抑郁高风险

（3.5%）高于有恋人的大学生（2.5%）。不同恋爱状态的大学生焦虑风险比例存在统计学上的显著差异（$\chi^2 = 5.2$，$p<0.05$，$\eta^2 = 0.010$）。没有恋人的大学生焦虑风险（4.8%）高于有恋人的大学生（4.4%）。男生中，没有恋人的大学生抑郁高风险比例为4.2%，有恋人的为2.1%；女生中，没有恋人的大学生抑郁高风险比例为3.1%，有恋人的为2.8%（见图4）。

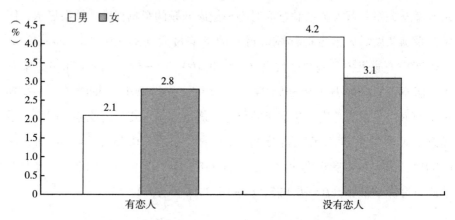

图4 不同恋爱状态的大学生的抑郁高风险比例

本次调查结果显示，在单身大学生中，有12.2%的大学生非常希望脱单（找到对象），46.6%的大学生比较希望脱单，30.1%的大学生不太希望脱单，11.1%的大学生完全不想脱单。男生和女生的脱单意愿存在统计学上的显著差异（$\chi^2 = 1932.0$，$p<0.001$，$\eta^2 = 0.212$）。如图5所示，男生非常希望脱单的比例（21.9%）高于女生（7.2%），男生比较希望脱单的比例（48.6%）高于女生（45.5%），男生不太希望脱单的比例（21.7%）低于女生（34.4%），男生完全不想脱单的比例（7.8%）低于女生（12.9%）。

本次调查结果显示，不同脱单意愿大学生的抑郁风险比例存在统计学上的显著差异（$\chi^2 = 203.4$，$p<0.001$，$\eta^2 = 0.074$）。非常希望脱单（5.1%）和完全不想脱单（6.3%）的大学生抑郁高风险比例高于比较希望脱单（2.8%）和不太希望脱单（2.8%）的大学生。不同脱单意愿大学生焦虑风险比例存在统计学上的显著差异（$\chi^2 = 143.0$，$p<0.001$，$\eta^2 = 0.065$）。非常希望脱单

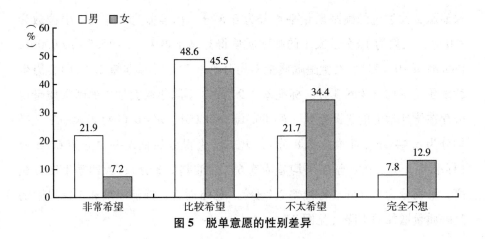

图5 脱单意愿的性别差异

（6.5%）和完全不想脱单（8.1%）大学生的焦虑风险比例高于比较希望脱单（3.9%）和不太希望脱单（4.4%）的大学生。男生中，非常希望脱单的大学生的抑郁高风险比例为5.8%，完全不想脱单的为6.9%；女生中，非常希望脱单的大学生抑郁高风险比例为4.0%，完全不想脱单的为6.1%（见图6）。

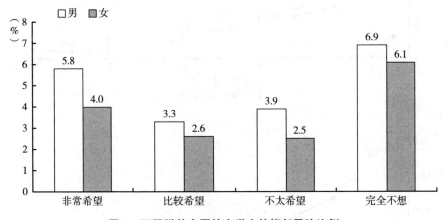

图6 不同脱单意愿的大学生的抑郁风险比例

（四）健康生活方式与心理健康

大学生活中，健康生活方式对维护心理健康起着重要作用。本次调查结果显示，大学生的睡眠质量平均分为 6.5 分，标准差为 2.8 分，中位数为 7.0 分，众数为 10 分。女生的睡眠质量得分高于男生（$t = 15.5$，$p < 0.001$，Cohen's $d = 0.133$）。女生睡眠质量平均分为 6.7 分（标准差 2.7 分），男生睡眠质量平均分为 6.3 分（标准差 2.9 分）。不同年级大学生的睡眠质量得分存在统计学上的显著差异（$F = 85.8$，$p < 0.001$，$\eta^2 = 0.004$）。大一学生平均分为 6.44 分（标准差 2.8 分）；大二学生得分最低，平均分为 6.35 分（标准差 2.8）；大三学生平均分为 6.6（标准差 2.8 分）；大四学生得分最高，平均分为 7.0 分（标准差 2.8 分）。总体而言，抑郁风险和焦虑风险随睡眠质量增加而下降（见图 7）。

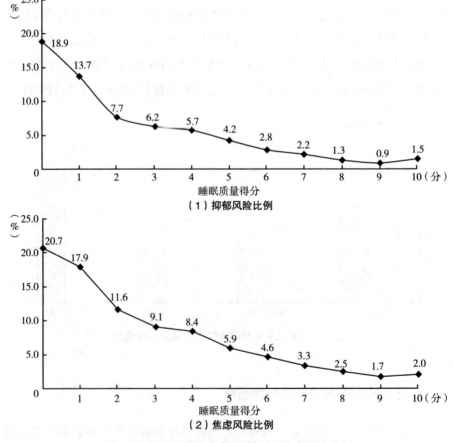

（1）抑郁风险比例

（2）焦虑风险比例

图 7　不同睡眠质量大学生的抑郁/焦虑风险比例

本次调查结果显示，有 8.7%的大学生报告每周运动 0 次，有 15.4%的报告每周运动 1 次，有 23.4%的报告每周运动 2 次，有 52.5%的报告每周运动 3 次及以上。男生和女生每周运动次数存在统计学上的显著差异（χ^2＝2032.0，$p<0.001$，$\eta^2=0.161$）。男生每周运动 3 次及以上的比例（64.6%）高于女生（45.7%）。不同年级大学生每周运动次数存在统计学上的显著差异（$\chi^2=3077.9$，$p<0.001$，$\eta^2=0.220$）。每周运动 3 次及以上的人数比例随年级增加而降低，大一学生为 61.0%，大二学生为 55.9%，大三学生为 42.7%，大四学生为 38.8%。抑郁风险和焦虑风险比例随运动次数增加而下降（见图 8）。

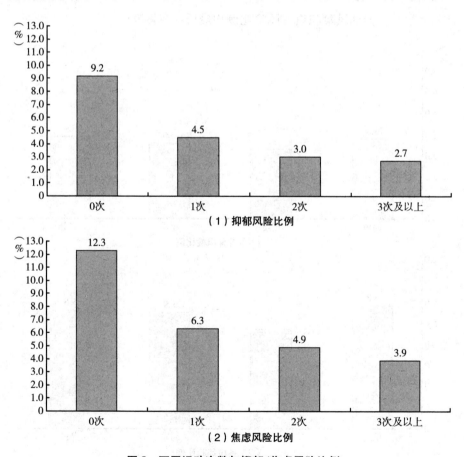

图 8　不同运动次数与抑郁/焦虑风险比例

本次调查结果显示，有17.0%的大学生体重偏瘦，53.0%的大学生体重正常，13.2%的大学生超重，16.8%的大学生肥胖。男生和女生体质指数存在统计学上的显著差异（$\chi^2 = 2784.8$，$p < 0.001$，$\eta^2 = 0.186$）。男生肥胖的比例（21.5%）高于女生（14.2%）；男生体重正常的比例（48.3%）低于女生（55.6%）；男生体重偏瘦的比例（9.8%）低于女生（20.9%）。不同年级大学生的体质指数存在统计学上的显著差异（$\chi^2 = 64.3$，$p < 0.001$，$\eta^2 = 0.025$）。大四学生肥胖的比例（18.3%）高于大一（16.6%）、大二（16.7%）和大三（16.4%）学生。大一（17.6%）和大二（17.6%）学生体重偏瘦的比例高于大三（16.1%）和大四（15.3%）学生。体质指数正常的大学生，抑郁风险和焦虑风险比例均最低（见图9）。

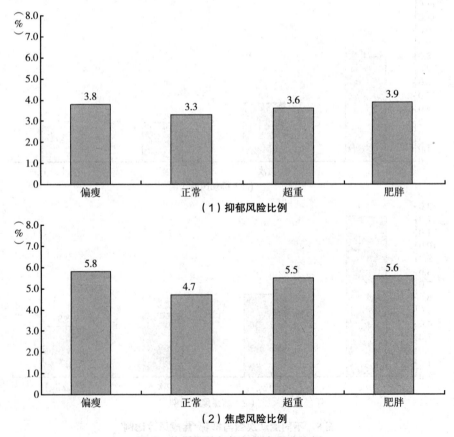

（1）抑郁风险比例

（2）焦虑风险比例

图9　体质指数与抑郁焦虑风险比例

（五）大学生心理咨询服务现状

心理咨询服务是大学生心理健康支持体系的重要组成部分，旨在帮助他们应对学业压力、人际关系和情感问题等多方面的挑战。通过专业的心理辅导，大学生可以更好地了解自身情绪，增强心理调适能力，提升整体心理健康水平。本次调查结果显示，20.0%的大学生不知道现在的学校有免费心理咨询服务，80.0%的大学生知道。男生和女生的知晓率存在统计学上的显著差异（$\chi^2 = 444.7$，$p < 0.001$，$\eta^2 = 0.093$）。女生知道学校有心理咨询的比例（82.6%）高于男生（74.7%）。不同抑郁风险的大学生知晓率存在统计学上的显著差异（$\chi^2 = 252.5$，$p < 0.001$，$\eta^2 = 0.070$）。知晓率随抑郁风险升高而降低，无抑郁风险的大学生知道学校有心理咨询服务的比例为81.2%，轻度抑郁风险的大学生的这一比例为74.5%，抑郁高风险的大学生的这一比例为71.3%（见图10）。

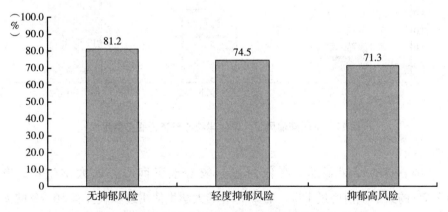

图10　不同抑郁风险大学生学校心理咨询服务知晓率

本次调查结果显示，在知道学校有心理咨询服务的大学生中，2.8%的大学生使用过学校的心理咨询服务，1.4%的大学生预约过但没使用过，22.7%的大学生考虑过但没有预约也没有使用过，73.1%的大学生从未考虑过使用。男生和女生的使用率存在统计学上的显著差异（$\chi^2 = 81.1$，$p <$

0.001，$\eta^2 = 0.032$）。男生使用过学校心理咨询服务的比例（3.2%）高于女生（2.5%），男生从未使用过的比例（71.6%）低于女生（73.7%）。不同年级大学生的使用率存在统计学上的显著差异（$\chi^2 = 177.3$，$p < 0.001$，$\eta^2 = 0.040$）。从未考虑过使用的比例随年级升高而提高，大一学生为71.3%，大二学生为71.4%，大三学生为75.0%，大四学生为78.3%。不同抑郁风险的大学生使用率存在统计学上的显著差异（$\chi^2 = 598.3$，$p < 0.001$，$\eta^2 = 0.113$）。心理咨询服务使用率随抑郁风险升高呈现上升趋势，无抑郁风险的大学生使用过学校心理咨询服务的比例为2.3%，轻度抑郁风险的大学生的这一比例为4.3%，抑郁高风险的大学生的这一比例为9.3%（见图11）。

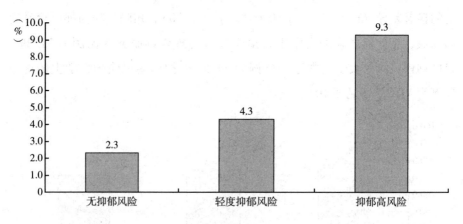

图11　不同抑郁风险大学生学校心理咨询服务使用率

本次调查结果显示，在使用过学校心理咨询服务的大学生中，有62.9%的大学生使用过1次，有37.1%的大学生使用过多次。有50.7%的大学生对学校心理咨询服务很满意，43.3%的大学生比较满意，4.9%的大学生不太满意，1.1%的大学生很不满意。不同使用次数的大学生的心理咨询服务满意度存在统计学上的显著差异（$\chi^2 = 8.0$，$p < 0.05$，$\eta^2 = 0.071$）。如图12所示，多次使用心理咨询服务的大学生很满意的比例（54.6）高于只使用1次的大学生（46.9）。

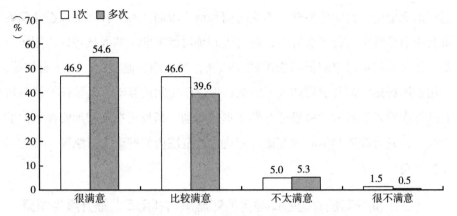

图12 学校心理咨询服务使用次数与大学生心理咨询服务满意度

四 对策建议

（一）加强大学生心理健康教育，构建全面心理健康素养提升体系

高校应在现有课程和活动基础上，系统化开展心理健康教育，帮助学生提升心理健康素养，增强应对情绪压力和生活挑战的能力。例如，将心理健康知识纳入新生入学教育和通识课程，通过专题讲座、心理健康主题班会和线上学习等方式，向学生普及常见心理问题识别与应对方法。高校应引入实践性强的心理健康活动，例如情绪调节工作坊和压力管理培训，帮助学生掌握实用技能。建立大学生心理健康志愿者团队，培训志愿者传播心理健康知识，营造关爱心理健康的校园文化。通过构建全面的心理健康教育体系，帮助大学生从认知、情感和行为多个层面提升心理健康素养，为其学业与生活发展提供坚实支持。

（二）推广低成本且有益心理健康的活动，惠及每一位大学生

高校可以推广一系列低成本且易于实施的心理健康促进活动，确保每位大学生都能便捷参与并从中受益。例如，正念练习能够有效缓解大学生的抑

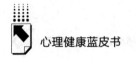

郁和焦虑情绪，且简单易学、不受时间和地点限制。心理教师可以在课堂或班会中引导学生进行正念练习，通过短时练习帮助学生掌握技巧并应用于日常生活。学校可以组织低门槛的健身活动，如晨跑、健步行、团体瑜伽等，利用校园场地定期开展团体锻炼活动，促进学生间的互动，增强体育锻炼对心理健康的积极影响。通过这些低成本的活动，高校可在不增加资源负担的情况下，显著改善学生心理健康，营造全校范围内的健康支持氛围，使更多学生获益。

（三）提升高校心理咨询服务的知晓率与利用率，提升服务质量

高校应加强心理咨询服务的宣传与普及。通过新生入学教育、班会、校内宣传活动以及微信公众号、校园网站和海报等多媒体平台，向学生广泛传播心理健康知识，特别是针对心理健康问题高风险群体，提高其对心理咨询服务的认知和了解。降低心理咨询服务使用门槛，简化预约流程，增加线上预约渠道，提供匿名咨询服务，并适当延长心理咨询中心开放时间，减少学生求助障碍。针对不同年级、性别和心理健康状况的学生，高校应设计个性化干预方案，确保服务更加贴合学生需求。高校需加强心理咨询师的专业能力建设，定期培训和评估以提高服务水平，增加心理咨询师数量以缩短学生等待时间，提升心理咨询服务体验和满意度。建立学生反馈机制，及时改进服务，提升服务的持续性和增强学生体验感，构建更全面、更高效的大学生心理健康支持体系。

（四）构建学校与家庭协同支持体系，全面提升大学生心理健康水平

为促进大学生心理健康，应通过学校支持体系与家庭联系的协同作用，为大学生提供多维度的社会支持。首先，加强校园内社会支持网络，通过丰富多样的活动和宿舍文化建设，促进学生之间互助与合作。组织宿舍团队竞赛、兴趣小组和社团活动，帮助学生提升社交能力，改善同学与室友关系。针对住校生，建议在宿舍配备专职心理辅导员或设置心理支持热线，及时化解大学生因宿舍冲突或支持不足而产生的心理困扰。其次，为适应能力较弱

的大一新生提供适应性辅导课程，帮助其掌握关系管理和冲突解决策略，加速融入校园生活。定期举办家庭开放日或家校互动活动，增进大学生与家庭的情感交流。最后，加强对家长的心理健康知识培训，通过在线平台和热线服务，为家长提供心理咨询和家庭教育指导，帮助其更好地理解大学生和支持大学生的心理需求。利用网络技术组织线上亲子活动，提升家庭互动频率，弥补时间和空间的限制。

参考文献

陈雨濛、张亚利、俞国良，2022，《2010～2020 中国内地大学生心理健康问题比例的元分析》，《心理科学进展》第 30 期，第 991～1004 页。

何津、陈祖妍、郭菲、章婕、杨蕴萍、王倩，2013，《流调中心抑郁量表中文简版的编制》，《中华行为医学与脑科学杂志》第 22 期，第 1133～1136 页。

Spitzer, R. L., Kroenke, K., Williams, J. B., & Löwe, B. 2006. "A Brief Measure for Assessing Generalized Anxiety Disorder: The GAD-7." *Archives of Internal Medicine* 166 (10): 1092-1097.

Thornicroft, G., Sunkel, C., Alikhon Aliev, A., Baker, S., Brohan, E., El Chammay, R., Davies, K., Demissie, M., Duncan, J., Fekadu, W., Gronholm, P. C., Guerrero, Z., Gurung, D., Habtamu, K., Hanlon, C., Heim, E., Henderson, C., Hijazi, Z., Hoffman, C., … Winkler, P. 2022. "The Lancet Commission on Ending Stigma and Discrimination in Mental Health." *The Lancet* 400 (10361): 1438-1480.

B.4
2024年老年人心理健康与影响因素报告

陈祉妍　刘少然*

摘　要： 随着中国老年人口的快速增长，老年人的心理健康问题已成为不可忽视的问题。本报告综合分析了中国老年人心理健康的现状及其影响因素。本次调查了1839名老年人，样本年龄范围为58～100岁，平均年龄为73.1岁，发现老年人的心理健康与身体健康、生活方式、社会支持等因素密切相关。具体来看，老年男性中73.6%认为自己身体健康，92.3%认为自己心理健康，而老年女性中80.0%认为自己身体健康，95.6%认为自己心理健康。在情绪健康方面，75岁及以上老年人的抑郁风险比例为75岁以下老年人的1.5～2.0倍。在认知健康方面，32.3%的老年人认知功能正常，67.7%的老年人为筛查阳性，需要进一步评估认知功能障碍的可能。在睡眠状况方面，29.2%的老年人筛查为失眠阳性，女性失眠比例高于男性，年老老人失眠比例高于年轻老人。心理健康的影响因素方面，衰弱的老年人伴有更高的抑郁风险，运动频率和日均步数与心理健康呈正相关，婚姻状况、子女状况和共同居住状况均对老年人的心理健康产生影响，其中与配偶共同居住的老年人的抑郁风险最低，而独居老年人的抑郁风险最高。本报告强调了促进健康生活方式、关注高龄老人和缺乏家庭支持的老年人心理健康的重要性。

关键词： 老年人　心理健康　抑郁　生活方式

---

* 陈祉妍，博士，中国科学院心理研究所教授，中国科学院心理研究所国民心理健康评估发展中心负责人，研究方向为国民心理健康评估与促进；刘少然，硕士，中国科学院心理研究所国民心理健康评估发展中心项目主管，主要研究方向为儿童青少年心理发展与健康、亲密关系对个体心理健康的影响及干预策略。

一 引言

我国不仅是世界上老年人口规模最大的国家，也是世界上老龄化速度较快的国家之一。截至2022年末，中国60岁及以上老年人口已达28004万人，占总人口的19.8%；65岁及以上老年人口20978万人，占总人口的14.9%（徐建中、赵海然、韩华，2024）。当前中国老龄化程度在全球处于中上水平，少子化和长寿趋势的叠加使得老龄化进程持续加深。预计到2030年，中国65岁及以上老年人口占比将超过20%，进入超级老龄化社会，之后持续快速上升至2060年的约37.4%。[①] 随着人口老龄化的加剧，老年人的心理健康问题亟须受到关注。老年人的心理健康不仅关系到他们的生活质量和福祉，还与整个社会的和谐稳定密切相关。

随着经济、医疗水平的不断提高，我国老年人的预期寿命持续增长，2020年人均预期寿命提高至77.9岁。[②] 然而，健康生存年的增长速度与总寿命的增长速度并不匹配，存在"长寿不健康"的现象。在心理健康方面，根据2021年心理健康蓝皮书中《老年人心理健康调查报告及干预建议——以北京市老年人为例》，近1/3的老年人存在抑郁风险，且其抑郁情况与收入水平、居住水平、健康水平等基本生活情况密切相关。

为了应对老年人心理健康问题，我国已出台一系列相关政策。例如，《"十四五"健康老龄化规划》中明确将心理健康问题作为老龄事业的重大挑战，提出开展老年人心理关爱服务，并加强全国社会心理服务体系建设试点地区的基层社会心理服务平台建设，提升老年人心理健康服务能力，完善老年人心理健康服务网络。《关于开展老年心理关爱行动的通知》提

[①] 《我国将在2030年前后进入65岁及以上老年人口占比超20%！》，https：//baijiahao.baidu.com/s？id=1818375791116616020&wfr=spider&for=pc，最后访问日期：2024年12月30日。

[②] 《健康中国行动2022年主要目标提前实现 我国人均预期寿命提高至77.93岁》，https：//baijiahao.baidu.com/s？id=1737569004375935530&wfr=spider&for=pc，最后访问日期：2024年12月30日。

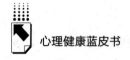

出，到"十四五"期末原则上全国每个县（市、区）至少一个社区或村设有老年心理关爱点。各地按要求对老年心理关爱点常住 65 岁及以上老年人开展心理健康评估，重点面向经济困难、空巢（独居）、留守、失能（失智）、计划生育特殊家庭老年人。

在此背景下，本研究通过调查分析我国部分地区老年人心理健康现状及其影响因素，旨在为促进老年心理健康，提供有效抓手和参考依据。

二 研究方法

（一）研究对象

本调查通过与老年服务机构合作，对老年群体进行了抽样调查，样本主要来自四川、山东、甘肃等省。采集有效样本 1839 人，其中 1177 人为居住在养老院的老人，662 人为居家老人。样本年龄范围为 58~100 岁，平均年龄为 73.1 岁（标准差 10.7 岁），年龄中位数为 71.9 岁。其中男性 995 人，占 54.1%，女性 844 人，占 45.9%。男性平均年龄为 73.8 岁，女性平均年龄为 72.3 岁。养老院老年人平均年龄为 77.3 岁（标准差 9.2 岁），居家老人平均年龄为 65.3 岁（标准差 8.8 岁），养老院老人的年龄显著高于居家老人（$t=27.331$，$p<0.01$）。本报告以世界卫生组织基于全球身体素质和寿命数据于 2023 年发布的"老年人年龄标准"划分了老年人的年龄段：60~74 岁（75 岁以下）为年轻老年人；75~90 岁为年老老年人；90 岁以上为长寿老年人。本调查样本中年轻老年人 1024 人，占 55.7%，年老老年人 661 人，占 35.9%，长寿老年人 154 人，占 8.4%。男性老人中，这三个年龄段的人数分别为 517 人、427 人和 51 人，女性老人中，这三个年龄段的人数分别为 507 人、234 人和 103 人。调查样本中 29.9% 为城镇户口，70.1% 为农村户口。学历分布为：60.9% 为小学及以下，17.9% 为初中，21.2% 为高中及以上。曾经的职业分布为：50.6% 为农民，13.3% 为工人，26.1% 为其他职业，10.0% 为无业或失业。

（二）研究工具

1. 流调中心抑郁量表（简版）

流调中心抑郁量表（简版）为心理健康蓝皮书历年的核心监测工具。流调中心抑郁量表（The Center for Epidemiological Studies Depression Scale，CES-D）目前在国际上被广泛用于对普通人群进行抑郁症状的筛查，适用于青少年、成年和老年人群。中文简版共9题（CESD-9），以全国30801个普通人群样本和415个精神疾病患者样本为基础进行修订，包括老年人群（何津等，2013）。量表要求答卷者使用0~3评定最近一周内症状出现的频次。量表得分0~9分代表无抑郁问题，10~16分代表轻度抑郁风险，17~27分代表抑郁高风险。该工具在本样本中的Cronbach's α系数为0.90。

2. 广泛性焦虑障碍量表（简版）

广泛性焦虑障碍量表（Generalized Anxiety Disorder Scale，GAD-7）用于普通人群的焦虑水平评估。量表要求答卷者使用0~3点进行自我评估。在本次调查中，使用其简版GAD-2，即前两题做快速评估（Luo et al.，2019）。GAD-2在本样本中的Cronbach's α系数为0.86。

3. 8条目阿尔茨海默病筛查问卷

8条目阿尔茨海默病筛查问卷（Ascertain dementia 8，AD8）最初是一个8条目的访谈问卷，后发展为常用的认知评估量表，评估记忆、定向力、判断力等认知功能，对早期认知障碍、阿尔茨海默病的识别均表现良好。AD8作为常用的自评量表，由老人本人对自己的认知功能状况进行评定。8个条目按0/1计分，总分0~1分为正常，大于等于2分为存在认知功能障碍。AD8简便易行，具有良好的敏感度和特异度，被推荐用于门诊、社区养老护理院老年患者的认知障碍快速筛查（Qi et al.，2021；中华医学会老年医学分会，2022）。该工具在本样本中的Cronbach's α系数为0.85。

4. 失眠严重程度指数

失眠严重程度指数（insomnia severity index，ISI）由Bastien等于2001年编制（Bastien et al.，2001），是针对失眠症状的评估问卷，共7题，评估

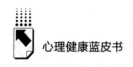

受试者最近1个月的睡眠质量满意度、入睡困难程度、睡眠维持困难程度、早醒程度、睡眠问题对白天功能的影响、对失眠问题的关注或担忧程度以及对失眠问题造成的困扰程度。采用0~4评分，总分范围为0~28分，总分≥7分提示存在失眠。该工具也是健康中国行动——心理健康促进行动监测指标的推荐工具。该工具在本样本中的Cronbach's α系数为0.93。

5. FRAIL（衰弱）量表

FRAIL是疲乏（Fatigue）、耐力（Resistance）、活动（Ambulation）、疾病（Illness）、体重丢失（Loss of weight）五个维度首字母的缩写。FRAIL量表用5个题目分别测量这5个维度，每题按0/1计分，总分为0~5分。总分0分代表无衰弱，1~2分为衰弱前期，3~5分为衰弱。评估简便易行，适合进行快速评估（Morley et al., 2012; 中华医学会老年医学分会，2017）。

6. 自评身心健康问卷

自评身心健康问卷分别使用两个单题，请调查对象对自己的身体健康状况与心理健康状况进行评估。分别为"你认为自己的身体健康状况是""你认为自己的心理健康状况是"，均为4点评估，分别是"非常健康""比较健康""不太健康""很不健康"。

7. 生活方式问卷

自编生活方式问卷，分别询问了调查对象每周运动次数、每天平均步数、每日短视频观看时长等信息。

8. 背景信息问卷

背景信息问卷询问了调查对象的性别、年龄、学历、收入、职业、婚恋状况、子女情况、共同居住情况、身高、体重等信息。

三 老年人心理健康及相关因素

（一）心理健康基本情况

1. 自评身心健康状况

调查中我们请老年人对自身的身心健康状况进行评估，分别使用两个问题："您认为自己的身体健康状况是"和"您认为自己的心理健康状况是"，为便于对比，两题均采用4点评估，选项分别为非常健康、比较健康、不太健康、很不健康。

调查结果显示，老年男性中73.6%认为自己身体健康，92.3%认为自己心理健康，老年女性中80.0%认为自己身体健康，95.6%认为自己心理健康。具体结果如图1和图2所示。多因素方差分析发现，年老老年人与长寿老年人在身心健康自评上差异不显著，且长寿老年人样本相对较少，因此在后续结果的呈现中，将年老老年人与长寿老年人合并为一组。通过对比身心健康状况的自我评估发现，老年人感知到身体健康问题多于心理健康问题。计算身体健康与心理健康两题的相关系数为0.59，表明两者在自我评估上存在中高度的相关性。

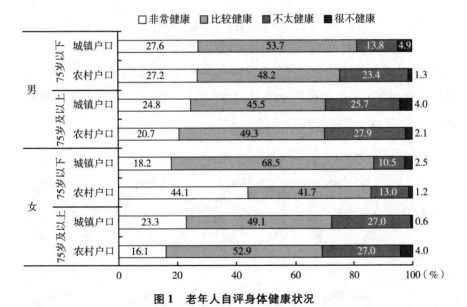

图1 老年人自评身体健康状况

2. 情绪健康状况

分析老年人各组的抑郁风险比例，多因素方差分析发现，在各项人口学信息中，仅年龄段对抑郁风险有显著影响（$F = 10.621$，$p < 0.01$），性别与户口类型及各种交互作用对抑郁风险无显著影响。各组的抑郁风险比例如图

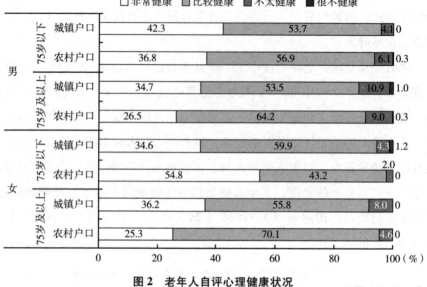

图2 老年人自评心理健康状况

3所示。图3中所示的是包括了低风险与高风险的抑郁风险比例总和。各组老年人的抑郁风险比例在7.3%~20.1%，75岁及以上老年人的抑郁风险比例约为75岁以下老年人的1~3倍。

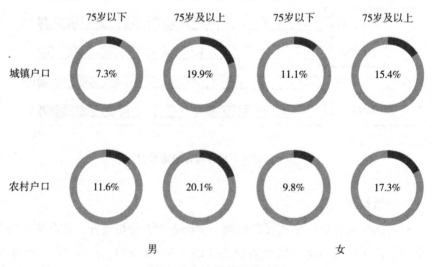

图3 老年人抑郁风险比例

分析老年人各组的焦虑风险比例，多因素方差分析发现户口与年龄段的交互作用对焦虑风险有显著影响（$F = 6.785$，$p < 0.01$），其他因素及交互作用无显著影响。各组的焦虑风险比例如图4所示。其中，75岁以下的城镇女性老年人焦虑风险较为突出。

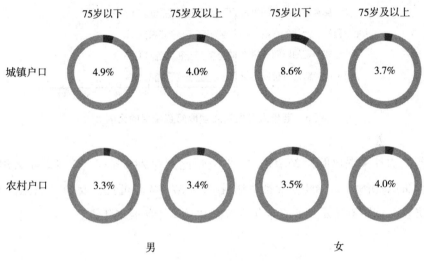

图4 老年人焦虑风险比例

3. 认知健康状况

根据 AD8 的总分 0~1 分为正常、大于等于 2 分为存在认知功能障碍的标准，本样本中 67.7% 的老年人认知功能正常，而 32.3% 的老年人为筛查阳性，需要进一步评估认知功能障碍的可能。多因素方差分析发现，性别（$t = 3.128$，$p < 0.01$）对 AD8 的总分有显著影响。本样本中男性老年人认知障碍比例为 29.1%，女性老年人认知障碍比例为 36.0%。老年人在各项认知功能筛查条目上的比例如图5所示。

4. 失眠状况

根据失眠严重程度指数（ISI）的 7 分划断标准，本样本中有 29.2% 的老年人筛查为失眠阳性。多因素方差分析发现，性别（$F = 11.785$，$p < 0.01$）、年龄段（$F = 6.593$，$p < 0.01$）对 ISI 总分有显著影响。在年轻老年

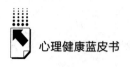

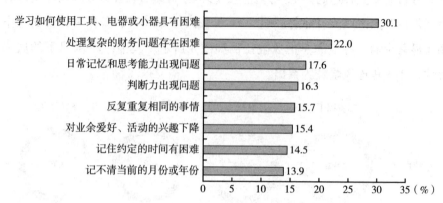

图5　老年人各项认知功能筛查条目的比例

人组，男性失眠比例为25.3%，女性失眠比例为28.2%；在年老老年人组，男性失眠比例为28.4%，女性失眠比例为37.7%。可见，女性失眠比例高于男性。如图6所示，年老老年人失眠比例高于年轻老年人。

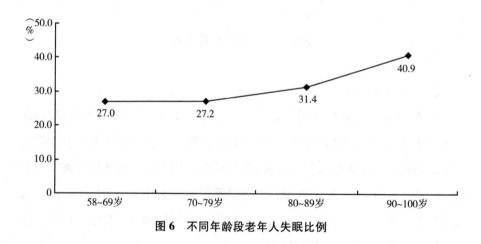

图6　不同年龄段老年人失眠比例

（二）身心健康之间的关联

随着年龄增长，老年人的生理功能逐渐减退，可能导致行动能力下降、认知功能衰退、慢性疾病增加等问题，这些变化对老年人的生活便利性、社会交往能力、自我价值感等多方面产生不利影响，进而影响老年人的情绪和心理健康。我国学者基于2017年中国综合社会调查（CGSS）的4357份老年人数据，探究了中国老年人的心理健康影响因素，发现身体健康状况对老年人的心理健康水平的影响最为显著：身体健康状况每提高一个层次，老人的心理健康水平会提升127%（陆温婷，2023）。老年人的身体健康与心理健康之间存在复杂的相互作用，身体健康水平的下降可能引发心理健康问题，而心理健康问题又可能进一步加剧身体健康状况的恶化。

1. 体质指数与心理健康

根据《第五次国民体质监测公报》，2020年我国老年人超重率、肥胖率分别为41.7%和16.7%，呈增长趋势。[①] 以往研究显示，肥胖人群的抑郁风险更高。然而，我国研究者发现，在高龄老年人中，随着BMI数值的增加，心血管疾病死亡、非心血管疾病死亡和总死亡风险均呈下降趋势，且死亡风险最低点均处于超重和轻度肥胖范围（$24.0 \sim 31.9 kg/m^2$）（Lv et al.，2022）。这表明，体质指数对老年人心理健康的影响可能并非简单的线性关系。

根据本次调查数据分析，体质指数对老年人抑郁风险水平的影响在年轻老年人与年老老年人之间存在差异。在75岁以下的年轻老年人组中，体质指数对抑郁风险水平的影响较小，未发现不同体质指数组之间存在显著差异。在75岁及以上的年老老年人组，各组之间差异显著（$F = 5.298$，$p < 0.001$）。如图7所示，正常体重组的抑郁风险水平最低，但多重比较仅发现正常组与偏瘦组之间的差异显著。我国高龄老人体重标准，推荐"微胖"更健康（中国营养学会，2023）。但使用这一标准分析80岁以上老年人样本时，未发现其与抑郁风险水平存在显著差异。这表明，体质指数对心理健康的影响很可能与对身体健康的影响存在差异。

2. 衰弱与心理健康

衰弱（Frailty）是指老年人生理储备下降导致机体易损性增加、抗应激

---

① 《国家国民体质监测中心发布〈第五次国民体质监测公报〉》，https：//www.sport.gov.cn/n315/n329/c24335066/content.html，最后访问日期：2024年12月30日。

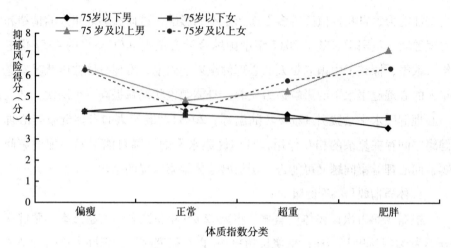

图7 不同体质指数老年人的抑郁风险得分

能力减退的非特异性状态。老年人的精神心理状态与衰弱密切相关，焦虑、抑郁可增加衰弱的发生风险，衰弱也会增加焦虑、抑郁等情绪困扰（Lohman et al.，2015；Ni Mhaolain et al.，2012）。

分析发现，衰弱的老年人伴有更高的抑郁风险。在年轻老年人组，衰弱老年人的抑郁风险为不衰弱老年人的约3倍；在年老老年人组，衰弱老年人的抑郁风险为不衰弱老年人的3.7倍。

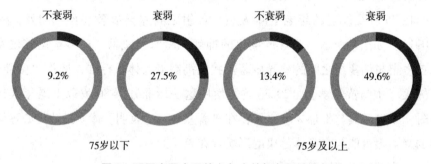

图8 不同衰弱水平的老年人的抑郁风险比例

在FRAIL量表中，询问了调查对象是否患有高血压、糖尿病、急性心脏病发作、心绞痛、充血性心力衰竭、恶性肿瘤（微小皮肤癌除外）、慢性肺病、哮喘、关节炎、卒中（中风）、肾病等 11 种疾病，并统计了患病数量。大部分老年人的患病种类为无或 1 种（见图 9）。

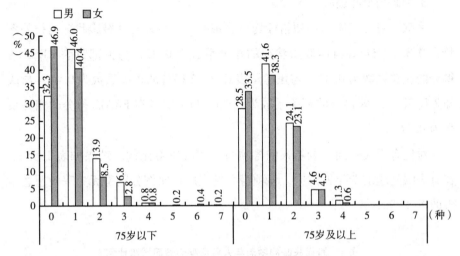

图 9　不同年龄段老年人的患病数量分布

将调查对象按患病数量分成"无""1 种""多种"三组，三组的抑郁风险比例如图 10 所示。多因素方差分析发现，患病数量（$F = 18.956$，$p <$

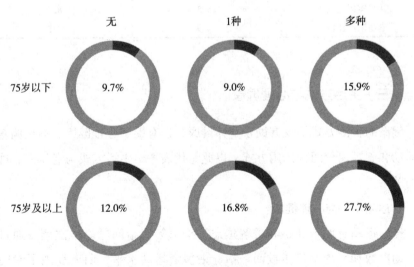

图 10　不同患病数量老年人抑郁风险比例

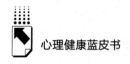

0.001）和年龄组对抑郁风险水平有显著影响，两者无显著交互作用。多重比较显示，患病数量越多，抑郁风险水平越高。

3. 失眠与身心健康

失眠与身心健康的各项指标均显著相关：与自评心理健康状况的相关系数为0.35，与自评身体健康状况的相关系数为0.32，与抑郁量表CESD-9得分的相关系数为0.47，与焦虑量表GAD-2得分的相关系数为0.48，与认知障碍量表AD8得分的相关系数为0.30，与衰弱量表FRAIL得分的相关系数为0.34。

对比有无失眠问题老年人的各项身心健康风险比例，结果如表1所示。在有失眠问题的老年人群中，各项身心健康风险比例分别是无失眠问题老年人的1.8~9.5倍。

表1　有无失眠问题老年人各项身心健康风险比例

单位：%

	无失眠问题	有失眠问题
抑郁风险比例	7.7	29.4
焦虑风险比例	1.2	11.2
认知障碍比例	25.5	48.7
衰弱阳性比例	4.9	22.3

（三）生活方式与心理健康

健康的生活方式不仅有助于身体健康，也有助于心理健康。本次调查选取运动和刷短视频两种休闲方式，以此为代表考察生活方式与老年人心理健康的关系。

1. 运动水平与心理健康

经常运动有助于预防和缓解焦虑、抑郁等情绪问题。本次调查通过每周运动次数和平均每日步数两个指标来衡量运动水平，前者反映了专门安排的运动频率，后者则体现了与日常生活融合的活动水平。分析发现，两个指标均与心理健康呈正向关联。方差分析显示，每周运动频率不同的个体在抑郁风险水平上存在显著差异（$F = 18.031$，$p < 0.01$）。不同运动频率的抑郁风险比例如图 11 所示。随着每周平均运动频率的增加，除运动频率 1 次外，老年人抑郁风险比例呈下降趋势，从 0 次到 4 次及以上下降了大约 2/3。

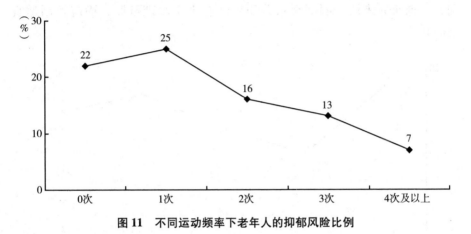

图 11 不同运动频率下老年人的抑郁风险比例

日均步数不同，抑郁风险水平也存在显著差异（$F = 5.727$，$p < 0.01$）。随着日均步数的增加，抑郁风险比例呈下降趋势（见图 12）。

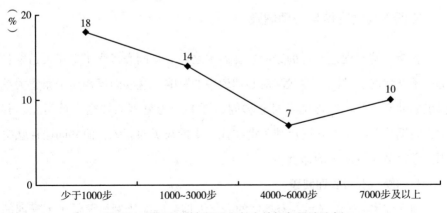

图 12 不同日均步数下老年人的抑郁风险比例

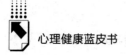
2. 刷短视频与心理健康

日均使用短视频的时长不同，抑郁风险水平也存在显著差异（$F =$ 4.673，$p < 0.01$）。由图 13 可以看出，在使用短视频少于 1 小时这一组，抑郁风险比例最低。完全不使用短视频这组，抑郁风险比例最高，而使用短视频 1~2 小时至 2~3 小时的人群，抑郁风险比例也相应提高。这表明，对老年人来说，刷短视频并非单纯有害于心理健康，而应控制适宜的时长。

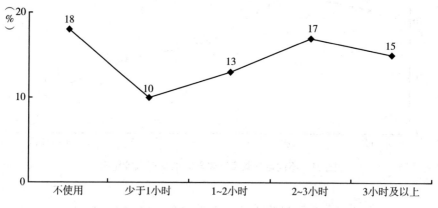

图 13　每日使用短视频不同时长下老年人的抑郁风险比例

（四）社会支持与心理健康

社会支持是促进心理健康的重要因素之一。本调查考察了老年人婚姻状况、子女状况、共同居住状况对心理健康的影响。这些因素均属于家庭关系提供的社会支持，通常也是对心理健康影响最为显著的社会支持类型。其中，婚姻状况与子女状况反映了潜在社会支持来源的有无，而共同居住状况则侧重社会支持来源的远近。

1. 婚姻状况与心理健康

独立样本 t 检验显示，有配偶的老年人抑郁风险比例显著低于无配偶的老年人，且这一差异在男性和女性中均显著。这一差异也体现在抑郁风险比例上。有配偶的老年人抑郁风险比例低于10%，而无配偶老年人的抑郁风险比例高于15%（见图14）。

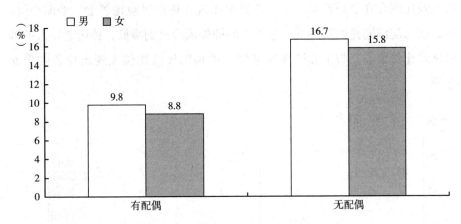

图14　有无配偶老年人的抑郁风险比例

2. 子女状况与心理健康

独立样本 t 检验发现，有子女的老年人抑郁风险比例显著低于无子女的老年人（见图15），这一差异在男性和女性中均显著。这一差异也体现在抑郁风险比例的差异上。在总的老年人样本中，有子女老年人抑郁风险比例为10.1%，而无子女老年人的抑郁风险比例为18.1%。

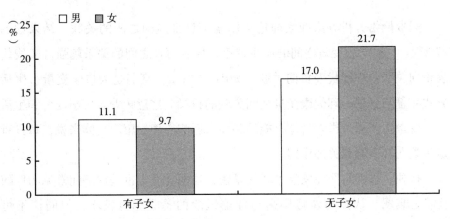

图15　不同子女状态下老年人的抑郁风险比例

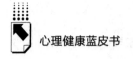

3. 居住状况与心理健康

比较三种居住状态（与配偶同住、与子女同住、独居）下老年人的抑郁风险比例存在显著差异。这一差异也体现在焦虑风险比例上。如图16所示，在与配偶同住的条件下，老年人的抑郁风险比例最低；独居老年人的抑郁风险比例最高；与子女同住的老年人的抑郁风险比例表现出显著的男女差异。

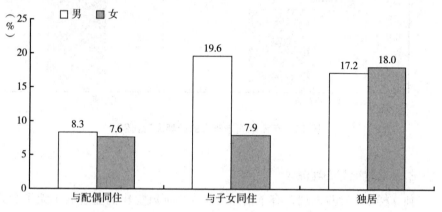

图16　不同共同居住状况下老年人的抑郁风险比例

（五）老年人心理健康相关因素的网络分析

采取网络分析方法探索前述各因素与抑郁风险之间的关联，结果如图17所示。图17中变量之间的连线越粗，代表两者之间的关系越强。实线代表正向关联，虚线代表负向关联。如图17所示，衰弱是人口学变量、生活方式变量与各项心理健康变量之间关联的桥梁。这意味着人口学变量和生活方式变量主要通过影响身体机能的路径来影响心理健康。具体来说，每日行走步数在其中起到关键作用。

孤独、失眠与抑郁风险关联最紧密，这两者通常也是抑郁症常见的伴随症状。衰弱、认知功能障碍则与抑郁风险的关联相对较小，但同样不可忽视。

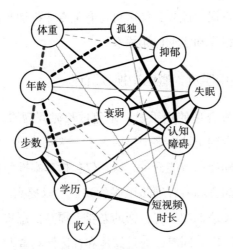

图 17　老年人心理健康相关因素的网络分析

说明：步数为每日行走步数。

四　讨论与建议

根据上述研究结果，维护促进老年人心理健康应重点关注健康生活方式的推广，以及对高龄老人、缺乏家庭支持老人的关怀。

（一）促进老年人积极参与运动

促进老年人更多地参与运动，采取多种措施增强老年人的健康意识和提高老年人的生活质量。首先，通过电视、广播、互联网等媒介广泛宣传运动的重要性，提高老年人对健康生活方式的认识。同时，树立全民健身的健康意识，开展各类健康知识讲座。其次，提供足够的活动空间和丰富的活动设施，利用公园、社区场地等公共资源满足老年人的锻炼需求，并通过定期举办老年人健康运动会和趣味运动会激发老年人的参与热情。最后，根据老年人的身体状况和兴趣，提供个性化的运动指导和建议，帮助老年人找到适合自己身体健康状况和个人兴趣的运动项目，如太极拳、广场舞、慢跑等，逐

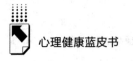

步培养定期锻炼的习惯。此外，社区可与有关专业机构和组织合作，为老年人提供专业的运动指导和定期健康检查。

（二）合理使用手机，避免短视频沉迷

为了引导老年人合理使用手机，避免过长时间观看短视频，可以从家庭、社区、网络平台到全社会多个层面入手。首先，倡导家庭中的晚辈耐心教导老年人如何正确使用智能设备，这不仅包括基本操作技能的传授，还应涵盖如何识别网络谣言和避开网络陷阱的知识，以提高老年人的信息素养。其次，社区提供相关培训和教育，帮助老年人提高信息辨别的能力，识破网络谣言，避开网络陷阱。同时，通过媒体和社区活动普及健康知识，特别是关于长时间使用手机对健康的负面影响，如视力下降和颈椎病等，以增强老年人的健康意识。再次，组织和鼓励老年人参与各种线下活动，如阅读、园艺和手工艺等，以减少对手机的依赖。加强网络安全教育也至关重要，应提高老年人的网络安全意识，教会他们如何识别和避免网络诈骗，保护个人隐私和财产安全。又次，网络平台可借鉴青少年保护模式，为短视频平台设置老年人专用模式，帮助过滤掉易受诱骗的内容，并设置观看时长提醒，防止沉迷。最后，建议单位和社区组织老年人定期进行视力、听力、颈椎、腰椎、心理健康等检查，以及时发现并处理因长时间使用手机引发的健康问题。

（三）促进健康睡眠，减少失眠问题

首先，在个体层面，老年人应建立规律的作息时间表，每天尽量在相同的时间入睡和起床，以帮助调整生物钟，提高睡眠质量。同时，应避免在床上进行与睡眠无关的活动，如看报纸、玩手机等，以养成良好的睡眠习惯。媒体、社区和医疗机构应加强睡眠健康宣传教育，通过制作科普节目、科普视频、举办讲座、发放宣传册、设置健康教育专栏等方式，普及睡眠健康知识，提高老年人对良好睡眠习惯的认识。此外，定期进行健康检查，及时发现和治疗慢性疾病及其他健康问题，有助于预防失眠。对于严重睡眠问题，老年人应及时就医，寻求专业人员帮助。

（四）关注高龄老人心理健康

75 岁及以上老人的心理健康需要特别关注。首先，应加强社区无障碍和适老化改造，如改善小区路面平整度、进行出入口无障碍改造、实施地面防滑处理等，为老年人提供更加安全和便利的居住环境。国家可以倡导和支持对老年人住房的适老化改造，通过提升居家安全和便利性来促进老年人身心健康。定期开展老年人排查，精准掌握高龄独居老人、高龄纯老家庭老人等重点关爱对象的情况，了解其健康安全状态和服务需求。其次，在心理健康服务方面，应重视老年人心理健康，针对抑郁、焦虑等常见精神障碍和心理行为问题，开展心理健康状况评估和随访管理。对于 75 岁及以上的老人，应提供心理辅导、情绪纾解、悲伤抚慰等心理关怀服务。此外，加强医养结合服务，推进老年人群重点慢性病的早期筛查、干预及分类指导。

（五）关注缺乏家庭支持的老年人

关注缺乏家庭支持的老年人，尤其是无配偶、无子女的老年人，可以从以下几个方面提供替代支持和情感抚慰。社区应发挥枢纽作用，提供养老服务，包括建立服务站、提供心理咨询服务，以及增加社区医院的密度和服务内容。同时，组织文体活动，为老年人提供交流互动的机会，减轻孤独感和心理压力。政府应提供经济援助、医疗保障和住房补贴等，帮助无子女老年人解决生活中的实际困难。建立专门的机构或组织，为老年人提供法律咨询、心理辅导等服务。除了物质层面的经济扶助，更应关注老年人精神层面的抚慰，推动政府部门从物质救助向心理救助扩展，给予老人足够的情感关怀。非政府组织和志愿者应发挥公益作用，开展文化活动，提供情感慰藉和心理疏导。志愿者可以定期拜访无子女老年人，通过陪伴、聊天、散步等提供情感支持，还可以组织娱乐活动，如读书会、手工制作等，让老年人在愉快的氛围中度过晚年时光。基层老年协会、志愿服务组织、社区社会组织等资源，可组织老年人开展互助服务，并提供生活照料、情感关怀、紧急援助等服务，构建老年人之间的支持网络。

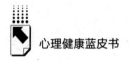

参考文献

何津、陈祉妍、郭菲、章婕、杨蕴萍、王倩，2013，《流调中心抑郁量表中文简版的编制》，《中华行为医学与脑科学杂志》第 22 卷第 12 期，第 1133~1136 页。

陆温婷，2023，《老年人心理健康的影响因素分析——基于 CGSS 2017 数据的实证分析》，《老龄化研究》第 10 卷第 1 期，第 7~19 页。

徐建中、赵海然、韩华，2024，《中国银发经济发展报告（2024）》，社会科学文献出版社。

中国营养学会，2023，《中国高龄老年人体质指数适宜范围与体重管理指南（T/CNSS 021—2023）》，《中华流行病学杂志》第 44 卷第 9 期，第 1335~1337 页。

中华医学会老年医学分会，2022，《老年人认知障碍评估中国专家共识（2022）》，《中华老年医学杂志》第 41 卷第 12 期，第 1430~1440 页。

中华医学会老年医学分会，2017，《老年患者衰弱评估与干预中国专家共识》，《中华老年医学杂志》第 36 卷第 3 期，第 251~256 页。

Bastien, C. H., Vallières, A., & Morin, C. M. 2001. "Validation of the Insomnia Severity Index as an Outcome Measure for Insomnia Research." *Sleep Medicine* 2：297-307.

Lohman, M., Dumenci, L., & Mezuk, B. 2015. "Depression and Frailty in Late Life：Evidence for a Common Vulnerability." *Journal of Gerontology：Psychological Sciences and Social Sciences* 71（4）：630-640.

Luo, Z., Li, Y., Hou, Y., Zhang, H., Liu, X., Qian, X., Jiang, J., Wang, Y., Liu, X., Dong, X., Qiao, D., Wang, F., & Wang, C. 2019. "Adaptation of the Two-item Generalized Anxiety Disorder Scale（GAD-2）to Chinese Rural Population：A Validation Study and Meta-analysis." *General Hospital Psychiatry* 60：50-56.

Lv, Y., Mao, C., Gao, X. *et al.* 2022. "The Obesity Paradox is Mostly Driven by Decreased Noncardiovascular Disease Mortality in the Oldest Old in China：A 20-Year Prospective Cohort Study." *Nat Aging* 2：389-396.

Morley, J. E., Malmstrom, T. K., & Miller, D. K. 2012. "A Simple Frailty Questionnaire（FRAIL）Predicts Outcomes in Middle-aged African Americans." *Journal of Nutrition, Health & Aging* 16（7）：601-608.

Ni Mhaolain, A. M., Fan, C. W., Romero-Ortuno, R., et al. 2012. "Frailty, depression, and anxiety in later life." *International Psychogeriatrics* 24（8）：1265-1274.

Qi, S., Yin P., Zhang H., Zhang Q., Xiao Y., Deng Y., Dong Z., Shi Y., Meng J., Peng D., Wang Z. 2021. *Prevalence of Dementia in China in 2015: A Nationwide Community-Based Study. Front Public Health*, Nov 2；9：733314. doi：10. 3389/fpubh. 2021. 733314. PMID：34796159；PMCID：PMC8592944.

专题报告

B.5
2024年成年人与在校大学生
婚育观调查报告

陈祉妍　蒋建景　郭菲[*]

摘　要：　本研究自 2024 年 3 月至 6 月，对全国除港澳台外的 31 个省、自治区、直辖市的 55781 名在校大学生以及年龄范围在 18~61 岁的 7366 名成年人进行了调查。成年人样本中未婚 2004 人，已婚 4856 人。在校大学生中有 16030 人报告有伴侣，有 36785 人报告无伴侣。本次调查发现，年龄在 18~24 岁的成年人，尤其是大学生群体，恋爱、结婚和生育意愿较低。其中，认为拥有婚姻不重要的大学生占比为 51.8%，认为拥有子女不重要的大学生占比为 59.4%。整体来看，女性比男性更不愿意恋爱、结婚和生育子女。不愿脱单（找对象）的人数比例低于不愿结婚和不愿生育子女的人数比例，而不愿结婚的人数比例又低

* 陈祉妍，博士，中国科学院心理研究所教授，中国科学院心理研究所国民心理健康评估发展中心负责人，研究方向为国民心理健康评估与促进；蒋建景，社会工作师，中国科学院心理研究所、中国科学院大学硕士研究生，研究方向为婚恋交友心理、青少年心理健康；郭菲，博士，中国科学院心理研究所助理研究员，研究方向为儿童青少年社会情绪与行为发展、家庭教养、心理测评等。

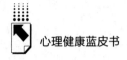

于不愿生育子女的人数比例。与理想情况相比，在考虑现实情况后，受访者希望结婚和生育的年龄普遍延后，希望生育子女的数量减少，同时不愿结婚和生育子女的人数占比升高。对此，应加强对积极婚恋观的引导，为婚育女性提供更多的社会经济支持，为适婚人群提供更有针对性的保障和福利。

关键词： 婚育观　结婚意愿　生育意愿　心理健康

一　引言

婚姻恋爱状态不仅会影响个人心理健康，还与家庭和谐及社会发展密切相关（侯娟等，2024）。研究表明，对个人而言，有无伴侣、婚姻状态与关系满意度和情绪、幸福感等密切相关。例如，单身人士的幸福感往往低于处于稳定恋爱关系中的人，伴侣提供的情感支持和实际帮助被认为是心理健康的重要保护因素；而离婚导致个体经历显著的心理压力和情绪困扰，包括抑郁、焦虑和孤独感等（Adamczyk & Segrin，2015）。对于家庭而言，不和谐的婚姻关系和抑郁常常相伴而生，这种关系是双向的：痛苦的婚姻会加重家庭成员的抑郁症状，而家庭成员的抑郁症状又会进一步导致婚姻关系恶化（Wang et al.，2015）。

我国结婚登记总数从 2013 年至 2022 年连续 10 年下降。2020 年、2021年离婚总数和离婚率连续两年大幅下降，2022 年小幅上升，2023 年显著上升。2020 年，我国男性平均初婚年龄为 29.4 岁，女性为 28.0 岁，相较于二十年前，男性和女性的平均初婚年龄分别推迟了 4.3 岁和 4.7 岁（国家统计局，2023）。根据联合国《世界人口展望 2024 年版》的数据，中国的总和生育率低于 1.4。① 结婚率和生育率的下降可能导致个体社交网络的缩小、

---

① World Population Prospects 2024：Summary of Results，https：//population. un. org/wpp/，最后访问日期：2024 年 12 月 31 日。

家庭结构变化、劳动力市场紧缩和人口老龄化，进而增加经济压力，这些变化也会对人们的心理健康产生深远的影响。基于以上现状，2017 年，中共中央、国务院印发《中长期青年发展规划（2016—2025 年）》，将青年婚恋作为青年发展的重要领域。[①] 青年人婚恋状态与心理健康的关系越来越受到研究者的关注。

在中国传统婚育观念中，婚姻和生育不仅关系个人，还承担着传承家族血脉、维护社会稳定的重任。然而，随着社会的快速发展，尤其是经济的增长、受教育水平的提高、互联网的普及以及全球化带来的多元文化交流，人们的婚恋观念发生了巨大变化。本次调查对成年人和在校大学生群体恋爱、结婚和生育的态度、意愿进行了研究，从年龄阶段、性别等方面进行对比，探讨了影响其婚育意愿的因素。

二　研究方法

（一）调查对象

本次调查于 2024 年 3 月至 6 月进行，包含成年人卷和在校大学生（以下简称"大学生"）卷两个部分。调查地区覆盖除港澳台外的河南、河北、山西、山东、北京、上海等 31 个省、自治区、直辖市。

成人卷共采集有效问卷 7366 份。调查对象的年龄范围为 18~61 岁，样本的平均年龄为 39.4 岁，标准差为 10.9 岁。在调查对象中，男性 1948 人，占比为 26.4%，女性 5418 人，占比为 73.6%。由于样本数据的性别分布与全国人口普查数据存在显著差异，为了使研究结果更具代表性，根据国家统计局数据进行了性别加权处理，加权后男生占比为 47.1%，女生占比为 52.9%。从调查对象的婚姻状况来看，未婚者共 2004 人，占总人数的

---

① 《中共中央 国务院印发〈中长期青年发展规划（2016—2025 年）〉》，https://www.gov.cn/zhengce/2017-04/13/content_5185555.htm，最后访问日期：2017 年 4 月 13 日。

27.2%；已婚者共 4856 人，占总人数的 66.2%；离异者共 380 人，占总人数的 5.2%；丧偶者共 55 人，占总人数的 0.7%；其他婚姻状况者 52 人，占总人数的 0.7%。从调查对象的生育情况来看，有子女的人数为 4800 人，占比为 65.3%；无子女人数为 2555 人，占比为 34.7%。①

大学生卷共采集有效问卷 55781 份，年龄范围为 16~30 岁，平均年龄为 20.6 岁，标准差为 1.6 岁。其中男生有 18356 人，占比为 32.9%；女生有 37439 人，占比为 67.1%。由于样本数据的性别分布与全国大学生数据存在显著差异，为了使研究结果更具代表性，根据教育部官方数据进行了性别加权处理，加权后男生占比为 47.1%，女生占比为 52.9%。② 本研究中大学生主要为大学本科一年级至四年级的学生，占比为 99.1%。样本中，共 52815 人报告了情感状态，其中 16030 人有伴侣，占比为 30.4%；36785 人无伴侣，占比为 69.6%。

（二）调查工具

本研究主要围绕成年人和大学生的婚育观进行调查。

婚育态度包括 3 道题目，"你认为拥有爱情对你来说重要吗"、"你认为拥有婚姻对你来说重要吗"和"你认为拥有子女对你来说重要吗"。每个题目设置 4 个选项，其中 1 代表"非常重要"，2 代表"比较重要"，3 代表"不太重要"，4 代表"很不重要"。

婚育信心包括 3 道题目，分别是"我相信我能拥有很好的爱情"、"我相信我能拥有很好的婚姻"和"我相信我能拥有很好的子女"。每个题目设置 4 个选项，其中 1 代表"非常符合我"，2 代表"比较符合我"，3 代表"不太符合我"，4 代表"很不符合我"。

理想情况和现实情况对婚恋年龄和生育子女个数的期待，包括 8 道题

---

① 本报告中有些数据存在缺失值。婚姻状况和生育情况百分比按加权后的 7355 计算。

② 《中华人民共和国教育部·各级各类教育在校生情况》，https://hudong.moe.gov.cn/jyb_sjzl/moe_560/2022/quanguo/202401/t20240110_1099535.html，最后访问日期：2023 年 12 月 29 日。

目，分为理想和现实两种情况，每种情况包括 4 道题目，分别为"你希望自己在什么年龄开始谈恋爱"、"你希望自己在什么年龄结婚"、"你希望自己在什么年龄生孩子"和"你希望自己生几个孩子"。

此外，研究还调查了大学生和成人对于特殊婚恋情况的接受度，包括"你能否接受相爱但不结婚"、"你能否接受没有爱情的婚姻"、"你能否接受结婚但不生孩子"、"你能否接受生孩子但不结婚"和"你能否接受与不爱的人生孩子"等题目。每道题目设置 4 个选项，其中 1 代表"完全接受"，2 代表"比较接受"，3 代表"不太能接受"，4 代表"完全不接受"。

三　研究结果

（一）成年人婚育观

1. 不同年龄阶段成年人对恋爱、婚姻和生育的态度

研究调查了不同年龄阶段成年人对爱情、婚姻和生育重要性的看法，反映了不同年代婚恋观的变化。整体而言，成年人年龄越小，越倾向于认为恋爱、婚姻和生育不重要（见图 1）。其中，18~24 岁年龄阶段的成年人认为有子女不重要的比例最高，为 44.1%。

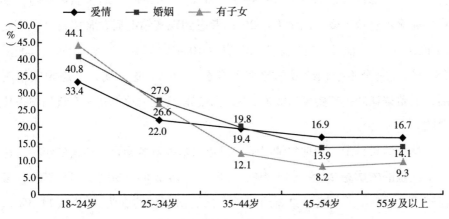

图1　不同年龄阶段成年人认为婚育不重要的人数占比

调查结果显示，成年单身人群中，25～34岁阶段之后，不愿脱单（寻找对象）的比例随年龄的增加而升高。35～44岁人群不愿结婚比例最高，为32.6%（见图2）。

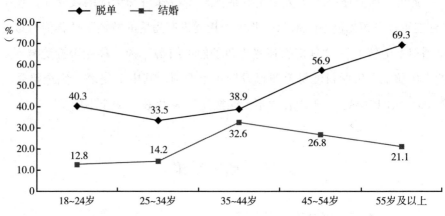

图2　不同年龄阶段成年人低意愿脱单、结婚人数占比

此外，调查结果显示，有21.7%的成年人接受（包括"完全接受"和"比较接受"）生孩子但不结婚。

2. 成年未婚人群理想和现实情况的婚恋、生育年龄差异

调查结果显示，在理想情况下，成年未婚人群希望自己谈恋爱的年龄占比居前三位的依次是18岁（18.4%）、20岁（14.3%）、25岁（8.6%），其中，完全不想谈恋爱的比例为9.2%；考虑到现实情况后，希望自己谈恋爱的年龄占比居前三位的变为20岁（10.4%）、18岁（9.9%）、25岁（8.2%），完全不想谈恋爱的比例上升至15.6%。这表明，考虑现实情况后，最希望谈恋爱年龄延后2岁，完全不想谈恋爱的比例在所有选项中占比最高。

调查结果显示，在理想情况下，成年未婚人群希望自己结婚的年龄占比居前三位的依次是25岁（14.4%）、28岁（14.2%）、30岁（13.2%）；考虑现实情况后，希望自己结婚的年龄占比居前三位的变为30岁（14.3%）、28岁（12.3%）、25岁（8.9%）。考虑现实情况后，最希望结婚的年龄延

后了 5 岁。理想情况下，完全不想结婚的人数占比为 14.6%，考虑现实情况后完全不想结婚的人数占比上升为 21.1%。无论是理想情况还是现实情况，完全不想结婚的人数占比在所有选项中都是最高的。

在理想情况下，成年未婚人群希望自己生育的年龄占比居前三位的依次是 30 岁（15.2%）、28 岁（12.8%）、26 岁（8.0%）；考虑现实情况后，希望自己生育的年龄占比居前三位的是 30 岁（14.2%）、28 岁（9.5%）、32 岁（6.7%）。在理想情况下，完全不想生孩子的人数占比为 22.0%；考虑现实情况后，完全不想生孩子的人数占比上升为 27.5%。

如图 3 所示，在理想情况下，未婚和已婚成年人希望生育两个孩子的人数占比都最高，但未婚成年人不想要孩子的人数占比（17.8%）远高于已婚成年人的人数占比（3.7%）。

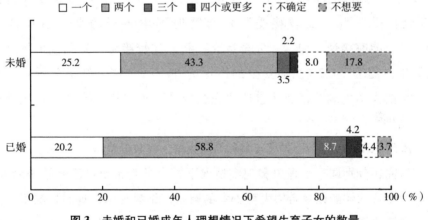

图3　未婚和已婚成年人理想情况下希望生育子女的数量

（二）大学生的婚育观

1. 对爱情、婚姻和生育的态度

本研究调查了大学生群体对爱情、婚姻和生育重要性的看法。整体而言，大学生认为拥有爱情、婚姻和生育子女的重要性依次递减，其中认为拥有婚姻和生育子女不重要的比例都超过了 50%。

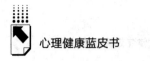

调查结果显示，认为拥有爱情不重要（包括"不太重要"和"很不重要"）的大学生占比为 45.4%；认为拥有婚姻不重要（包括"不太重要"和"很不重要"）的大学生占比为 51.8%；认为生育子女不重要（包括"不太重要"和"很不重要"）的大学生占比为 59.4%。

调查结果显示，这种趋势在女生群体中更为明显。认为拥有爱情、婚姻和生育子女不重要（包括"不太重要"和"很不重要"）的女生占比分别为 58.0%、69.5%、75.7%。

研究还调查了大学生对爱情、婚姻和生育的接受度。结果显示，能够接受（包括"完全接受"和"比较接受"）结婚但不生孩子的大学生占比高达 70.0%。

调查结果显示，对比男女生，能够接受（包括"完全接受"和"比较接受"）结婚但不生孩子的男生占比为 52.9%；而能够接受（包括"完全接受"和"比较接受"）结婚但不生孩子的女生占比高达 85.3%。能够接受（包括"完全接受"和"比较接受"）相爱但不结婚的男生占比为 33.3%，而女生的占比为 56.0%。调查结果显示，另有 11.0%的大学生能够接受（包括"完全接受"和"比较接受"）生孩子但不结婚。

2. 理想和现实情况下婚恋年龄和希望生育子女数量差异

研究还分别调查了理想和现实情况下，大学生希望自己开始谈恋爱、结婚和生育的年龄以及希望生育子女的数量。结果显示，理想情况下，大学生最希望自己谈恋爱、结婚、生育的年龄分别是 18 岁、28 岁和 30 岁；考虑现实情况后，大学生最希望自己谈恋爱、结婚、生育的年龄分别变为 20 岁、28 岁和 30 岁。

整体来看，调查结果显示，不想恋爱、不想结婚和不想生育的大学生人数占比依次升高，且考虑现实情况后的比例都高于理想情况（见图 4）。

（1）恋爱年龄

调查结果显示，理想情况下，大学生希望自己谈恋爱的年龄占比居前三

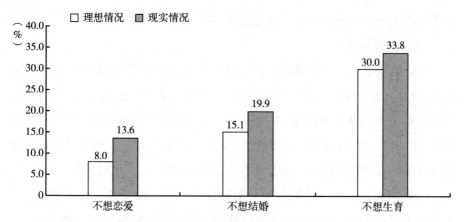

图4 假设理想和考虑现实情况下，不想婚育的大学生人数占比

位的依次是18岁（20.8%）、20岁（18.4%）、22岁（8.9%），完全不想谈恋爱的大学生占比为8.0%。考虑现实情况后，大学生希望自己谈恋爱的年龄占比居前三位的分别变为20岁（16.8%）、18岁（12.8%）、22岁（10.2%），不想谈恋爱的大学生占比上升为13.6%。

调查结果显示，对比男女生，理想情况下，男生最希望谈恋爱的年龄为18岁（22.6%），女生为20岁（19.8%）；考虑现实情况后，男生和女生最希望谈恋爱的年龄都是20岁，占比分别为15.7%和17.8%。

（2）结婚年龄

调查结果显示，理想情况下，大学生希望自己结婚的年龄占比居前三位的依次是28岁（17.2%）、25岁（14.0%）、26岁（13.3%），完全不想结婚的大学生占比为15.1%。考虑现实情况后，大学生希望自己结婚的年龄占比居前三位的分别变为28岁（16.8%）、30岁（13.4%）、26岁（11.5%），但完全不想结婚的大学生占比为19.9%，在所有选项中占比最高。

调查结果显示，对比男女生，无论是理想情况还是考虑现实情况后，男生和女生最希望自己结婚的年龄都是28岁，占比分别为16.6%和17.7%。完全不想结婚的男生和女生占比差异较大：理想情况下，完全不想结婚的男生占比为8.7%，而女生占比高达20.8%；考虑现实情况后，完全不想结婚

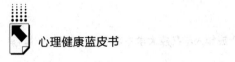

的男生占比为 13.7%，而女生占比达 25.4%。

（3）生育年龄

调查结果显示，理想情况下，大学生希望自己生育的年龄占比居前三位的是 30 岁（15.5%）、28 岁（13.8%）、29 岁（8.1%）；考虑现实情况后，大学生希望自己生育的年龄占比居前三位的仍是 30 岁（15.5%）、28 岁（13.8%）、29 岁（8.1%）。在理想情况下，大学生完全不想生孩子的占比为 30.0%；在现实情况下，完全不想生孩子的占比上升为 33.8%。

调查结果显示，对比男女生，无论是理想情况还是考虑现实情况，男生和女生最希望自己生育的年龄同样都是 30 岁。然而，在理想情况下，完全不想生孩子的男生占比为 15.9%，而女生占比高达 42.5%；考虑现实情况后，完全不想生孩子的男生占比为 21.0%，而女生占比高达 45.3%。

（4）生育子女个数

调查结果显示，理想情况下，男生希望生育一个孩子的人数占比为 26.8%，希望生育两个孩子的人数占比为 45.1%，不想要孩子的人数占比为 12.4%。女生希望生育一个孩子的人数占比为 21.7%，希望生育两个孩子的人数占比为 26.2%，不想要孩子的人数占比为 38.2%。

调查结果显示，考虑到现实情况后，男生希望生育一个孩子的人数占比上升至 36.2%，希望生两个孩子的人数占比下降至 32.4%，不想要孩子的人数占比上升至 15.2%。女生希望生育一个孩子的人数占比上升至 29.0%，希望生两个孩子的人数占比下降至 17.3%，不想要孩子的人数占比为 38.4%（见图 5）。

调查结果显示，在理想情况下，每 100 个男生平均希望生育 152 个孩子，而每 100 个女生平均希望生育 103 个孩子；考虑现实情况后，每 100 个男生平均希望生育 135 个孩子，而每 100 个女生平均希望生育 95 个孩子。考虑现实情况后，每 100 个男生平均希望生育的孩子数量减少 17 个，每 100 个女生平均希望生育的孩子数量减少 8 个。由于生育子女需要男女共同决策，因此实际希望生育孩子的此数量可能还会进一步减少。

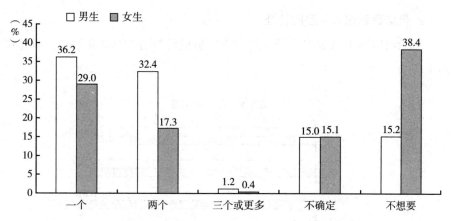

图5 考虑现实情况后大学生希望生育子女数量的人数占比

（三）低婚育意愿人群特征及影响因素

1. 低婚育意愿成年人的特征

调查结果显示，不愿意结婚和生育的成年人平均年龄分别为 36.9 岁和 34.4 岁，其他特征对比如图 6 所示。

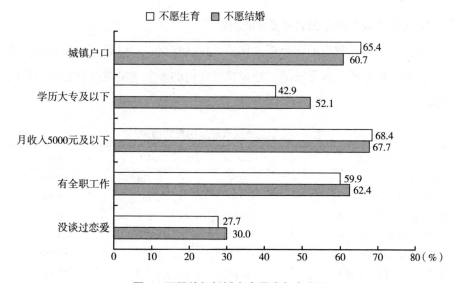

图6 不同特征低婚育意愿成年人占比

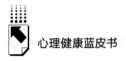

2. 低婚育意愿大学生的特征

不愿结婚和不愿意生育子女的大学生呈现相似的人群分布特点，具体如图 7 所示。

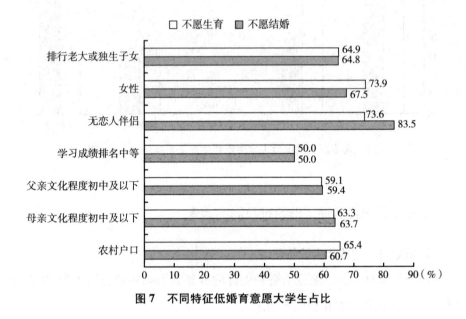

图 7 不同特征低婚育意愿大学生占比

3. 大学生低生育意愿的主要影响因素

研究通过多元逻辑回归分析，评估了包括性别、户口类型、家庭经济状况、父母文化程度、学习成绩、恋爱状况在内的多个变量对生育意愿的影响（见表 1）。

表 1 大学生低生育意愿的影响因素

影响因素	Coefficient	Exp(B)	p 值
性别(1＝男)	−1.279	0.278	<0.001
户口类型(1＝城镇)	0.150	1.162	<0.001
家庭经济状况(1＝很宽裕)	0.314	1.369	<0.001
父亲文化程度(1＝小学及以下)	0.048	1.050	<0.001
母亲文化程度(1＝小学及以下)	0.038	1.039	<0.001
学习成绩(1＝前三分之一)	0.230	1.259	<0.001
有无恋人伴侣(1＝有)	−0.395	0.674	<0.001

结果显示，性别对生育意愿有显著影响。在多元逻辑回归分析中，男生回归系数为-1.279，Exp（B）值为0.278，p值小于0.001，表明女生比男生更倾向于不想要孩子；城镇户口的大学生比农村户口的学生更有可能不想要孩子；家庭经济状况越困难的大学生，相对于家庭经济状况很宽裕的大学生，更有可能不想要孩子；父亲和母亲的文化程度越高，大学生不想要孩子的可能性也越大；学习成绩较好的大学生更有可能不想要孩子；有恋人伴侣的大学生比没有恋人伴侣的大学生更有可能想要孩子。

此外，年龄每增加一岁，生育意愿的Exp（B）值为0.856，p值小于0.001，说明随着年龄的增长，生育意愿呈下降趋势。父母婚姻状况越糟糕的大学生，越可能不想要孩子，Exp（B）值为0.637，p值为0.035。这反映了家庭环境和父母关系对大学生生育观念的潜在影响。

四　分析与建议

第一，加强对积极婚恋观的引导。调查发现18岁到24岁阶段的成年人，尤其是大学生群体，恋爱、结婚和生育子女的意愿较低。年轻人婚恋观正在发生变化，他们认为在实现个人和职业稳定之前，恋爱和结婚会带来额外的压力和责任。在全球化和现代化影响下，恋爱观和婚姻观日益多元，加之现代社会强调个人自由和独立，年轻人更倾向于享受单身或伴侣生活，而不是急于进入婚姻和家庭。对此，建议在教育体系中加入婚恋教育课程，并通过媒体和公共教育活动，引导积极的婚恋观，鼓励年轻人形成积极的婚恋观和生育观。同时，在高校和社区中提高心理健康服务的可及性，帮助年轻人应对恋爱、婚姻和生育相关的压力和挑战。

第二，为婚育女性提供更多的社会经济支持。本次调查发现，女性比男性更不愿意恋爱、结婚和生育子女，这可能与"母职惩罚"有关。在传统观念中，男性在生育和育儿过程中承担的责任相对较少，他们往往可以在生育后继续将更多精力投入工作和社交，社会角色受生育的影响相对较小。而女性可能预见到自己将独自承担大部分的育儿压力，这种家庭责任分担的不

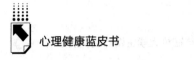

均使她们对恋爱、结婚和生育产生担忧。另外，女性对自身职业发展有较高的期望和追求，这种可能面临的职业挫折会让她们在恋爱、结婚和生育问题上更加谨慎。女性担忧恋爱、结婚、生育后，自己的社会角色会从职业女性转变为主要承担家庭责任的母亲，失去在职场上的竞争力和自我实现的机会（胡荣、谷婧，2023）。对此，从家庭的角度，应鼓励男性更多地承担家庭责任和参与育儿工作，实现家庭责任的共担。从社会的层面，提高社会对单身生活和非传统家庭形式的接受度，减轻对单身女性面临的社会压力。同时，可以制定相关的政策并为女性提供更多的社会经济支持。例如，企业可以实施弹性工作制，允许女性在生育后有更灵活的时间来平衡工作和家庭责任，并为女性提供更多的职业发展机会。

第三，为适婚人群提供更有针对性的保障和福利。调查发现，与理想情况相比，考虑现实情况后成年人尤其是大学生希望结婚和生育的年龄延后，希望生育子女的数量减少，不愿结婚和生育子女的人数增多。成年人尤其是大学生面临巨大的经济压力，考虑到结婚需要承担的费用，如购房、婚礼等，以及生育和养育孩子的高昂成本，他们对结婚、生育产生恐惧和担忧。这种经济压力会引发心理焦虑，使他们认为自己还没有能力去承担家庭的责任，进而延迟结婚、生育年龄或者降低生育意愿。此外，社会对于成功的定义逐渐多元化，传统的"早婚早育"观念受到冲击。如果一个人过早结婚生育，可能会被视为缺乏个人追求，从而承受社会压力。年轻人往往对婚姻质量有较高的期望，担心匆忙结婚，可能导致婚姻不幸福。对此，建议建立更多的社区支持系统，为年轻人提供关于婚姻和生育的咨询服务。例如，社区可以组织家庭活动，邀请年轻夫妇和单身青年参加，让他们在轻松的氛围中交流经验，消除对婚姻、生育的恐惧。同时，社区还可以提供育儿指导、家庭关系调解等实际帮助。企业应制定更加人性化的政策，减轻员工在结婚、生育方面的压力。媒体应该发挥积极作用，传播正确的婚姻生育观念，避免过度渲染物质化的婚姻和理想化的单身生活，倡导健康、积极的家庭价值观。

第四，完善托管等服务网络。本次调查发现，有11.0%的大学生和

21.7%的成年人接受生孩子但不结婚。这表明越来越多的人将生育看作个人的选择，而不是婚姻的必然结果。个人出于对于生命传承的渴望、对孩子的喜爱等考虑，一些人愿意在不结婚的情况下生育孩子。此外，部分大学生（可能有兼职收入、家庭富裕能给予经济支持等情况）和成年人认为，他们有能力在没有婚姻的情况下养育孩子，不需要依赖传统的家庭结构来分担经济压力。对于上述情况，建议逐步采取一些措施，完善相应政策。

参考文献

国家统计局编，2023，《中国统计年鉴2023》，中国统计出版社。

侯娟、贾可可、方晓义，2024，《近20年中国夫妻婚姻满意度发展趋势与社会变迁》，《心理学报》第56卷第7期，第895~910页。

胡荣、谷婧，2023，《母职、家庭庇护与女性的劳动力市场参与》，《社会学评论》第11卷第3期，第131~153页。

Adamczyk, K., & Segrin, C. 2015. "Perceived Social Support and Mental Health Among Single vs. Partnered Polish Young Adults." *Current Psychology* 34 (1): 82-96.

United Nations Department of Economic and Social Affairs, Population Division. 2024. *World Population Prospects* 2024: *Summary of Results* (UN DESA/POP/2024/TR/NO. 9).

Wang, L., Seelig, A., Wadsworth, S. M., McMaster, H., Alcaraz, J. E., & Crum-Cianflone, N. F. 2015. "Associations of Military Divorce with Mental, Behavioral, and Physical Health Outcomes." *BMC Psychiatry* 15 (1): 128.

B.6
2024年高校师生心理健康素养评估与促进

明志君　刘少然　张文霞　陈祉妍*

摘　要：　提升居民心理健康素养是全世界促进心理健康的重要举措，也是我国实现"健康中国"目标的重要政策指标。2024年课题组基于居民心理健康素养监测指标，设计制作了心理健康素养系列微课，并将其嵌入微信小程序"心理健康素养平台"，邀请高校师生参加评估和干预。总样本为17687人，干预样本为8429人。结果显示，高校师生心理健康素养达标率为30.8%，其中男性为24.5%，女性为34.9%。抑郁障碍识别率为33.4%，社交焦虑障碍识别率为93.4%。心理微课对心理健康素养的提升效果显著，干预组比对照组的达标率多提升了10.5个百分点，时间至少保持2周。此外，女性的心理健康素养水平、在内容上心理健康知识维度和抑郁障碍识别率的干预效果更为显著。基于此，建议推动各类人群广泛参与心理健康素养的监测评估，进一步探索各类人群的心理健康素养提升方式，聚焦薄弱领域，借助网络平台优势，开展精准高效的心理健康素养提升工作。

关键词：　心理健康　心理健康素养　心理疾病识别　心理干预

---

*　明志君，中国科学院心理研究所研究生，研究方向为健康心理学；刘少然，硕士，中国科学院心理研究所国民心理健康评估发展中心项目主管，研究方向为儿童青少年心理发展与健康、亲密关系对个体心理健康的影响及干预策略；张文霞，吉林师范大学教授，研究方向为心理健康教育；陈祉妍，博士，中国科学院心理研究所教授，中国科学院心理研究所国民心理健康评估发展中心负责人，研究方向为国民心理健康评估与促进。

一 引言

提升心理健康素养是全世界促进心理健康的一项重要努力（Andrade et al.，2014），也是我国实现"健康中国"目标的一项政策指标。2019 年 7 月，我国发布《健康中国行动（2019—2030 年）》，其中"心理健康促进行动"的第一项结果性指标是提升"居民心理健康素养水平"，预期到 2030 年达到 30%。2020 年，健康中国行动推进委员会办公室印发了《心理健康促进行动主要指标释义及调查方法》，规范了心理健康素养调查方法与工具（健康中国行动推进委员会办公室，2020）。此后，北京、辽宁、重庆、河北、安徽等大部分省份相继开展了居民心理健康素养现状和影响因素等调查研究（刘鹏程等，2024；栾劲松等，2024；齐秀芳等，2024；闫军伟等，2024；杨树青等，2024），儿童、青少年、老年人、教师、心理咨询师和医务工作者等群体的心理健康素养受到重点关注（刘高峰等，2024；明志君等，2022）。

心理健康素养是指"人们综合运用心理健康知识、技能和态度，保持和促进心理健康的能力"（明志君、陈祉妍，2020）。提升心理健康素养，有利于人们正确认识心理健康，采用科学有效的方法维护和促进心理健康；有利于及时识别心理疾病，并使心理障碍患者愿意向心理健康专业人员求助；有利于保护心理疾病患者及其家人的正当权益和尊严，免受排斥和侮辱，帮助他们更好地融入社会，更好地恢复健康（Jorm，2012）。提升心理健康素养可以通过社会干预运动、学校宣传教育、自助式应用程序和心理健康急救培训等途径来实现（明志君、陈祉妍，2020）。随着手机移动网络的迅速发展，心理健康领域的应用程序（APP）日益丰富，其具有干预成本低，传播速度快、范围广，操作方便等优点，对心理健康素养的干预效果得到了一些验证（Firth et al.，2017）。我国对心理健康素养的干预受文化特征影响，与国外研究结果存在差异，需要探索适合民众需求的干预途径（任志洪等，2020）。2021 年北京开展的一项心理健康科普需求调查发现，人们

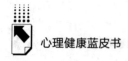

最希望通过手机"短视频APP""常规视频APP"等途径来获取心理健康知识和信息（黄庆之等，2022），但是这种自助式的心理健康科普视频对心理健康素养的影响效果尚不明晰。

高等院校担负着心理专业人才培养的使命，高校师生也处于提升心理健康素养的前沿位置。教师的心理健康素养有助于维护学生心理健康，减少心理疾病的负面影响（Wei and Kutcher，2014）。对此，2024年，中国科学院心理研究所国民心理健康发展评估中心基于居民心理健康素养监测指标设计制作了心理健康素养系列微课，并将其嵌入提供居民心理健康素养评估的小程序"心理健康素养平台"，邀请高校师生参加评估和干预，旨在检验自助微课学习的方式对提升心理健康素养的效果，为进一步促进心理健康素养的有效提升提供科学依据。

二　调查对象及方法

（一）调查对象

总样本。由"心理健康素养小助手"分发测试二维码、邀请高校师生参与在线填答。调查时间为2023年11月9日至2024年9月9日，共收集数据26585份，排除重复测量数据和无效样本，保留有效样本17687人。样本年龄范围为16~74岁，平均年龄为22.34岁，标准差为5.89岁。男性6982人，占总样本的39.5%，女性样本10705人，占比为60.5%。样本分布覆盖我国东、中、西部地区，主要来源于安徽、吉林、北京、浙江、重庆、广东、山东、河北、河南、广西等省（自治区、直辖市）。

干预样本。在总样本中，2024年4月26日至2024年9月4日期间，共收集前后测配对样本8617人，其中有效样本8492人。样本年龄范围为16~74岁，平均年龄为21.13岁，标准差为4.32岁。参加了微课学习的干预组共7575人，仅参加测试未参加微课的对照组共854人。干预组中，男性2696人，占比为35.6%，女性4879人，占比为64.4%。对照组中，男性

294 人，占比为 34.4%，女性 560 人，占比为 65.6%，两组的性别比例差异无统计学意义（$\chi^2 = 0.46$，$p = 0.500$）。

（二）调查设计及干预措施

1. 测试流程

"心理健康素养小助手"通过微信群发布二维码和邀请码，被试扫码进入"心理健康素养平台"小程序后，点开始挑战，自愿确认《用户隐私保护政策》和《小程序用户服务协议》，输入"邀请码"后开始问卷作答。作答后填写个人信息（姓名或昵称、性别、生日、学历、地区），提交后显示综合评估结果和薄弱点报告。综合评估结果显示心理健康素养水平是否达标，如果水平达标，颁发电子证书，获得"心理健康素养达人"称号。薄弱点报告显示作答错误的题目，并链接到相应的微课视频。被试首次作答后，14 天内无法再次进行作答，但是可以进入薄弱点报告页面进行反复学习。14 天后，再次邀请被试进入小程序作答，完成第二次测试。本调查中，前后测时间间隔最少 14 天，最多 111 天，平均 20.39±3.18 天，中位数为 20 天，众数为 22 天。

2. 干预措施

采用不同的邀请码来分配干预组和对照组。

干预组。在心理健康素养测试后，在薄弱点报告页面点击学习科普视频，可以打开"心理课堂"进行微课学习。微课内容与居民心理健康素养监测的知识点逐个对应，包括心理疾病的原因、识别、自助、求助与治疗、身心健康、儿童保护与教育、情绪调节等方面的知识与技能。

对照组。心理健康素养测试完毕后，薄弱点报告页面仅显示题目作答结果，无法观看微课。

（三）测试工具

1. 居民心理健康素养问卷

国家卫生健康委"健康中国行动心理健康促进行动"指定问卷，由国家卫生健康委委托中国科学院心理研究所编制（健康中国行动推进委员会办公室，2020）。问卷对心理健康素养进行全面评估，由判断题、自我评估题、案例题三个部分组成。判断题主要评估心理健康知识水平，题目选项有"对""错""不知道"，每题5分，得分范围为0~100分。自我评估题主要评估积极心态、心理健康信息获取和心理健康意识，采取4点计分，每题1~4分，得分范围为8~32分。案例题主要评估心理疾病识别、专业求助态度和病耻感，得分范围为0~40分。

个体心理健康素养达标测算标准：每一个调查对象的心理健康素养达标需要同时满足3个条件：①判断题总分≥80分；②自我评估题总分≥24分；③案例题总分≥28分。

居民心理健康素养水平（%）指在一定区域人群中心理健康素养达标人口占总人口的比例。计算公式为：居民心理健康素养水平（%）=（心理健康素养达标人数/被调查人数）×100%。

2.背景信息问卷

询问调查对象基本人口学信息，包括性别、出生日期、学历、所在地等。

三 结果

（一）心理健康素养水平

在总样本中，心理健康素养达标率为30.8%，表明高校师生总体上有较高的心理健康素养水平，率先达到了2030年的预期目标。

心理健康素养水平存在显著的性别差异。男性心理健康素养达标率为24.5%，女性为34.9%。卡方检验发现，女性心理健康素养水平显著高于男性（$\chi^2 = 213.33$，$p < 0.001$）（见图1）。

心理健康素养问卷第三部分的达标率差异较大。首先，自我评估题的达标率最高（91.3%）；其次，案例题的达标率为72.3%；最后，判断（心理健康知识）的达标率最低（40.7%）。案例题的第2题"你认为小明（小丽）的问题最可能是什么"作答结果显示，抑郁障碍识别率为33.4%，社交焦虑障碍识别率为93.4%。可见，心理健康知识、抑郁障碍识别率是制约心理健康素养提升的薄弱因素，也是干预的重点。

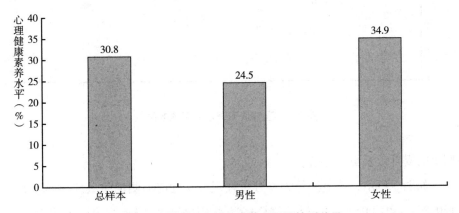

图1　总样本心理健康素养水平及性别差异

（二）心理健康素养干预

1.心理健康素养干预效果显著

在干预样本中，重复测量方差分析发现，前后测的心理健康素养达标率主效应显著（$F = 190.71$，$p < 0.001$），时点与组别的交互作用显著（$F = 25.20$，$p < 0.001$）。简单效应检验发现，对照组和干预组的心理健康素养水平后测时比前测均有显著提升，对照组后测水平（48.2%）显著高于前测（39.1%），提高了9.1个百分点（$F = 21.50$，$p < 0.001$）；干预组后测水平（51.5%）显著高于前测（31.9%），提高了19.6个百分点（$F = 874.84$，$p < 0.001$）。干预组的提升幅度比对照组的高出10.5个百分点（95%CI为6.4%至14.5%，$p < 0.001$）。这一结果显示，参与评估后高校师生的心理健康素养达标率得到显著提升，通过学习微课能够得到更加显著的提升（见图2）。

2.干预效果的性别差异

男性干预组与对照组的心理健康素养水平均显著提升，女性干预组比对

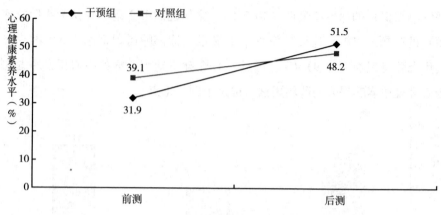

图 2　心理健康素养水平干预效果

照组的提升效果更为显著。

如图 3 所示，重复测量方差分析发现，女性前后测的主效应显著（$F =$ 120.86，$p<0.001$），时点与组别的交互作用也显著（$F=27.05$，$p<0.001$）。简单效应检验发现，对照组和干预组的达标率后测比前测均有显著提升，其中对照组后测水平（49.3%）显著高于前测（41.8%），提高了 7.5 个百分点（$F = 9.35$，$p = 0.002$）；干预组后测水平（56.5%）显著高于前测（35.5%），提高了 21.0 个百分点（$F=636.81$，$p<0.001$）。干预组的提升幅度比对照组的高出 13.5 个百分点（95%CI 为 8.4%至 18.5%，$p<0.001$）。

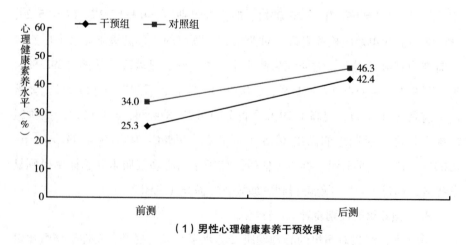

（1）男性心理健康素养干预效果

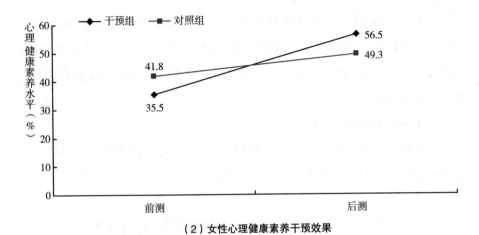

（2）女性心理健康素养干预效果

图3 心理健康素养干预效果的性别差异

男性前后测的心理健康素养达标率主效应显著（$F=70.80$，$p<0.001$），但是，时点与组别的交互作用不显著（$F=1.89$，$p=0.169$）。对照组和干预组的达标率后测比前测均有显著提升。对照组后测水平（46.3%）显著高于前测（34.0%），提高了12.3个百分点（$F=13.74$，$p=0.002$）；干预组后测水平（42.4%）显著高于前测（25.3%），提高了17.1个百分点（$F=243.62$，$p<0.001$）。虽然干预组的提升幅度高出对照组4.8个百分点，但是两组差异不显著（$p=0.169$）。这一结果显示，男性心理健康素养水平通过参与评估得到显著提升，而学习微课的效果并未显著高于参与评估带来的促进效果。

进一步重复测量方差分析发现，干预组前后测的心理健康素养达标率主效应显著（$F=758.25$，$p<0.001$），时点与性别的交互作用显著（$F=8.16$，$p=0.004$），女性提升了21.0个百分点，男性提升了17.0个百分点，女性的提升幅度显著高于男性。对照组的前后测的达标率主效应显著（$F=22.36$，$p<0.001$），时点与性别的交互作用不显著（$F=1.29$，$p=0.256$），女性提升了8.5个百分点，男性提升了12.3个百分点，女性提升的幅度略低于男性，但差异不显著。不分组的情况下，干预样本前后测的心理健康素养达标率主效应显著（$F=758.38$，$p<0.001$），时点与性别的交互作用显著

（$F=5.32$，$p=0.021$），女性提升了 19.5 个百分点，男性提升了 16.5 个百分点，女性比男性的提升幅度显著高出 3.0 个百分点（95%CI 为 0.5% 至 5.6%，$p=0.021$）。由此可见，女性比男性通过学习微课对心理健康素养有更大的促进效果。

3. 干预效果的内容差异

干预组和对照组在判断题（心理健康知识）、自我评估题、案例题三个部分得分的前后测均分及方差分析结果如表 1 所示。

表1 心理健康素养第三部分前后测的均分及方差分析结果

单位：分

心理健康素养各部分	组别	时点		前后测的主效应	时点×组别的交互作用
		前测（M±SD）	后测（M±SD）		
判断题	干预组	73.77±12.20	78.44±13.73	$F=209.13$	$F=18.71$
	对照组	75.63±11.10	78.14±12.35	$p<0.001$	$p<0.001$
自我评估题	干预组	27.94±3.45	29.32±3.44	$F=531.59$	$F=0.02$
	对照组	28.59±2.85	29.98±2.65	$p<0.001$	$p=0.961$
案例题	干预组	31.07±5.81	33.04±5.98	$F=311.51$	$F=0.86$
	对照组	30.50±5.78	32.27±6.11	$p<0.001$	$p=0.355$

判断题（心理健康知识）得分的干预效果显著。重复测量方差分析发现，前后测的心理健康知识得分主效应显著，时点与组别的交互作用也显著。简单效应检验发现，前测时组别差异显著（$F=18.13$，$p<0.001$）；后测时组别差异不显著（$F=0.35$，$p=0.553$）。两组后测得分较前测均显著提升，对照组后测分数显著高于前测（$F=35.64$，$p<0.001$），均分提高了 2.52±0.47；干预组后测分数显著高于前测（$F=872.94$，$p<0.001$），均分提高了 4.67±0.16；干预组得分的提升幅度比对照组高出 2.15±0.50 分（95%CI 为 1.18% 至 3.12%，$p<0.001$）。

自我评估题、案例题得分的时点与组别的交互作用不显著，表明干预组与对照组之间的提升效果的差异无统计学意义，这可能是因为这两部分的得分均较高，提升空间较小。

4.心理疾病识别率的干预效果

抑郁障碍识别率的干预效果显著。重复测量方差分析发现，前后测的抑郁障碍识别率主效应显著（$F = 44.27$，$p < 0.001$），时点与组别的交互作用显著（$F = 10.71$，$p = 0.001$）。简单效应检验发现，两组的抑郁障碍识别率后测比前测均有显著提升，对照组后测水平（43.8%）显著高于前测（40.5%），提高了 3.3 个百分点（$F = 6.67$，$p = 0.01$）。干预组后测水平（41.3%）显著高于前测（31.6%），提高了 9.7 个百分点（$F = 243.42$，$p < 0.001$）。干预组的提升幅度比对照组高 6.4 个百分点（95% CI 为 2.5% 至 10.1%，$p = 0.001$）（见图 4）。

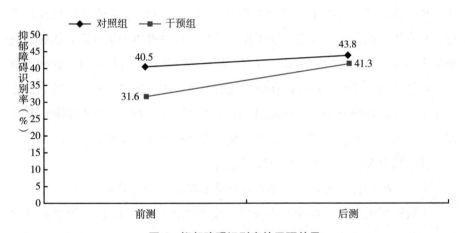

图 4 抑郁障碍识别率的干预效果

社交焦虑障碍识别率的干预效果不显著，可能是因为其已经在 90% 以上，提升空间较小。

四 讨论与建议

调查结果显示，我国高校师生的心理健康素养水平总体较高，已达到了 2030 年 30% 的预期目标。女性水平更高，达到了 34.9%；社交焦虑障碍识

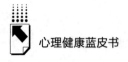

别率也达到90%以上。同时，本研究也发现心理健康知识的达标率相对较低，抑郁障碍识别率也较低，这也是制约心理健康素养水平提升的薄弱领域。干预研究结果显示，心理健康素养微课对提升心理健康素养水平有显著效果，干预组比对照组的达标率多提升了10.5个百分点，时间至少保持2周。其中女性的心理健康素养水平、在内容上心理健康知识维度和抑郁障碍识别率的干预效果更为显著。

心理健康科普需求的调查发现，网络平台中的短视频已经成为人们喜闻乐见的学习方式，具有独特的优势和推广价值（黄庆之等，2022）。首先，这种干预方式覆盖范围广，能够突破地域和时间的限制，将心理健康知识传递到各个角落，无论是城市还是偏远地区，人们都能通过网络获取信息。其次，科普视频课程内容采用模块化设计，可通过直播加录播回放的方式进行，具有较好的操作性和循环利用性；最后，这种群体干预的形式能够影响到更多的人，具有传播成本低、范围广的优势。从作用机制来看，这种干预方法不仅适用于高校，还可以在更广泛的群体中进行推广。本研究的创新之处在于将评估与提升结合，根据评估结果提供有针对性的心理健康素养微课，相较于广泛人群、广泛内容的干预方式更加精准、高效。

基于以上分析，本报告提出以下建议。

第一，推动各类人群广泛参与心理健康素养的监测评估。

采取科学规范的标准化调查方法，定期监测评估居民心理健康素养水平，不仅有助于了解居民心理健康素养的现状和变化趋势，分析居民心理健康素养的影响因素，还能为评价心理健康服务相关政策的落实效果以及开展心理健康教育的成效提供依据。本研究发现，即使是在无干预的情况下，心理健康素养水平在两次评估之间也出现了显著提升。这可能是由于参与评估会激发人们对于心理健康知识的好奇和关注，促进人们在日常生活中更主动地学习和了解心理健康知识。因此，建议采取人们喜闻乐见、日常操作便捷的方式，广泛推广心理健康素养的监测评估，以互动、趣味的方式提高全民心理健康素养。

第二，借助网络便利开展精准高效的心理健康素养提升工作。

在当今数字化时代，网络作为信息传播的主要平台，已成为传播心理健康知识和促进公众心理健康意识增强的关键渠道。本研究发现，基于测评发现心理健康素养的薄弱点，并提供有针对性的微课，能够精准高效地提升心理健康素养水平，干预组比对照组的达标率多提升了10.5个百分点。建议相关部门、各单位参考这一方法，以低成本的方式广泛提升人们的心理健康素养水平。有研究发现，在利用网络提升心理健康素养的方式中，有针对性的、互动的、体验式的方法最为有效（Brijnath et al.，2016）。对此，在网络平台中实施心理健康科普时，可以加入更多互动式、体验式的传播方式。一方面，汇聚更多优秀的心理健康素养资源，包括科普文章、科普视频、在线课程、案例分析等，以满足不同人群的多样化需求；另一方面，通过在线论坛、社交媒体群组和心理咨询平台等渠道，促进居民与心理健康工作者进行交流互动，分享体验、寻求支持和建议。

第三，进一步探索针对各类人群的心理健康素养提升方式。

本研究发现女性心理健康素养水平显著高于男性，这种差异与以往研究结果一致，即男性，青少年与老年人，低学历、低收入、农村地区人群是心理健康素养的薄弱群体（陈祉妍等，2019；明志君等，2022）。对此，建议重点推进这些人群的心理健康工作。本研究同时发现，心理健康素养提升效果也存在性别差异，女性通过微课学习显著提升了心理健康素养水平，而男性的提升幅度并未高于参与评估的效果。这表明，不同群体的心理健康素养提升方式具有独特的特点规律，需要进一步探索这些规律，并有针对性地开展工作。

第四，进一步聚焦薄弱领域深入开展心理健康素养提升工作。

我国居民心理健康素养的薄弱领域主要体现在对抑郁症等心理疾病的识别能力不足以及在一些核心心理健康知识上存在盲区和误区。目前距离2030年全民心理健康素养达标率达到30%的目标，很多地区和人群还存在较大差距，居民心理健康素养水平亟须提升。本研究发现，通过微课学习能够有效提高抑郁障碍的识别率和心理健康知识水平。可见，导致"患病不知，知病不治"等问题的原因并非心理健康科普没有效果，因此，要聚焦

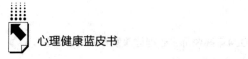
重点薄弱领域，让心理健康知识传播得更广、更深，实现全民普及，人人知晓，入脑入心。这不仅需要政府、社会组织的积极参与，也需要每个人的共同努力。当人们有意识地学习和运用心理健康知识和技能，并采取更多有利于心理健康的行为时，社会整体心理健康水平将会显著提高。

参考文献

陈祉妍、王雅芯、郭菲、章婕、江兰，2019，《国民心理健康素养调查》，载傅小兰、张侃主编《中国国民心理健康发展报告（2017～2018）》，社会科学文献出版社，第220～263页。

黄庆之、陈云、明志君、刘少然、王雅芯、陈祉妍、马珺涵、奚蕊、许莹，2022，《2021年北京市居民心理健康科普需求报告》，载傅小兰、张侃主编《中国国民心理健康发展报告（2021～2022）》，社会科学文献出版社，第199～221页。

健康中国行动推进委员会办公室，2020，《关于印发心理健康促进行动主要指标释义及调查方法的通知》（国健推委办函〔2020〕4号）。

刘高峰、崔青、王立娟、韦琳、徐军辉、董笑阳、赵新洁、热汗古丽、许倩，2024，《新疆阿拉尔市基层医务工作者心理健康素养调查分析》，《心理月刊》第2期。

刘鹏程、刘四云、曾繁丽，2024，《对重庆居民心理健康素养调查与人口学特征及相关因素分析》，《重庆医科大学学报》第7期。

栾劲松、陈俊赢、高飞，2024，《辽宁省居民心理健康素养水平调查》，《心理月刊》第5期。

明志君、陈祉妍，2020，《心理健康素养：概念、评估、干预与作用》，《心理科学进展》第1期。

明志君、陈祉妍、郭菲、侯金芹、刘少然、王雅芯，2022，《2021～2022年心理健康素养调查报告》，载傅小兰、张侃主编《中国国民心理健康发展报告（2021～2022）》，社会科学文献出版社，第183～198页。

齐秀芳、王海龙、安新丽、赵淑彦、张亚晗、马进，2024，《石家庄市居民心理健康素养现状及影响因素研究》，《中国健康教育》第6期。

任志洪、赵春晓、田凡、闫玉朋、李丹阳、赵子仪、谭梦鸽、江光荣，2020，《中国人心理健康素养干预效果的元分析》，《心理学报》第4期。

闫军伟、刘勇、徐小童、王宏宇，2024，《合肥市城乡居民心理健康素养水平及影响因素分析》，《中国预防医学杂志》，第2期。

杨树青、胡维明、耿丽微、徐建库、胡志霞，2024，《北京市延庆区居民心理健康素养现状调查及相关因素分析》,《心理月刊》第 2 期。

Andrade, L. H. , Alonso, J. , Mneimneh, Z. , et al. 2014. "Barriers to Mental Health Treatment: Results from the WHO World Mental Health Surveys." *Psychological Medicine* 44 (6): 1303–1317.

Brijnath, B. , Protheroe, J. , Mahtani, K. R. , and Antoniades, J. 2016. "Do Web-based Mental Health Literacy Interventions Improve the Mental Health Literacy of Adult Consumers? Results from a Systematic Review." *Journal of Medical Internet Research*, 18 (6): e165.

Firth, J. , Torous, J. , Nicholas, J. , Carney, R. , Pratap, A. , Rosenbaum, S. , & Sarris, J. 2017. "The Efficacy of Smartphone-based Mental Health Interventions for Depressive Symptoms: A Meta-analysis of Randomized Controlled Trials." *World Psychiatry* 16 (3): 287–298.

Jorm, A. F. 2012. "Mental Health Literacy: Empowering the Community to Take Action for Better Mental Health." *American Psychologist* 67 (3): 231–243.

Wei, Y. , and Kutcher, S. 2014. "Innovations in Practice: "Go-to" Educator Training on the Mental Health Competencies of Educators in the Secondary School Setting: A Program Evaluation." *Child and Adolescent Mental Health* 19 (3): 219–222.

B.7
2024年不同人群短视频使用强度
与心理健康状况调查报告

郭 菲　陈祉妍*

摘　要： 我国网民已近11亿人，95.5%为短视频用户。短视频凭借即时性、娱乐性和智能推荐，满足了用户的多种需求，但过度使用问题亦引发关注。对三类人群总计130795人的调查显示，青少年、大学生和成年职业人群每天平均使用短视频的时间分别为94.2分钟、179.9分钟和137.4分钟。超两成青少年、三成左右大学生和逾四成成年人因长时间使用短视频对睡眠或学习工作产生了一定程度的消极影响。农村户口、父母学历低或家庭经济状况差的青少年和大学生，以及中等学历、家庭人均可支配收入低的成年人短视频使用强度更大。社会关系不佳，如留守青少年、父母关系不睦、师生或同学关系差的青少年或大学生，伴侣关系不好的成年人短视频强度更大。长时间使用与抑郁风险、焦虑风险及更低的自我满意度相关，青少年中，这一关系呈线性趋势，大学生和成年人适度使用（30分钟~1小时）时心理健康状况较好，此后心理健康水平呈下降趋势。本报告提出了合理管理短视频的使用时长，避免沉迷影响心理健康；建立健康的短视频观看习惯，减少对日常学习工作的消极影响；培养和发展丰富的娱乐和情绪调节方式；强化现实的人际支持系统，满足情感需求；提升短视频使用素养与内容引导，发挥正向传播和价值观塑造作用等相关建议。

---

* 郭菲，博士，中国科学院心理研究所助理研究员，研究方向包括儿童青少年社会情绪与行为发展、家庭教养、心理测评等；陈祉妍，博士，中国科学院心理研究所教授，中国科学院心理研究所国民心理健康评估发展中心负责人，研究方向为国民心理健康评估与促进。

关键词： 短视频使用强度　心理健康　抑郁风险　青少年　大学生

一　引言

短视频是一种以简短时长（通常在几秒到几分钟内）为特点的视频内容形式，其核心特征是信息传播快速、内容直观易懂、互动性强。短视频的发展得益于移动互联网的普及和智能终端技术的进步，用户可以通过社交媒体或专属平台快速浏览和分享。短视频以其丰富性、易得性、低门槛成为用户黏性最高的网络应用之一。近年来，短视频逐渐从娱乐工具演变为涵盖知识传播、商业推广和社交互动等多领域的重要媒介。虽然其便捷性和丰富性使之备受欢迎，成为人们获取新知识、学习新技能的重要渠道，但用户过长的使用时间和过度的沉迷也可能引发网络成瘾。近年来，短视频的过度使用也成为网络游戏之外又一个引发社会关切的问题。

研究表明，短视频的过度使用造成的过长屏幕时间可能损害视力，减少运动时间，甚至因睡前刷短视频导致睡眠不足，进而影响日常生活（Wang et al.，2020；Zhao & Kou，2024）。过度刷短视频还会引发情绪问题，降低幸福感，甚至可能导致自杀等问题性行为（Ye et al.，2022；Yu et al.，2024；Zhang et al.，2024）。面对算法推荐的精准内容时，用户可能产生负面的社交比较和自尊下降（Zuo et al.，2024）。同时，由于过度的短视频使用会占用更多时间和精力，对于不同年龄阶段个体的社会活动可能会有不良影响。年轻人天生有更强的好奇心和探索欲望，这令他们对丰富的信息和新鲜事物缺乏抵抗力，另一方面仍在发展中的自控力以及所面临的学业压力等成长挑战，也让他们更容易陷入观看短视频之中，难以抽离，影响他们的学业状态。同样，在成年人中，过度短视频使用也可能导致他们在工作效率和业绩上表现不佳。这些负面效应不仅局限于个体自身的发展，还可能成为国家和社会持续发展的潜在风险。

随着我国数字基础设施的快速发展，互联网资源供给丰富，网络覆盖率不断扩大，形成了庞大的网民和短视频用户规模。中国互联网络信息中心（CNNIC）发布的第 54 次《中国互联网络发展状况统计报告》显示，截至 2024 年 6 月，我国网民规模近 11 亿人，80%以上在 10 岁到 59 岁[①]。据共青团中央维护青少年权益部联合中国互联网络信息中心 2023 年底发布的《第 5 次全国未成年人互联网使用情况调查报告》，中国未成年网民规模 2022 年已突破 1.93 亿，未成年人互联网普及率已达 97.2%[②]。在网络应用中，短视频用户规模已高达 10.50 亿人，占网民整体的 95.5%。

对目前我国网民短视频使用强度的状况和特点有所了解，有助于发现问题，可以使我们更有针对性地规范和干预过度的短视频使用，预防短视频成瘾。鉴于我国庞大的短视频用户规模和前文所述的过度短视频使用对于不同年龄群体学习和工作的消极影响，本次调查在年轻的学生群体（中小学生和大学生）和成年职业人群中展开，对三个群体的短视频使用强度状况进行比较并对他们各自一些重要的群体特征进行分析，同时也考察了短视频使用强度与一些心理健康指标的关系，并根据得到的结果围绕规范短视频使用、降低短视频使用成瘾风险、形成良好的短视频使用习惯提出相关的对策建议。

二　研究方法

（一）调查对象

本次调查采用网络平台进行在线收集数据，2024 年 3 月至 2024 年 10 月共收集青少年（小学四年级到高三）问卷 59850 份、大学生问卷 72175 份，成年职业人群问卷 9725 份，共 141750 份，剔除无效问卷后，共获得有效问

[①] 《第 54 次〈中国互联网络发展状况统计报告〉》，https：//www.cnnic.net.cn/NMediaFile/2024/0911/MAIN1726017626560DHICKVFSM6.pdf，最后访问日期：2024 年 9 月 22 日。

[②] 《第 5 次全国未成年人互联网使用情况调查报告》，https：//qnzz.youth.cn/qckc/202312/P020231223672191910610.pdf，最后访问日期：2024 年 9 月 22 日。

卷 130795 份，有效率为 92.3%。调查对象分布于 31 个省（自治区、直辖市），其中山西省 38313 人（29.3%），陕西省 16594 人（12.7%），湖北省 7630 人（5.8%），河南省 5832 人（4.5%），甘肃省 5371 人（4.1%），湖南省 4897 人（3.7%），新疆 4606 人（3.5%），安徽省 4280 人（3.3%），浙江省 4079（3.1%），其他地区或未报告地区信息的占 30.0%。

表 1　调查对象基本情况

单位：人，%

	青少年		大学生		成年职业人群
性别					
女	28076(51.4)		43214(64.8)		6873(72.1)
男	26502(48.6)		23474(35.2)		2657(27.9)
户口类型					
农村	26597(48.7)		46857(70.3)		3798(39.9)
城镇	24597(45.1)		19831(29.7)		5732(60.1)
不知道	3384(6.2)				
学历	母亲	父亲	母亲	父亲	
初中及以下	6719(12.3)	5542(10.1)	44472(66.7)	41541(62.3)	1681(17.6)
高中	15195(27.8)	16257(29.8)	12898(19.4)	14600(21.9)	1634(17.1)
专科	10575(19.4)	11175(20.5)	3649(5.5)	4279(6.4)	2263(23.8)
本科	15315(28.1)	15097(27.7)	3225(4.8)	3904(5.8)	3439(36.1)
研究生	2681(4.9)	2622(4.8)	426(0.6)	506(0.8)	513(5.4)
不清楚/缺失	4093(7.5)	3885(7.1)	2018(3.0)	1858(2.8)	—
学段/年级	小学:18153(33.3)		大一:26748(40.1)		—
	初中:17424(31.9)		大二:16879(25.3)		
	高中:19001(34.8)		大三:16549(24.8)		
			大四:6512(9.8)		
职业					
专业技术人员	—		—		1911(20.0)
公司职员	—		—		1488(15.6)
工人	—		—		951(10.0)
公务员	—		—		587(6.2)
管理人员	—		—		564(5.9)

续表

	青少年	大学生	成年职业人群
农民	—	—	554(5.8)
无业/失业人员	—	—	532(5.6)
其他	—	—	2170(22.8)
缺失值	—	—	773(8.1)

（二）调查工具

1. 短视频成瘾量表

本次调查通过两个指标了解短视频的使用强度，一是请调查对象回答平均每天大约刷短视频的时长（分钟）；二是短视频使用成瘾得分[①]，根据 Koc 和 Gulyagci（2013）编制的 Facebook Addiction Scale，Zhang 等（2019）将其改编为简版短视频成瘾量表（Short-form Video App Addiction Scale）并在中国样本中使用，具有良好的信效度。本量表共 6 个条目，如"我的家人或朋友认为我花了太多时间刷短视频"、"我曾试图减少刷短视频，但没有成功"、"因为刷短视频，我很难集中精力学习和做事"。量表采用 7 点计分，从"非常不同意"到"非常同意"依次计为 1~7 分，得分越高，表示短视频使用强度越大。本研究中，该量表在青少年、大学生和成年职业人群中的 Cronbach's α 分别为 0.84、0.87、0.85。

2. 流调中心抑郁量表（简版）

本次调查采用了何津等于 2013 年修订的流调中心抑郁量表（The Center for Epidemiological Studies Depression Scale，CES-D）的 9 题中文简版（CESD-9）。CES-D 是一个适用于不同年龄段群体，被广泛用于普通人群抑郁症状筛查的工具。评分方式是由调查对象根据所列抑郁症状自我评定最近一周内这

---

① 短视频使用成瘾得分：本报告中的短视频使用成瘾得分是通过简版短视频成瘾量表评估的短视频使用状况，仅作为调查对象短视频使用强度的一个指标，不能作为临床评估诊断短视频成瘾的标准。

些症状出现的频率，这些症状包括情绪低落、人际交往困难、睡眠困扰等。量表总得分在 0~9 分提示无明显抑郁风险，10~16 分为轻度抑郁风险，17 分以上提示可能存在抑郁高风险。该工具已被反复验证有良好的信效度，本次调查中青少年、大学生和成年职业人群中的 Cronbach's α 分别为 0.88、0.87 和 0.89。

3. 广泛性焦虑量表（简版）

本调查对焦虑的测量采用的是简版广泛性焦虑量表（Genrealized Anxiety Disorder-2，GAD-2），其作为焦虑粗略筛查工具的效力得到验证（Plummer et al.，2016）。量表要求个体使用 0~3 评定最近两周内症状出现的频率，0＝"完全没有"，1＝"有几天"，2＝"超过半数时间"，3＝"几乎每天"。量表总分大于等于 3 分时提示存在焦虑风险。本调查中青少年、大学生和成年职业人群中的 Cronbach's α 分别为 0.80、0.82、0.83。

三 不同群体短视频使用强度的总体状况

（一）短视频使用时间

调查结果显示，青少年（小学四年级到高三）中，平均每天刷短视频的时间约为 1.6 小时，大学生群体达到了将近 3 小时，成年职业人群约 2.3 小时。

参与本次调查的人群中，超过 35% 的青少年平均每天刷短视频的时间在 1 小时以上，逾 10% 为 3 小时以上；大学生中，近八成平均每天刷短视频的时间在 1 小时以上，29.0% 为 3 小时以上；成年职业人群中，近六成平均每天的短视频使用时间在 1 小时以上，3 小时以上的有 18.7%（具体时间和比例详见图 1）。

（二）短视频使用成瘾得分及具体表现

参与本次调查的青少年短视频使用成瘾的平均得分为 15.34±8.14 分，大学生的得分为 16.42±7.90 分，成年职业人群为 19.20±8.62 分。

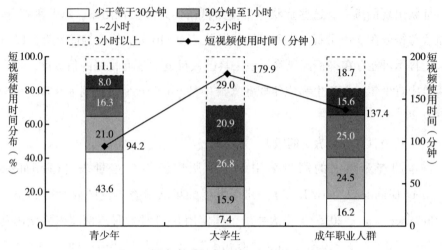

图1 调查中不同人群的短视频使用时间

进一步对一些具体的短视频使用情况的分析显示，各人群都有一定比例的人表示曾经有过试图减少短视频使用但失败了的经历（回答"有点或有些同意"或"非常同意"的比例），青少年中有19.4%，大学生中有19.2%，成年职业人群中有24.1%（见图2）。同时，参与本次调查的人群约有1/10不同程度地同意如果不能刷短视频，会感到焦虑，青少年中是10.3%、大学生中是11.9%、成年职业人群中是16.1%。

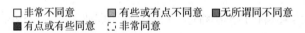

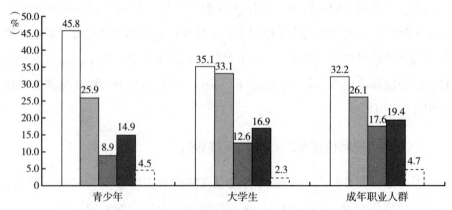

图2 不同人群"我曾试图减少刷短视频，但没有成功"回答频率分布

在刷短视频可能对现实生活和学习带来一定的消极影响这一问题上，有25.7%的青少年选择有点同意或非常同意，大学生中这一比例达到了37.4%，成年职业人群中这一比例则进一步升高至42.8%（见图3）。

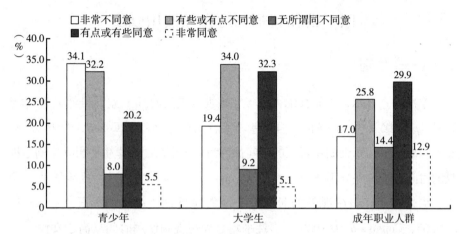

图3　不同人群"因为刷短视频，我很难集中精力学习和做事"回答频率分布

在对因为花更多时间刷短视频而影响了睡眠这一问题，20.6%的青少年表示了不同程度的同意，大学生中此比例为27.2%，而成年职业人群中该比例高达43.4%（见图4）。在关于因为刷短视频影响社交方面，认为自己

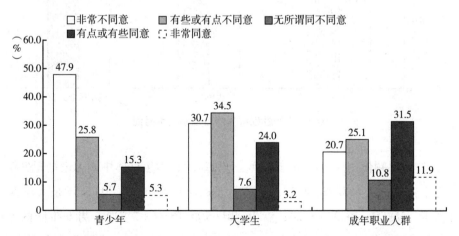

图4　不同人群"我因为花更多时间刷短视频而影响睡眠"回答频率分布

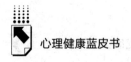

有此状况的受调查对象的比例在不同人群中都相对低一些，青少年中约占13.0%，大学生为11.7%，成年职业人群中约有1/4（24.3%）。

四　群体特征与短视频使用强度

（一）性别

本次调查显示，不同性别青少年在短视频使用时间上差异虽然显著（$t = 2.53$，$p<0.05$），女生略长，但相差不大，效应量较小（Cohen's $d = 0.022$），女生和男生平均每天刷短视频的时间都约为1.5小时。大学生中男女生刷短视频的时间持平，差异不显著（$t = 1.41$，$p = ns$），约3个小时。成年职业人群中，男性和女性刷短视频的时间有一个效应量很小的显著差异（$t = 2.41$，$p<0.05$，Cohen's $d = 0.058$），男性平均每天短视频使用时间略高于女性。

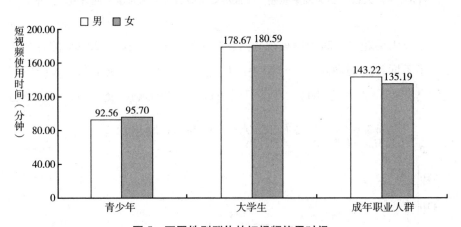

图5　不同性别群体的短视频使用时间

在短视频使用成瘾的得分方面，分析显示，学生群体中，无论是青少年（男生：$M \pm SD = 15.33 \pm 8.29$；女生：$M \pm SD = 15.36 \pm 8.00$），还是大学生（男生：$M \pm SD = 16.34 \pm 8.24$；女生：$M \pm SD = 16.46 \pm 7.71$），男女生间的差异都不显著（$t_{青少年} = 28.00$，$t_{大学生} = 28.00$；$p = ns$），仅在成年职业人群中，不同性别间存在显著差异（$t = 3.07$，$p<0.01$，Cohen's $d = 0.070$），男性的

短视频成瘾得分略高于女性（男生：$M \pm SD = 19.64 \pm 8.82$；女生：$M \pm SD = 19.03 \pm 8.54$）。

（二）户口类型

随着互联网的普及，城乡间数字鸿沟不断缩小，据中国互联网络信息中心2024年8月发布的第54次《中国互联网络发展状况统计报告》，截至2024年6月，我国城镇地区互联网普及率为85.3%，农村地区互联网普及率为63.8%，农村网民规模达3.04亿人。本次调查考察了不同年龄人群中短视频使用强度的城乡差异。

首先在短视频使用时间上，农村户口和城镇户口的青少年间存在着显著差异（$t = 41.33$，$p < 0.001$，Cohen's $d = 0.363$），农村户口的青少年平均每天刷短视频的时间接近2个小时，比城镇户口青少年高出约51分钟。城镇户口和农村户口的大学生也存在显著差异（$t = 6.34$，$p < 0.001$，Cohen's $d = 0.055$），农村户口大学生平均每天刷短视频的时间超过3小时，略高于城镇户口大学生，不过这种差异只是一个很小的效应量。成年职业人群中，不同户口的群体间差异同样显著（$t = 6.58$，$p < 0.001$，Cohen's $d = 0.141$），农村户口的成年职业群体平均每天的短视频使用时间要比城镇户口的成年职业群体多出近20分钟。

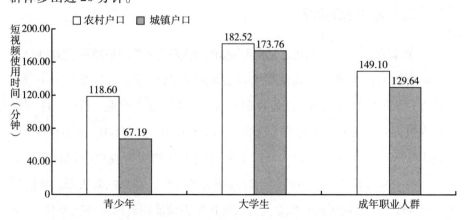

图6 不同户口类型人群的短视频使用时间

在短视频使用成瘾的得分上，农村户口和城镇户口青少年间的差异显著（$t = 28.00$，$p < 0.001$，Cohen's $d = 0.248$）。城镇户口和农村户口大学生间也存在显著差异（$t = 11.63$，$p < 0.001$，Cohen's $d = 0.099$）。成年职业人群中，不同户口的群体间同样存在着显著差异（$t = 2.53$，$p < 0.05$，Cohen's $d = 0.053$）。三个年龄段群体均是农村户口群体的短视频使用成瘾得分显著高于城镇户口，不过效应量提示，这个差异在青少年中更为凸显，而大学生和成年职业人群中短视频使用强度的城乡差异效应很小。

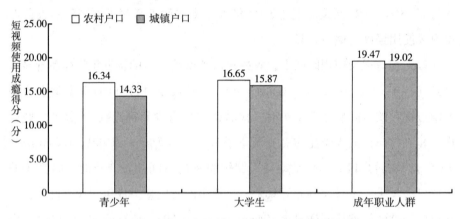

图7　不同户口类型人群的短视频使用成瘾得分

（三）社会经济状况

1. 中等学历、家庭人均可支配收入偏低的成人职业人群短视频使用强度更高

调查显示，不同个人或家庭的社会经济状况（学历和家庭经济状况）与调查对象的短视频使用时间有显著关系。首先，成人职业人群中，不同学历间在短视频使用时间上存在显著差异（$F = 9.50$，$p < 0.001$，$\eta^2 = 0.004$），表现为学历两端的两组（初中及以下和研究生）相对短视频使用时间更少一些，高中和专科学历人群的使用时间相对长一些。结果同时表明，家庭年人均可支配收入不同的成年职业人群组别在短视频使用时间上存在差异（$F = 5.22$，$p < 0.01$，$\eta^2 = 0.002$），可支配收入相对较低的两组的短视频使用时间

均显著多于收入相对较高的两组（具体数值见图8）。国家统计局2024年2月发布的《中华人民共和国2023年国民经济和社会发展统计公报》按全国居民五等份收入分组，低收入组人均可支配收入为9215元，中间偏下收入组人均可支配收入为20442元[①]，按此标准，本调查中可支配收入相对较低的两组基本属于中间偏下水平。

在短视频使用成瘾的得分上，不同学历间的成年职业人群差异不显著（$F=1.13$，$p=ns$），而不同家庭人均可支配收入的成年职业群体间存在一定差异（$F=4.90$，$p<0.01$，$\eta^2=0.002$），主要是收入最低的一组相对收入高的两组在短视频成瘾得分上显著更高。因此总体而言，在成年职业人群中，中等学历、家庭年人均可支配收入在2万元以下的受调查对象短视频使用强度更高（见图8）。

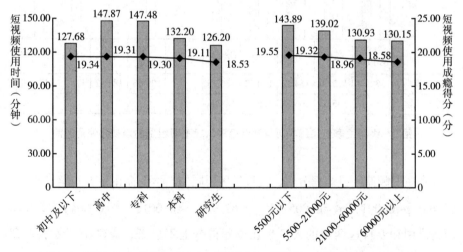

图8 成年职业人群不同学历及不同社会经济状况组别的短视频使用强度

2. 父母学历较低、家庭经济状况不佳的大学生短视频使用强度更大

在参与本次调查的大学生群体中，短视频使用时间相对更多的是父母学历两端的两组（初中及以下和研究生）（$F_{母亲}=26.80$，$p<0.001$，$\eta^2=$

---

① 《中华人民共和国2023年国民经济和社会发展统计公报》，https://www.stats.gov.cn/xxgk/sjfb/tjgb2020/202402/t20240229_1947923.html。最后访问日期：2024年10月12日。

0.002；$F_{父亲}=34.60$，$p<0.001$，$\eta^2=0.002$）。学生群体可能并不完全了解家庭的收入，本次调查让学生按照"很宽裕"、"中等"、"中下"和"比较困难"描述了他们的家庭经济状况。对大学生群体的分析显示，家庭经济状况"比较困难"的大学生的短视频使用时间显著高于其他三组（$F=35.22$，$p<0.001$，$\eta^2=0.002$）。具体情况见图9。

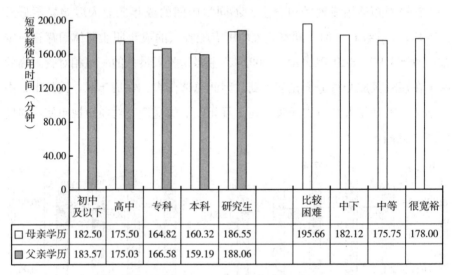

图9 大学生家庭父母学历及社会经济状况不同组别的短视频使用时间

在短视频使用成瘾得分上，父母学历不同的大学生存在显著差异（$F_{母亲}=82.68$，$p<0.001$，$\eta^2=0.005$；$F_{父亲}=62.98$，$p<0.001$，$\eta^2=0.004$）。母亲学历为高中和专科这两组的大学生在成瘾得分上不显著，高学历（本科和研究生）的两组间差异也不显著，成瘾得分较低，而得分最高的是母亲学历为初中及以下的大学生。同样，短视频使用成瘾得分最高的是父亲学历为初中及以下的大学生，得分最低的是母亲为研究生学历的大学生，不过父亲学历专科和本科这两组大学生的短视频使用成瘾得分差异不显著。

家庭经济状况不同，大学生的短视频使用成瘾得分显著不同（$F=352.38$，$p<0.001$，$\eta^2=0.016$），家庭经济状况"中下"和"比较困难"这两组大学生的短视频使用成瘾得分差异不显著，不过显著高于其他两组

（很宽裕、中等），家庭经济状况很宽裕的大学生的短视频使用成瘾得分最低，显著低于其他三组（见图10）。总之，父母学历较低、家庭经济状况不佳的大学生短视频使用强度更大。

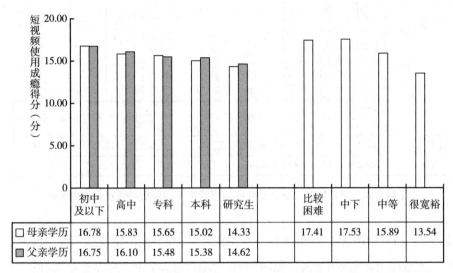

	初中及以下	高中	专科	本科	研究生		比较困难	中下	中等	很宽裕
□ 母亲学历	16.78	15.83	15.65	15.02	14.33		17.41	17.53	15.89	13.54
■ 父亲学历	16.75	16.10	15.48	15.38	14.62					

图10　大学生家庭父母学历及社会经济状况不同组别的短视频使用成瘾得分

3. 父母学历越低、家庭经济状况越差，青少年短视频使用强度越大

对本次调查的青少年的分析表明，父母的学历越高，青少年平均每天短视频使用时间越短（本科和研究生学历两组差异不显著）（$F_{母亲} = 662.06$，$p<0.001$，$\eta^2 = 0.050$；$F_{父亲} = 636.73$，$p<0.001$，$\eta^2 = 0.048$），父母学历初中及以下组青少年的短视频使用时间相比父母学历本科及以上的两组，多出90分钟左右。家庭经济状况不同的青少年在短视频的使用时间上各组间均存在着显著差异（$F = 285.16$，$p<0.001$，$\eta^2 = 0.015$）。"比较困难"的青少年的短视频使用时间显著最高，将近是很宽裕家庭青少年使用时间的2倍（见图11）。

对于短视频使用成瘾得分的分析发现，父母学历不同的青少年存在显著差异（$F_{母亲} = 328.28$，$p<0.001$，$\eta^2 = 0.025$；$F_{父亲} = 299.84$，$p<0.001$，$\eta^2 = 0.023$）。无论是母亲还是父亲，他们的学历越高，青少年的短视频使用成瘾得分越低。家庭经济状况不同的各组间，青少年的短视频使用成瘾得分显

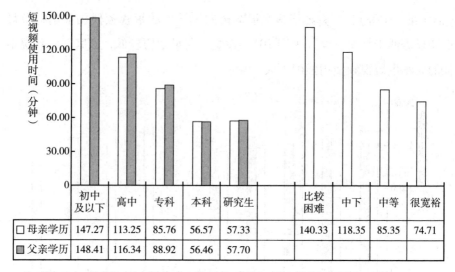

图11 青少年家庭父母学历及社会经济状况不同组别的短视频使用时间

著不同（$F = 467.55$，$p < 0.001$，$\eta^2 = 0.025$），家庭经济状况越不好，青少年的短视频使用成瘾得分越高（见图12）。此结果与大学生中的情况是相似的，不过总体上家庭社会经济状况对于青少年短视频使用强度的影响显示了更具线性的关系，即父母学历越低、家庭经济状况越差，青少年的短视频使用强度越大。

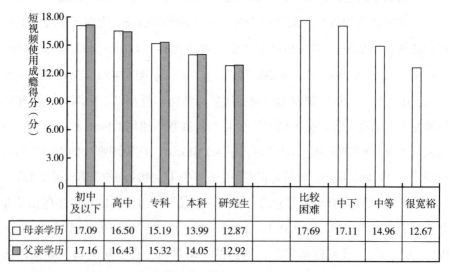

图12 青少年家庭父母学历及社会经济状况不同组别的短视频使用成瘾得分

（四）社会关系

短视频是一种新时代下普及度极高的娱乐媒介，在社会关系的背景下了解不同群体的短视频使用情况有助于加深对这一问题的认识，因此本次调查分别根据不同年龄群体所处阶段考察了一些他们的社会关系特征与短视频使用强度的关系。

1. 青少年群体

在青少年中，分别从父母关系、留守状况、与父母的关系、与老师的关系和与同伴的关系进行考察。

（1）父母均外出的留守青少年比非留守青少年平均每天多刷70分钟短视频

调查结果显示，首先相对于非留守青少年，三类有留守经历的青少年平均短视频使用时间更长（$F=314.53$，$p<0.001$，$\eta^2=0.017$），特别是母亲外出和父母均外出的青少年，他们每天平均使用短视频的时间在2.5个小时左右。在短视频使用成瘾得分上，同样是三类留守青少年都显著高于非留守青少年（$F=183.96$，$p<0.001$，$\eta^2=0.010$），特别是母亲外出和父母均外出的青少年（见图13）。

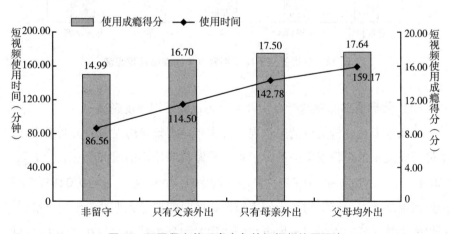

图13 不同留守状况青少年的短视频使用强度

（2）父母关系和睦，青少年短视频使用时间更短、使用成瘾得分更低

结果发现，父母关系状况不同组别（"非常和睦"、"比较和睦"、"一般"、"不太和睦"和"很不和睦"）的青少年在平均每天短视频使用时间上差异是显著的（$F=308.82$，$p<0.001$，$\eta^2=0.022$），父母关系越和睦的青少年，短视频使用时间越短，父母关系非常和睦的青少年平均每天刷短视频的时间不到 1.3 个小时，而父母关系很不和睦的青少年每天平均要花超过 2.7 个小时在短视频上。同样的差异也存在短视频使用成瘾得分上（$F=605.76$，$p<0.001$，$\eta^2=0.043$），父母关系和睦（非常和睦和比较和睦）的青少年的短视频使用成瘾得分显著更低，而父母关系"一般"、"不太和睦"和"很不和睦"这三组间差异不显著（见图 14）。

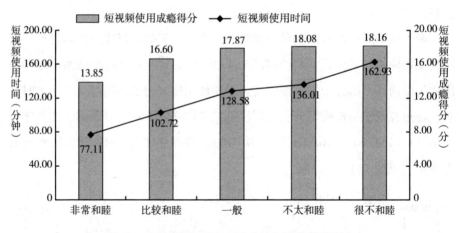

图 14　父母关系不同组别青少年短视频使用强度

（3）父母情感忽视越严重，青少年短视频使用强度越高

本调查通过分析父母情感忽视与青少年短视频使用强度的关系发现，遭受母亲或父亲忽视程度更高的青少年，其短视频使用的时间都更长（$F_{母亲}=650.11$，$p<0.001$，$\eta^2=0.023$；$F_{父亲}=580.10$，$p<0.001$，$\eta^2=0.021$），父母情感忽视高的青少年平均每天使用短视频的时间超过 2 小时，而父母情感忽视程度中等或低的青少年平均短视频使用时间显著更短，约在 72~93 分钟。在短视频使用成瘾的得分上，同样呈现了父母情感忽视程度越高，青少年的

短视频使用成瘾得分也越高的趋势（$F_{母亲}$ = 1348.10，$p<0.001$，η^2 = 0.047；$F_{父亲}$ = 1207.68，$p<0.001$，η^2 = 0.042）（见图 15）。

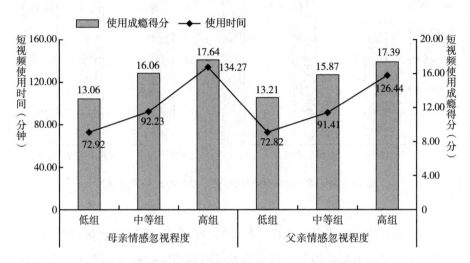

图 15　父母情感忽视不同组别青少年的短视频使用强度

（4）亲子不沟通的青少年短视频使用时间是亲子经常沟通组的两倍

对于亲子沟通频率与青少年短视频使用强度关系的分析发现，父母越是频繁地与青少年在心理健康方面进行沟通，青少年的短视频使用时间越短（F = 438.44，$p<0.001$，η^2 = 0.031）。在"经常沟通"这组，青少年平均每天使用短视频的时间约 1 小时，而"基本不沟通"和"从来不沟通"这两组的青少年短视频使用时间都在 120 分钟以上。不过在青少年短视频使用成瘾得分的结果上有所不同（F = 575.63，$p<0.001$，η^2 = 0.040），"经常沟通"组的青少年短视频使用成瘾得分显著低于其他组，其次是"偶尔沟通"组，得分也低于"说不清"和不沟通的两组，但是"说不清"、"基本不沟通"和"从来不沟通"在短视频使用成瘾得分上差异不显著。

（5）与老师关系生疏的青少年短视频使用时间更长，成瘾得分更高

询问青少年与老师关系的生疏程度后发现，与老师关系的生疏程度和青少年的短视频使用强度密切相关。具体来看，认为与老师关系越生疏的青少

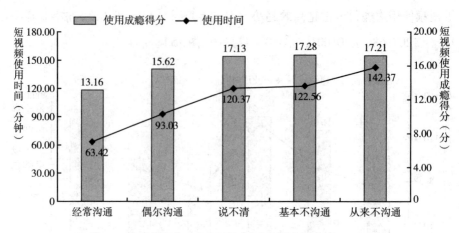

图16 亲子沟通频率不同组别青少年的短视频使用强度

年，在短视频使用时间上也更长（$F = 541.26$，$p < 0.001$，$\eta^2 = 0.038$）。认为自己与老师完全不生疏的青少年平均每天刷短视频的时间约为1.1个小时，而认为自己与老师非常生疏的青少年刷短视频的时间超过2.9小时。同样，在短视频使用成瘾的得分上与老师关系不同的青少年间差异也是显著的（$F = 1300.40$，$p < 0.001$，$\eta^2 = 0.087$），呈现越是和老师关系生疏的青少年，其短视频使用成瘾得分越高（见图17）。

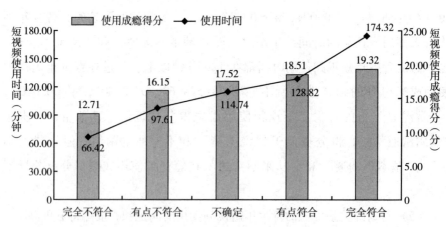

图17 与老师生疏程度不同组别青少年短视频使用强度

（6）同伴支持少的青少年短视频使用强度更大

过度的短视频使用可能与现实中缺少同伴支持有关，本次调查询问了青少年"我可以把我的问题和困难告诉朋友"的情况，分析显示，在刷短视频的时间上，越是可以经常这样做的青少年，刷短视频的时间越少（$F=64.77$，$p<0.001$，$\eta^2=0.004$），回答"从不"的青少年，平均每天刷短视频的时间超过 1.9 个小时，而回答"总是"的青少年，平均每天刷短视频的时间不到 1.4 个小时。短视频使用成瘾的得分上，获得朋友支持程度不同的青少年间，除了"从不"和"有时"这两组间差异不显著，有更高的短视频使用成瘾得分外，其他各组间均存在显著差异（$F=636.64$，$p<0.001$，$\eta^2=0.034$），越是能经常获得朋友这方面支持的青少年，其短视频使用成瘾得分越低（见图18）。

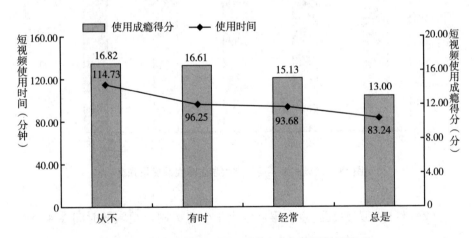

图18　朋友支持度不同组别青少年短视频使用强度

2. 大学生群体

在大学生中，分别从父母关系、本人与家人的关系、与同学的关系进行考察。

（1）父母关系很不和睦的大学生每天平均刷短视频逾 3.6 小时

结果发现，父母关系状况不同组别的大学生在平均每天短视频使用时间方面存在差异（$F=63.58$，$p<0.001$，$\eta^2=0.004$），除了父母关系越"一

般""不太和睦"两组使用时间相当外，总体上，父母关系和睦的大学生，其短视频使用时间上也会更短一些，父母关系"非常和睦"的大学生中平均每天刷短视频的时间近2.9个小时，而在父母很不和睦的大学生中每天平均要花3.6个小时以上在短视频上。同样的差异也存在于短视频使用成瘾得分上（$F=691.28$，$p<0.001$，$\eta^2=0.040$），与青少年的结果一致，也是父母关系和睦（非常和睦和比较和睦）两组的短视频使用成瘾得分显著更低，而父母关系"一般"、"不太和睦"和"很不和睦"这三组间差异不显著（见图19）。

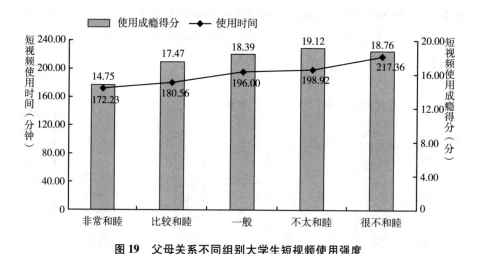

图19　父母关系不同组别大学生短视频使用强度

（2）对与家人关系满意度很低的大学生每天刷短视频的时间在4小时左右

调查询问了大学生对他和家人关系的满意度（0~10，数字越大表示越满意），结果显示，对自己和家人关系满意程度不同的大学生在短视频使用强度上存在显著差异。首先是短视频使用时间，对与家人关系不满意的大学生，会花更长的时间在刷短视频上（$F=52.75$，$p<0.001$，$\eta^2=0.008$），满意度极低（≤1）的两组每天平均花在短视频上的时间在4个小时左右，满意度较高（≥8）的三组间差异不显著。在短视频使用成瘾的得分上，各组间差异也是显著的（$F=384.02$，$p<0.001$，$\eta^2=0.054$），不过差异更多表现

为对与家人关系满意度较高时（≥8），有相对更低的短视频使用成瘾得分（见图20）。

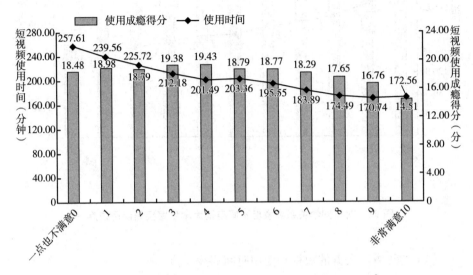

图20　对与家人关系满意度不同组别大学生短视频使用强度

（3）对与同学关系满意度很低的大学生每天刷短视频的时间超过4小时

同样分析大学生对他和同学关系的满意度（0~10，数字越大表示越满意）后发现，对自己和同学关系满意度不同的大学生在短视频使用时间上也存在显著差异（$F = 90.08$，$p < 0.001$，$\eta^2 = 0.013$），对与同学关系满意度越差的大学生，会花更长的时间在刷短视频上，满意度极低（≤1）的两组每天平均花在短视频上的时间在4个小时以上，满意度最高（≥9）的两组间差异不显著。在短视频使用成瘾得分上，各组间差异同样显著（$F = 573.99$，$p < 0.001$，$\eta^2 = 0.079$），不过不是一个完全线性的趋势，对与同学关系满意度较高时（≥8），短视频使用成瘾得分有更明显的下降（见图21）。

3. 成年职业人群

对于成年职业人群，分别从婚姻状况、与伴侣争吵的频率、共同养育子女中的配合度等进行考察。

165

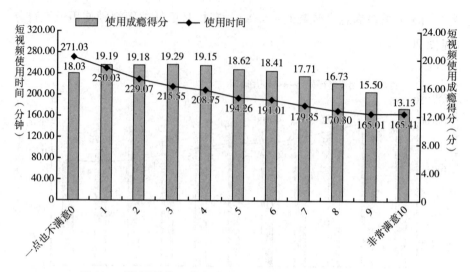

图21 对与同学关系满意度不同组别大学生短视频使用强度

（1）"已婚"人群的短视频使用时间略少一点

结果发现，在控制了年龄的影响后，婚姻状况不同组别的成年职业人群在短视频使用时间上仍存在差异（$F=27.36$，$p<0.001$，$\eta^2=0.006$），"已婚"组短视频使用时间更短，平均每天刷短视频的时间约2个小时，显著少于"未婚"和"离异/丧偶/其他"两组，后两组差异不显著。不过在短视频使用成瘾得分上，不同婚姻状况的成年职业人群间差异不显著（$F=0.85$，$p=ns$）（见图22）。尽管"已婚"人士在短视频的使用时间上相对更少，但他们对于短视频的依赖程度可能和在短视频上投注时间更长的"未婚"人士并无差别。

（2）与伴侣有分歧吵架的频率越高，短视频使用强度越大

本次调查考察了与伴侣的关系质量与短视频使用强度的关系，询问受调查者与伴侣发生分歧吵架的频率。结果显示，与伴侣发生分歧吵架的频率越高，他们的短视频使用时间也越长（$F=19.24$，$p<0.001$，$\eta^2=0.010$），"经常"或"总是"与伴侣有分歧发生争吵的这两组短视频的使用时间显著更长，同时，相应的短视频使用成瘾的得分也显著高于"从不"和"很少"与伴侣发生争吵的人群（$F=34.91$，$p<0.001$，$\eta^2=0.018$）。

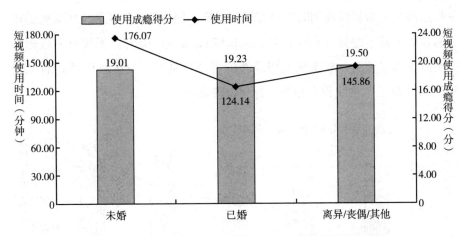

图22 成年职业人群中不同婚姻状况组别的短视频使用强度

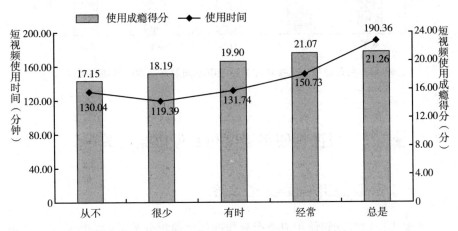

图23 与伴侣争吵频率不同组别成年职业人群的短视频使用强度

（3）共育子女的配合不佳，短视频使用更长、成瘾得分越高

本次调查发现，在共同养育子女的过程中，与对方的沟通配合程度也与调查对象的短视频使用强度相关。当家庭中在养育孩子时出现"一方无视另一方制定的规则"的情况越频繁，作为家长一方的短视频使用强度也会越大。在使用时间上，越是频繁出现一方对另一方规则的无视，他们的短视频使用时间也越长（$F = 22.14$，$p < 0.001$，$\eta^2 = 0.013$），"从不"和"很少"

争吵这两组的短视频使用时间没有显著差异。同样的，短视频使用成瘾的得分也显示了显著差异（$F = 61.93$，$p < 0.001$，$\eta^2 = 0.035$），无视对方规则的情况发生得越频繁，短视频使用成瘾的得分也越高，发生频率最高的"经常"和"总是"两组得分相当，都相对较高。

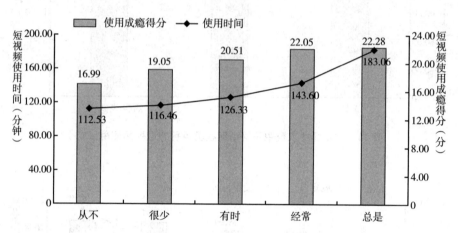

图24 共育过程中无视对方规则频率不同组别的短视频使用强度

五 短视频使用强度与心理健康的关系

（一）短视频使用强度与抑郁风险

本次调查对短视频使用成瘾得分与抑郁风险得分关系的分析显示，这两者在青少年、大学生、成人职业人群三个群体中的相关性都是显著的（$r_{青少年} = 0.32$，$r_{大学生} = 0.36$，$r_{成年职业人群} = 0.20$；$p < 0.001$）。同时，青少年、大学生、成人职业人群中都显示了短视频使用时间与抑郁风险得分的密切关系（$F_{青少年} = 943.58$，$p < 0.001$，$\eta^2 = 0.080$；$F_{大学生} = 428.59$，$p < 0.001$，$\eta^2 = 0.031$；$F_{成年职业人群} = 71.59$，$p < 0.001$，$\eta^2 = 0.036$）。

结果同时显示短视频使用时间与抑郁风险的关联在三个群体中都是存在的〔$\chi^2_{青少年}$（10）= 2916.56，$p < 0.001$，Cramer's $V = 0.163$；$\chi^2_{大学生}$

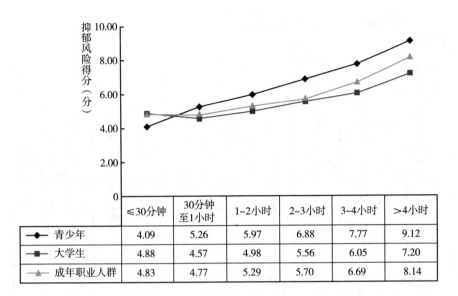

	≤30分钟	30分钟至1小时	1~2小时	2~3小时	3~4小时	>4小时
青少年	4.09	5.26	5.97	6.88	7.77	9.12
大学生	4.88	4.57	4.98	5.56	6.05	7.20
成年职业人群	4.83	4.77	5.29	5.70	6.69	8.14

图25　三个群体中不同短视频使用时间组别的抑郁风险得分

(10)＝1424.62，p＜0.001，Cramer's V＝0.103；$\chi^2_{成年职业人群}$（10）＝239.31，p＜0.001，Cramer's V＝0.112］。不过具体趋势上略有不同，青少年中随着短视频使用时间的增加，抑郁风险也逐渐升高，而大学生和成年职业人群短视频使用在1小时内并没有抑郁风险增加的状况，甚至适当使用（30分钟到1小时）抑郁风险还会低一些，不过之后随着短视频使用时间的增加，抑郁风险也随之增加。当短视频使用时间超过4个小时时，青少年中存在抑郁风险的比例高达42.1%，大学生为29.3%，成年职业人群为34.3%。

（二）短视频使用强度与焦虑风险

本次调查显示，短视频使用成瘾得分与焦虑得分显著正相关，在青少年、大学生、成年职业人群中均是如此（$r_{青少年}$＝0.29，$r_{大学生}$＝0.33，$r_{成年职业人群}$＝0.20；p＜0.001）。三个群体中都显示短视频使用时间不同，焦虑风险得分也存在显著差异（$F_{青少年}$＝1067.18，p＜0.001，η^2＝0.057；$F_{大学生}$＝366.56，p＜0.001，η^2＝0.020；$F_{成年职业人群}$＝76.98，p＜0.001，η^2＝0.022）。青少年和

169

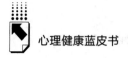
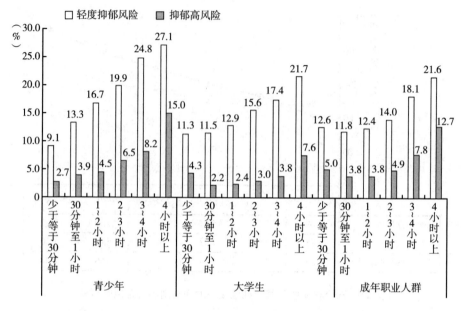

图 26 三个群体中不同短视频使用时间组别的抑郁风险比例

大学生群体各组间的差异均显著，而成年职业人群中 30 分钟以内和 30 分钟到 1 小时这两组间的差异不显著。

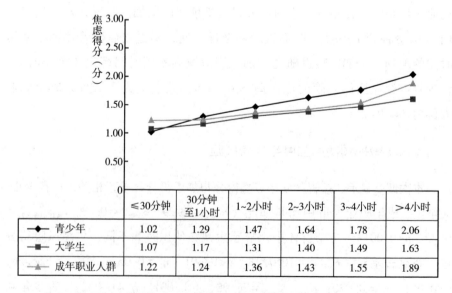

	≤30分钟	30分钟至1小时	1~2小时	2~3小时	3~4小时	>4小时
青少年	1.02	1.29	1.47	1.64	1.78	2.06
大学生	1.07	1.17	1.31	1.40	1.49	1.63
成年职业人群	1.22	1.24	1.36	1.43	1.55	1.89

图 27 三个群体中不同短视频使用时间组别的焦虑风险得分

在三个群体中，不同短视频使用时间的焦虑风险比例的差异也均显著 [$\chi^2_{青少年}$（5）= 1325.14，$p < 0.001$，Cramer's $V = 0.156$；$\chi^2_{大学生}$（5）= 569.72，$p<0.001$，Cramer's $V=0.092$；$\chi^2_{成年职业人群}$（5）= 194.28，$p<0.001$，Cramer's $V=0.143$]。不过在具体的趋势上三个群体有一些不同，在青少年中随着短视频使用时间的增加，焦虑风险也逐渐升高，不过大学生和成年职业人群中，短视频使用在 3 小时以内焦虑风险没有呈现提高趋势，甚至使用 30 分钟到 1 小时的存在焦虑风险的比例还是相对最低的。当短视频使用时间超过 4 个小时，青少年和成年职业人群存在焦虑风险的比例达到 1/4 左右，大学生也超过了 1/10（见图 28）。

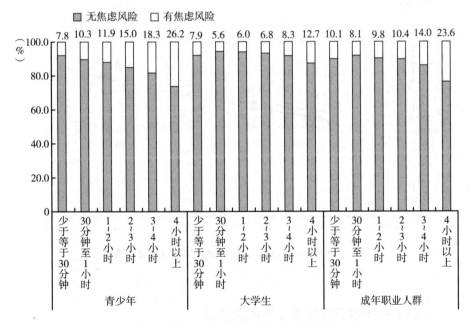

图 28　三个群体中不同短视频使用时间组别的焦虑风险比例

（三）短视频使用强度与孤独感

孤独感是一个人社会关系得不到满足时产生的消极情绪体验，是心理健康的重要指标之一。本次调查询问调查对象感到孤独的程度（0~10，数字越大表示越孤独），并分析短视频使用强度是否与主观的孤独感程度有关。结果发现，短视频使用成瘾得分与孤独感在三个群体中都呈显著正相关（$r_{青少年} = 0.32$，$r_{大学生} = 0.32$，$r_{成年职业人群} = 0.17$；$p < 0.001$）。

在短视频使用时间上，在三个群体中都显示出了在孤独感程度上的显著差异（$F_{青少年} = 4475.49$，$p < 0.001$，$\eta^2 = 0.053$；$F_{大学生} = 1256.15$，$p < 0.001$，$\eta^2 = 0.018$；$F_{成年职业人群} = 318.31$，$p < 0.001$，$\eta^2 = 0.018$）。青少年中呈现了短视频使用时间越长，孤独感程度也越高的线性关系，在大学生和成年职业人群中孤独感最低的并不是短视频使用时间最短的组，而都是短视频使用在30分钟到1个小时的这一组，在这之后才呈现短视频使用时间越长孤独感越高的趋势。

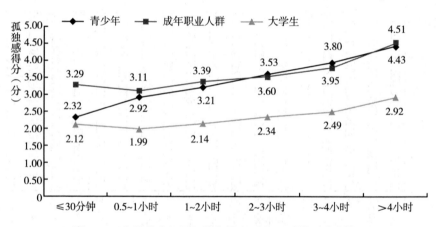

图29　三个群体中不同短视频使用时间组别的孤独感得分

（四）短视频使用强度与自我满意度

参与本次调查的大学生和成年职业人群整体上对自己较为满意（0~10，数字越大表示越满意）。分析发现这两个群体中，短视频使用强度总体与对自己的满意度有一定的关系。首先，短视频使用成瘾得分与对自己的总体满意度在两个群体中都呈显著负相关（$r_{大学生} = -0.29$，$r_{成年职业人群} = -0.18$；$p < 0.001$）。

在短视频使用时间上，两个群体都显示出了在对自己的总体满意度上的显著差异（$F_{大学生} = 147.44$，$p < 0.001$，$\eta^2 = 0.011$；$F_{成年职业人群} = 57.33$，$p < 0.001$，$\eta^2 = 0.029$）。在大学生中，短视频使用在 30 分钟到 1 个小时的这一组，对自己的总体满意度最高，显著高于使用不到 30 分钟组以及其他使用时间更长组；成年职业人群中，使用时间更短的两组间差异不显著（30 分钟以下组和 30 分钟~1 小时组），但之后短视频使用时间越长，对自己的总体满意度越低。

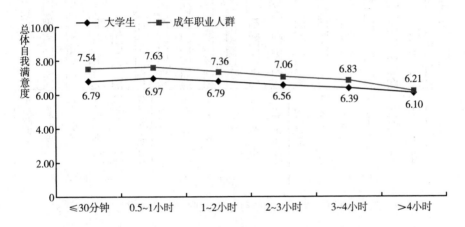

图 30 大学生和成年职业人群不同短视频使用时间的总体自我满意度得分

鉴于网络环境包括短视频与容貌焦虑的重要关系（Gurtala，& Fardouly，2023），本研究分别在三个群体中就他们对自己外貌的满意度（从"非常不满意"到"非常满意"5 点评分）与短视频使用强度进行了分析。结果显示，短视频使用成瘾得分与对自己的外貌满意度在三个群体中都呈显著负相关（$r_{青少年} = -0.22$，$r_{大学生} = -0.22$，$r_{成年职业群体} = -0.12$；$p < 0.001$）。

在短视频的使用时间上，三个群体都显示出平均每天刷短视频时间更长的组别中，对自己外貌满意的比例更低，而不满意的比例更高 [$\chi^2_{青少年}$（20）= 2889.57，$p < 0.001$，Cramer's $V = 0.115$；$\chi^2_{大学生}$（20）= 1554.31，$p < 0.001$，Cramer's $V = 0.076$；$\chi^2_{成年职业群体}$（20）= 347.78，$p < 0.001$，Cramer's $V = 0.096$]。青少年短视频使用时间越长，对自己外貌不满意的比例越高，而

在大学生和成年职业人群中，对自己外貌不满意比例最低的是 30 分钟到 1 个小时的这一组。总体上，当短视频使用超过 4 小时时，三个群体中有三成左右的调查对象对自己的外貌不满意（见图 31）。

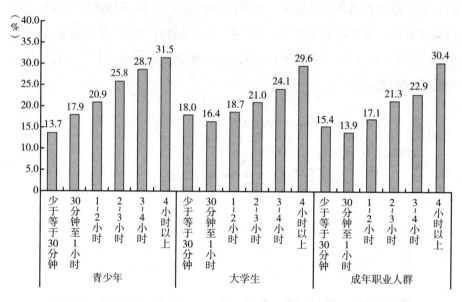

图31　三个人群中不同短视频使用时间组别对自身外貌不满意比例分布

六　对策建议

基于对青少年、大学生和成年职业人群三个不同年龄群体，共逾 13 万人的调查，分析和了解了调查对象短视频使用强度的总体状况和群体差异，考察了短视频使用强度与心理健康的重要关联，同时提示了一些值得关注的问题。本次调查表明，小学四年级到高三的青少年调查对象中，平均每天刷短视频的时间约为 1.6 小时，大学生群体为将近 3 小时，成年职业人群约 2.3 小时。超过 35% 的青少年、近八成的大学生以及近六成的成年职业人群平均每天刷短视频的时间在 1 小时以上；逾 10% 的青少年、29% 的大学生和 18.7% 的成年职业人群平均每天使用短视频的时间超过了 3 个小时。由于刷短视频可能已对部分人的现实生活和学习带来了消极影响，25.7%的青少年、37.4%大学生和42.8%的成年职业人群表示自己因为刷短视频，很难集中精力学习和做事。20.6%的青少年、27.2%的大学生以及43.4%的成年职业人群承认自己因为花更多时间刷短视频而影响了睡眠。

农村人群（农村户口），特别是青少年，相对城镇户口人群每天平均短视频使用时间更长，短视频使用成瘾得分更高。两个学生群体中，父母学历低、家庭经济状况不佳的短视频使用强度更大。社会关系是影响不同群体短视频使用强度的重要因素。总体上，家庭和睦、获得人际支持（学生的父母、老师、同伴，成年人的伴侣）高时，青少年、大学生和成年职业人群的短视频使用强度都较低。本次调查也显示，青少年中短视频使用强度越高，在抑郁风险、焦虑风险、孤独感的得分上也越高，而对他们自己的满意度也更低，大学生和成年职业人群中心理健康风险最低的是短视频使用时间在30分钟到1小时的调查对象，之后才呈现短视频使用强度越大，心理健康风险越低的趋势。

根据调查结果，为规范短视频使用，减少过度短视频使用，降低对心理健康的消极影响，我们从下列几个方面提出建议。

（一）合理管理短视频的使用时长，避免沉迷影响心理健康

首先，根据群体和个体状况，适当设定每天的使用时间限制，青少年应尽量减少短视频的使用时间，超过半小时心理健康风险会逐渐增加；大学生和成年职业人群短视频使用时间在1小时以内，对心理健康影响不大，适度使用（30分钟至1小时）甚至可能还有一定的积极作用，但使用时间超过2个小时，心理健康的风险会明显逐渐增加。因此，可借助手机的时间管理工具或下载专门的应用来追踪短视频的使用情况，并在超出时间限制时给予提醒，也可与信任的人进行约定，请他们帮助提醒。

（二）建立健康的短视频观看习惯，减少对日常学习工作的消极影响

可将短视频的使用明确划归到休息和娱乐时间，通过统筹规划，将其作

为生活中适度放松的方式。例如，在饭后、运动后或休息日放松时合理观看，既能获得短暂的娱乐享受，又可避免占用学习和工作时间。建议设定每日固定的"无屏时间"，尤其是在晚上睡前1小时，避免刷短视频。这不仅能减轻蓝光对睡眠的干扰，还有助于形成规律的作息时间，提高睡眠质量。良好的睡眠可对大脑功能和情绪调节起到关键作用，避免因刷短视频导致睡眠不足，引发注意力下降、情绪波动等问题，进一步影响白天的学习和工作。此外，将短视频使用与积极的生活习惯结合起来，如作为完成任务后的奖励，能够更好地发挥其娱乐功能，同时避免对学习、工作及心理健康的干扰。

（三）培养和发展丰富的娱乐和情绪调节方式

短视频是当今社会一种非常普遍的线上娱乐方式，当情绪低落、压力较大时，人们更可能倾向于通过观看短视频来逃避现实问题，缓解糟糕的情绪感受。短视频的即时娱乐性确实能在短时间内带来情绪的暂时缓解，然而，这种做法并不能真正化解负面情绪的根源，还可能加剧心理健康问题。因此，建议在刷短视频之外，注重培养和发展更为丰富的娱乐方式，特别是在感到压力大和情绪不佳时，通过培养其他更有益的情绪调节方式，个体可以有更多健康的应对策略，更好地释放压力、疏导情绪，同时提升自我效能感，如运动健身、艺术创作、阅读写作、烹调制物、正念冥想等，可替代单一依赖短视频的娱乐和放松模式。

（四）强化现实的人际支持系统，满足情感需求

当现实中的社会关系所能提供的支持不足时，不同年龄段的人都可能被线上虚拟世界中的短视频所吸引。因此，青少年的家长应以身作则，树立良好的榜样，避免自己过多使用短视频，营造健康的使用氛围。家长应主动创造高质量的亲子互动，倾听和理解孩子的内心感受，父母也需努力形成更为和谐的共育关系，让青少年感受到家庭的支持和归属感。此外，家长可以鼓励孩子多参与线下社交活动，如同伴交流或学校社团活动，帮助他们从现实

中获得更多情感支持。大学生可以通过积极融入校园生活来增强现实社交圈，例如参与社团、学术小组或朋辈支持项目，与同龄人建立紧密的联系和合作关系。学校也可以提供多样化的互动平台，如举办讲座、团队活动或心理支持小组，帮助学生缓解压力、拓展人际关系，从而减少短视频对情感需求的替代作用。良好的师生关系是促进心理健康、减少短视频过度依赖的重要一环。教师应在课堂内外展现关怀和尊重，关注学生的个体差异和情感需求，营造安全、包容的学习环境。成年人可通过定期与家人朋友聚会、参与社区活动或兴趣小组，增强现实中的情感纽带。在家庭中共同设定使用短视频的规则，如固定的"无屏时间"，在用餐时间或家庭活动，所有成员都不使用电子设备，以增强家庭互动和情感联结。

（五）提升短视频使用素养与内容引导，发挥正向传播和价值观塑造作用

短视频已成为信息传播和娱乐消遣的重要平台，其影响力也使其成为价值观塑造的重要场所。首先，应提高用户的媒介素养，学会选择优质内容，避免被动接受推荐内容，避免因单一化推荐而形成信息茧房。青少年和大学生正处于价值观发展的关键期，需要构建健康的短视频生态。家长和学校应引导他们选择积极、优质的内容，平台应承担内容推送责任，严格审核，优化算法推荐，通过精准识别、内容分类等手段，为青少年提供符合其认知发展的内容，增加教育、公益类内容。对于成年人，平台应提供更多有助于促进自我成长和社会责任感的内容，避免信息碎片化对价值观的负面冲击，避免低俗、暴力、虚假、外貌焦虑和不健康生活方式等有害内容的传播。积极发挥短视频传播和弘扬优秀传统文化的巨大潜力，通过情感共鸣激发文化认同感，让用户特别是青少年和年轻人在娱乐的同时增强文化自信。短视频不仅是信息传播和娱乐的工具，更是社会文化的重要载体，有效发挥短视频在促进正向价值观传播、形成社会主流文化中的积极作用，帮助构建更加健康、积极的社会氛围，从而提升社会整体的心理健康水平。

参考文献

何津、陈祉妍、郭菲、章婕、杨蕴萍、王倩，2013，《流调中心抑郁量表中文简版的编制》，《中华行为医学与脑科学杂志》第 22 卷第 12 期，第 1133~1136 页。

Gurtala, C. and Fardouly, J. 2023. "Does Medium Matter? Investigating the Impact of Viewing Ideal Image or Short-form Video Content on Young Women's Body Image, Mood, and Self-objectification." Body Image 46: 190-201.

Koc, M. and Gulyagci, S. 2013. "Facebook Addiction among Turkish College Students: The Role of Psychological Health, Demographic, and Usage Characteristics." *Cyberpsychology, Behavior, and Social Networking* 16 (4): 279-284.

Plummer, F., Manea, L., Trepel, D., and McMillan, D. 2016. "Screening for Anxiety Disorders with the GAD - 7 and GAD - 2: A Systematic Review and Diagnostic Metaanalysis." *General Hospital Psychiatry* 39: 24-31.

Wang, J., Li, M., Zhu, D., and Cao, Y. 2020. "Smartphone Overuse and Visual Impairment in Children and Young Adults: Systematic Review and Meta-analysis." *Journal of Medical Internet Research* 22 (12): e21923.

Ye, J. H., Wu, Y. T., Wu, Y. F., Chen, M. Y., and Ye, J. N. 2022. "Effects of Short Video Addiction on the Motivation and Well-being of Chinese Vocational College Students." *Frontiers in Public Health* 10: 847672.

Yu, Z., Zhu, X., and Li, Y. 2024. "The Association between Problematic Short Video Use and Suicidal Ideation and Self-injurious Behaviors: The Mediating Roles of Sleep Disturbance and Depression." *BMC Public Health* 24 (1): 1689.

Zhang, D., Yang, Y., and Guan, M. 2024. "A Cross-lagged Analysis of the Relationship between Short Video Overuse Behavior and Depression among College Students." *Frontiers in Psychology* 15: 1345076.

Zhang, X., Wu, Y., and Liu, S. 2019. "Exploring Short-Form Video Application Addiction: Socio-technical and Attachment Perspectives." *Telematics and Informatics* 42: 101243.

Zhao, Z., and Kou, Y. 2024. "Effects of Short Video Addiction on College Students' Physical Activity: The Chain Mediating Role of Self-efficacy and Procrastination." *Frontiers in Psychology* 15: 1429963.

Zuo, X., Wang, R., and Hong, Z. 2024. "Does Using Short Video Apps Impacts Life Satisfaction: A Perspective from Psycho-Social Mechanism." *Current Psychology* 43 (24): 1-15.

B.8
2024年我国欠发达地区
农村学生心理健康报告

方圆 杜智鑫 李浩钰 皇甫静 严励*

摘　要： 本报告基于中国发展研究基金会委托中国科学院心理研究所国民心理健康评估发展中心与北京成英公益基金会联合开展的2024年我国欠发达地区农村学生心理健康调查，旨在深入了解农村学生的心理健康现状，并提出相应的对策建议。调查采用多阶段分层整群抽样方法，覆盖东部、中部、西部共10个省份，采集有效样本13992份。调查对象年级从小学五年级到高二年级，平均年龄14.6岁，其中男生占50.2%，汉族占75.7%，住校生占65.4%。结果显示，农村学生的抑郁风险比例高于全国青少年平均水平，70.4%的农村学生无抑郁风险，但有21.5%的农村学生有轻度抑郁风险，8.1%的农村学生有抑郁高风险。中部地区抑郁高风险比例显著高于东部和西部地区，三个地区抑郁风险率分别为11.0%、7.0%和7.0%。性别差异方面，女生的抑郁风险高于男生，其中23.1%的女生有轻度抑郁风险，9.2%的女生有抑郁高风险，而男生分别为19.9%和7.0%。随着年级的增加，抑郁风险比例呈上升趋势，高二年级学生的抑郁风险比例最高。父母婚姻关系、亲子沟通、亲子空间距离等对农村学生的心理健康有重要影响。建议通过全面提升农村教师心理健康素养、建设农村学校心理健康工作队伍、研制心理支持方

---

* 方圆，博士，中国科学院心理研究所助理研究员，研究方向为心理健康大数据、青少年心理健康；杜智鑫，研究员，中国发展研究基金会儿童发展研究院常务副院长，研究方向为中国农村儿童发展、儿童发展与中国现代化；李浩钰，硕士，中国科学院心理研究所，研究方向为发展与教育心理学；皇甫静，硕士，中国发展研究基金会儿童发展研究院项目副主任，研究方向为儿童青少年心理健康干预与评估、职业教育发展；严励，硕士，中国发展研究基金会儿童发展研究院项目副主任，研究方向为儿童青少年心理健康评估、规模化的心理健康干预和促进方案。

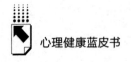

案、强化家庭支持、借助新技术推动资源共享以及加强心理课活动设计等多方面措施，实现对农村学生心理健康的全面支持。

关键词： 农村学生　心理健康　抑郁风险　手机沉迷　家庭支持

一　引言

青少年时期是个体心理发展的关键阶段。这一时期的心理健康状态对个体未来发展具有深远影响，不仅关系到青少年自身成长和发展，还关系到社会稳定和未来。心理健康的青少年更有可能发展成为具有创造力、适应力和有责任感的成年人。相反，心理健康问题可能导致青少年学业失败、适应困难甚至更严重的后果。青少年正处于身心迅速发展和变化的时期，面临着生理变化、学业压力、人际关系以及自我认同等多方面的挑战，这些因素共同作用于他们的心理健康。相比成年期，青少年期更容易受到焦虑、抑郁等心理问题困扰。同时，青少年心理健康问题往往与家庭环境、学校教育和社会文化等因素紧密相关，这些问题的解决需要家庭、学校和社会的共同努力。因此，维护青少年的心理健康，为他们提供支持性的成长环境，需要社会各界的广泛关注和积极行动。

相比城市青少年，我国农村青少年的心理健康问题相对突出，主要表现在抑郁风险增加、学业适应困难、心理创伤发生率高、行为问题显著以及积极心理品质有待提升等方面。造成这些问题的原因复杂多样。一方面，农村青少年面临更大的压力，包括贫困、欺凌和暴力、家庭照料缺失、低龄寄宿、教育资源匮乏等。另一方面，农村青少年往往缺乏有效的心理支持，导致在面对重重压力时无法妥善处理，容易产生焦虑等心理问题。就家庭因素而言，大量农村劳动力向城市迁移，导致农村地区出现留守儿童现象，这些儿童因家庭结构不完整、父母长期缺席和情感支持缺乏更容易产生心理健康问题。就学校因素而言，农村学校心理健康教育资源匮乏，专业心理教师严重不足，心理健康课程缺乏规范化，限制了学校在预防和干预心理问题方面的作用。就社会因素而言，我国农村地区的心理服务体系尚不完善，社会支持力度不足，加之社会环境的快速变化，进一步加重青少年在身份认同和社会适应上的心理压力。总之，家庭、学校和社会多重因素叠加，导致农村青少年心理健康问题显得更加突出，亟须社会广泛关注与支持。

开展农村青少年的心理健康问题调查研究，对于分析农村青少年的心理健康问题并提供解决建议具有重要意义。在此背景下，中国科学院心理研究所国民心理健康评估发展中心多次联合公益组织开展大规模农村学生心理健康调查，包括《中国西部贫困地区中小学师生心理健康调查报告》（2012年）[1]、《乡村儿童心理健康调查报告》（2021年）等。本次调查为中国发展研究基金会委托中国科学院心理研究所国民心理健康评估发展中心与北京成英公益基金会联合开展，通过调查了解我国东、中、西部地区农村青少年的心理健康状况、分析可能的影响因素，旨在为我国农村学生心理健康工作提供参考。

二　调查方法

（一）调查对象

本次调查样本的分布情况为：东部地区 2650 人（18.9%），中部地区 3948（28.2%），西部地区 7394 人（52.9%）。包括甘肃、广东、广西、贵州、河北、河南、湖北、湖南、山东、云南 10 个省。每省选取人均 GDP 相对落后的 2 个县，每县抽取农村小学、初中、高中学段 1~2 所，开展小学五年级到高中二年级的学生调查。调查自 2024 年 4 月开始，至 6 月结束。共调研在校学生 14759 人，获得有效数据 13992 份，问卷有效回收率为 94.8%。调查对象的年龄范围在 8~20 岁，平均年龄 14.6±2.0 岁，年龄中

---

[1] 《中国西部贫困地区中小学师生心理健康调查报告》，https://www.ourfreesky.org/ofs/cmhr/ofs_cmhr_report_2011.03.pdf，最后访问日期：2024 年 12 月 17 日。

数为 14.5 岁。调查对象 50.2% 为男生，75.7% 为汉族，65.4% 为住校生。调查对象的父亲教育程度 65.4% 为初中及以下，母亲教育程度 68.9% 为初中及以下。调查对象的父亲有 9.8% 外出不在身边，母亲有 5.3% 外出不在身边，7.0% 的孩子父母二人均外出半年以上。调查对象基本情况见表 1。

表 1　调查对象基本情况

单位：人，%

分布特征	人数	占比	分布特征	人数	占比
性别			初中	6535	46.7
男	7019	50.2	高中	2261	16.2
女	6973	49.8	职高	185	1.3
年级			中专	256	1.8
小学五年级	1653	11.8	大专	422	3.0
小学六年级	1669	11.9	大学本科	532	3.8
初中一年级	2501	17.9	研究生	96	0.7
初中二年级	2127	15.2	不知道	1083	7.8
初中三年级	1306	9.3	母亲文化程度		
高中一年级	2473	17.7	小学及以下	3963	28.3
高中二年级	2263	16.2	初中	5682	40.6
父母婚姻状况			高中	1633	11.7
结婚	11988	85.7	职高	148	1.0
离婚	1334	9.5	中专	261	1.9
其他	670	4.8	大专	413	3.0
在家排行			大学本科	403	2.9
独生子女	1069	7.6	研究生	103	0.7
老大，有弟弟或妹妹	5470	39.1	不知道	1386	9.9
老二	5186	37.1	留守状况（父母外出大于等于半年）		
老三或者更小	2267	16.2			
民族			父母都在家	10000	71.5
汉族	10592	75.7	只有母亲外出	745	5.3
少数民族	3400	24.3	只有父亲外出	1367	9.8
父亲文化程度			父母均外出	989	7.0
小学及以下	2622	18.7	未报告	891	6.4

（二）调查工具

1. 流调中心抑郁量表（简版）

本次调查采用流调中心抑郁量表简版。该量表为中国科学院心理研究所国民心理健康评估中心在对流调中心抑郁量表（The Center for Epidemiological Studies Depression Scale，CES-D）进行全国测试的基础上制定的简版，侧重评估抑郁情绪的严重程度（何津等，2013）。共9题，总分范围0~27分。样题："我心情低落"。参考我国全年龄人群分数分布的80百分位和95百分位制定分数划段标准如下：0~9分代表无抑郁风险；10~16分代表轻度抑郁风险；17~27分代表抑郁高风险。本次调查，该量表内部一致性系数为0.88。

2. 手机沉迷问卷

采用两题测量手机沉迷情况，分别询问对"你不能忍受没有手机"和"即使没在使用手机时，你心里也会想着它"两题的同意程度。两题均为6点评估。

3. 家庭支持问卷

采用三题考察学生认为父母对自己目前所在年级、学习成绩和遇到困难的了解程度。选项均为"了解"、"不了解"和"不确定"。

4. 心理健康教育感知问卷

采用多选题询问学生参加过哪些心理类的活动。采用单选题询问学生认为各类心理健康教育形式中哪个最喜欢，哪个最有帮助。

5. 背景信息问卷

自编背景信息题，询问学生的性别、年龄、父母受教育程度、父母婚姻状况、父母离家状况、住校情况等信息。

三　农村学生心理健康及相关表现

（一）抑郁风险

1. 农村学生抑郁风险基本状况

调查结果显示，70.4%的农村学生无抑郁风险，21.5%的农村学生有轻度抑郁风险，8.1%的农村学生有抑郁高风险。农村学生抑郁风险比例高于以往我国青少年抑郁风险比例。

分地区来看，东部地区抑郁高风险比例为7.0%；中部地区抑郁高风险比例为11.0%；西部地区抑郁高风险比例为7.0%。中部地区抑郁高风险比例显著高于东部和西部地区（$\chi^2=61.6$，$p<0.001$）。

分性别来看，73.1%的男生无抑郁风险，19.9%的男生有轻度抑郁风险，7.0%的男生有抑郁高风险；67.7%的女生无抑郁风险，23.1%的女生有轻度抑郁风险，9.2%的女生有抑郁高风险。卡方检验显示，女生与男生的抑郁高风险比例差异显著（$\chi^2=51.6$，$p<0.001$）。

分年级来看，总体呈现年级越高的学生抑郁风险越高的趋势，具体见图1。高中二年级学生的抑郁高风险和轻度抑郁风险比例最高。初中三年级学生抑郁高风险和轻度抑郁风险比例高于高中一年级学生，提示应关注毕业年级学生的心理健康状况。

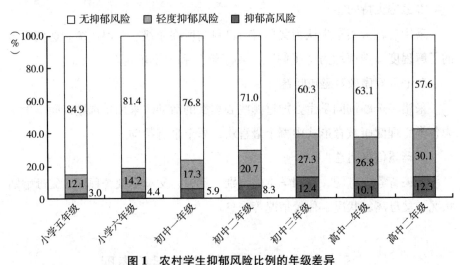

图1　农村学生抑郁风险比例的年级差异

资料来源：2024年欠发达地区农村青少年心理健康调查数据集。以下各图表数据同此，不再注明出处。

2.抑郁风险与学生心理健康自评的关系

调查结果显示，在使用单题评估自身心理健康时，65.8%的学生认为自己没有心理问题，34.2%的学生认为自己有心理问题。其中，女生更容易认为自己存在心理问题：39.4%的女生认为自己有心理问题，29.0%的男生认为自己有心理问题，女生比男生高出 10 个百分点。卡方检验显示性别差异显著 $(\chi^2 = 168.6，p<0.001)$。与前面的抑郁风险比例对比，女生的总体抑郁风险比例为 32.3%，男生的总体抑郁风险比例为 27.0%。男生认为自己存在心理问题的比例与抑郁风险比例接近，仅高出 2 个百分点，但女生认为自己存在心理问题的比例比抑郁风险比例高 7.1 个百分点。

高年级的学生更容易觉得自己有心理问题，年级差异显著 $(\chi^2 = 269.4，p<0.001)$。高中二年级认为自己有心理问题的学生占比最高 (41.2%)，小学五年级最低 (22.2%)。这一趋势与抑郁风险比例的年级差异一致。

调查结果显示，在具体问题类型上，前三位的分别为：学业压力 (37.9%)、情绪问题 (32.6%)、人际关系问题 (12.1%)。具体见图 2。

将选中率较少的问题类型进行合并。恋爱困扰、亲子关系问题合并入人际关系问题；环境适应问题、经济状况问题、心理或者精神疾病困扰合并入其他问题。比较学生主要问题为"情绪问题"、"学业问题"、"人际问题"和"其他问题"这四组之间的抑郁水平差异，差异显著 $(F = 716.2，p<0.001)$。其中，当问题类型为"人际问题"时抑郁风险比例最高，提示青少年阶段人际关系对心理健康的突出影响，具体见图 3。

（二）手机沉迷

手机沉迷问卷包括两题，分别询问对"你不能忍受没有手机"、"即使没在使用手机时，你心里也会想着它"两题的同意程度。倾向于同意这两题的农村学生比例分别为 46.1%和 43.8%（具体比例见图 4），比例均高于全国青少年的调查结果，显示农村学生的手机沉迷程度高于全国青少年的平

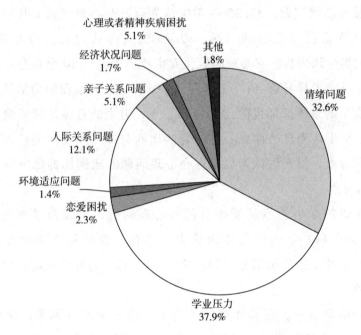

图2　农村学生认为自己的主要心理问题

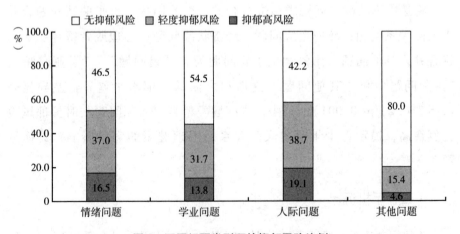

图3　不同问题类型下的抑郁风险比例

均水平。

以"不能忍受没有手机"一题为例考察不同性别不同年级农村学生的

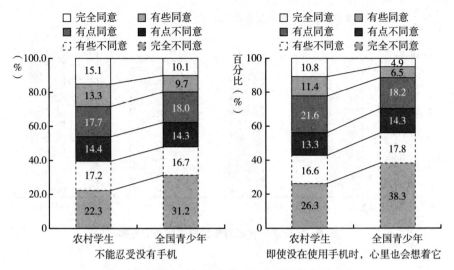

图4　农村学生手机沉迷状况与全国青少年的对比

手机沉迷倾向，结果如图5所示。可见，初中阶段手机沉迷倾向随年级升高而加重，初中女生表现出更强烈的手机沉迷倾向。

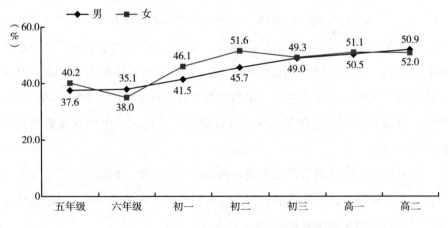

图5　不同性别不同年级农村学生手机沉迷比例

手机沉迷程度与亲子沟通、父母监管有关。住校生的手机沉迷程度高于走读生（$t=8.312$，$p<0.01$），父母离家的学生手机沉迷程度高于父母在家的学生（$F=26.866$，$p<0.01$），具体见图6。

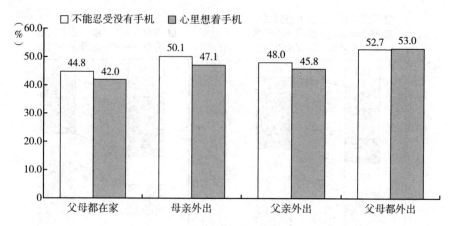

图6　父母是否在家对学生手机沉迷的影响

（三）学习成绩

根据学生的自我报告，8.2%的农村学生日常成绩平均90多分，22.8%日常成绩平均80多分，21.3%日常成绩平均70多分，18.0%日常成绩平均60多分，15.8%日常成绩不及格，13.9%回答不知道或不确定。日常平均成绩显示了学生对于所学内容的掌握程度，如果以80分以上为较好掌握所学知识的表现，那么总计有31.0%的学生较好地掌握了所学内容。60~70多分的成绩，实际上意味着存在一定的学习问题，有相当部分的所学内容没有掌握，这部分学生总计有39.3%；日常成绩不及格的学生则意味着有严重的学习问题。

不及格学生的比例呈现随年级升高而增多的趋势，如图7所示，在初中阶段的不及格学生比例升高最多，大约达到小学高年级的4倍，提示初中是学生学习问题增加的主要阶段。

抑郁风险与学习成绩之间存在关联。随着分数的降低，抑郁风险比例也相应升高，如图8所示。回答平时成绩"不及格"与"不知道"这两组的抑郁高风险比例超过10%，总体抑郁风险比例超过三分之一。这也提示回答"不知道"自己平时成绩的学生很可能是对于自己的成绩不满意。抑郁

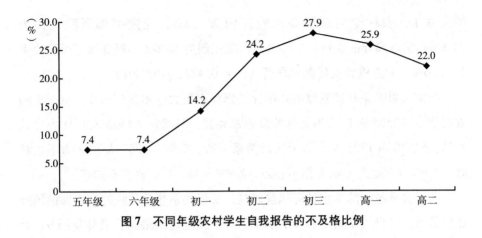

图7 不同年级农村学生自我报告的不及格比例

风险与学习成绩不良之间的关联意味着，学业成绩不良是不利于情绪健康的压力，同时心理健康问题也影响着学生的学业成绩。

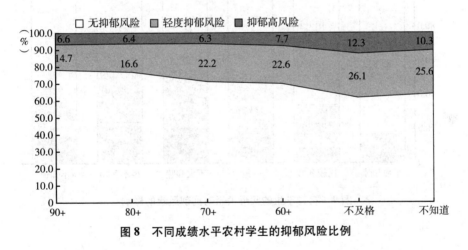

图8 不同成绩水平农村学生的抑郁风险比例

四 家庭支持对农村学生心理健康的影响

（一）父母婚姻关系

亲生父母的婚姻状态不同，农村学生的抑郁风险也存在差异。在父母结

189

婚家庭中，农村学生抑郁高风险比例为 7.5%，轻度抑郁风险比例为 20.8%；父母离异的农村学生抑郁高风险比例为 10.0%，轻度抑郁风险比例为 25.6%。卡方检验发现差异显著（$\chi^2 = 10.477$，$p<0.001$）。

当前父母关系和睦程度的影响比婚姻状态更大。本次调查中，46.4% 的农村学生（6505 人）认为父母关系非常和睦，31.2%（4362 人）认为比较和睦，12.2%（1702 人）认为父母关系一般，4.8%（667 人）认为不太和睦，2.6%（368 人）认为很不和睦，2.8%（388 人）回答不知道。

父母关系越差的学生抑郁风险越高，父母关系非常和睦的学生抑郁风险比例最低，父母关系很不和睦的学生的抑郁风险比例最高，具体见图 9。后者的抑郁高风险比例为 24.4%，为前者（3.6%）的 6.8 倍。

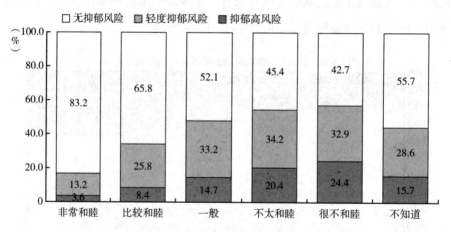

图9　农村学生的父母关系对抑郁风险的影响

（二）亲子沟通

在亲子沟通方面，本次调查询问学生认为父母是否了解自己的就读年级、学习成绩和遇到的困难。这是三个逐渐深入的问题，而调查结果也呈现出了解程度逐级下滑的现象。具体来说，96.7% 的学生认为父母知道他们目前上几年级，87.5% 的学生认为父母了解他们的学习成绩，50.2% 的学生认为父母了解自己遇到的困难。具体见图 10。对于孩子就读的年级和学习成绩，父母很容易了解。但了解孩子所遇到的困难，则需要建立在良好的沟通基础上。这一结果显示，农村学生的父母对学生的学业情况和学习成绩都有较高的关注和了解，但对孩子主观感受和困难的了解不足。

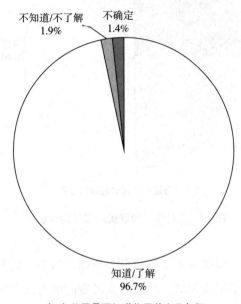

（1）父母是否知道你目前上几年级

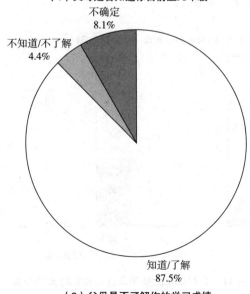

（2）父母是否了解你的学习成绩

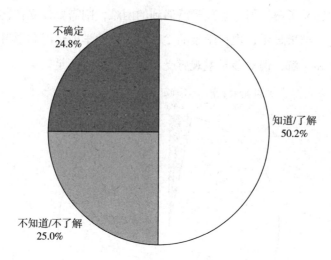

（3）父母是否了解你遇到的困难

图10　农村学生和家长的亲子沟通状况

　　亲子沟通是父母提供有效支持的重要基础。当学生认为父母不了解自己遇到的困难时，抑郁风险较高，其抑郁高风险比例为认为父母了解自己遇到的困难的学生的7倍（见图11）。

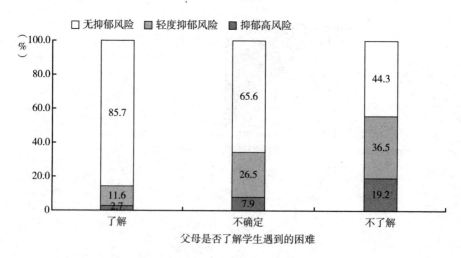

父母是否了解学生遇到的困难

图11　农村学生的亲子沟通对抑郁风险的影响

（三）空间距离

父母外出打工、孩子住校，都会造成亲子之间空间距离的增加，同时非常可能造成沟通频率的减少，从而导致父母对孩子的了解和支持不足，孩子心理健康风险增加。

1. 父母离家

分析显示，父母都在家的学生中，有54.2%认为父母了解自己遇到的困难，只有母亲外出的情况下，有40.5%的学生认为父母了解自己遇到的困难，只有父亲外出的情况下，有46.2%的学生认为父母了解自己遇到的困难，父母均外出的情况下，有39.4%的学生认为父母了解自己遇到的困难。相应地，父母都在家的农村学生抑郁风险比例最低，而父母均外出的农村学生抑郁高风险比例最高，具体见图12。

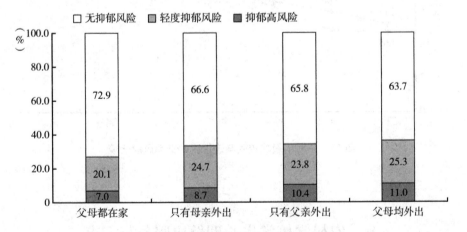

图12 父母离家对农村学生抑郁风险的影响

进一步的分析发现，抑郁高风险比例随母亲外出时间增多而显著增加（$\chi^2 = 14.5$，$p < 0.001$）。母亲外出半年及以下，农村学生抑郁高风险比例为6.4%；半年至一年，抑郁高风险比例为9.3%；一年以上，抑郁高风险比例为11.0%。抑郁高风险比例也随父亲外出时间增多而显著增加（$\chi^2 = 27.8$，$p < 0.001$，）。父亲外出半年及以下，农村学生抑郁高风险比例为7.3%；半年

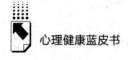

至一年，抑郁高风险比例为9.9%；一年以上，抑郁高风险比例为13.5%。

2.学生住校

分析发现，住校与非住校群体，抑郁高风险比例差异显著（$\chi^2 = 27.8$，$p < 0.001$）。非住校生抑郁高风险比例为7.1%，住校生抑郁高风险比例为8.7%。分年级比较发现，仅六年级与初三年级的住校生与走读生抑郁水平存在显著差异，提示毕业年级学生可能更需要家庭的支持。初三年级是住校生与走读生抑郁风险比例差异最大的年级，走读生轻度抑郁风险为21.5%，抑郁高风险为7.9%，住校生轻度抑郁风险为28.7%，抑郁高风险为13.5%，总体抑郁风险比例均高于走读生。具体可参见图13。

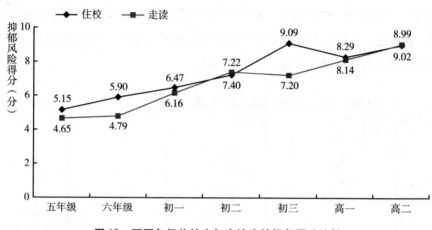

图13　不同年级住校生与走读生的抑郁风险比较

五　农村学校学生心理健康服务与需求

（一）农村学校心理健康教育工作状况

本次调查中共59所学校填写了学校问卷，提供关于学校心理健康教育等方面的基本情况。学校的平均规模为：平均在校学生人数2259名，班级数41个，教师174名。

59 所学校中，有心理教师的学校为 47 所（79.7%），没有心理教师的学校为 12 所（20.3%）。有心理教师的学校情况又分为仅有兼职心理教师（均为校内教师兼任）、有 1 名专职心理教师和有多名心理教师。

49 所学校有心理咨询（辅导）室（83.1%），10 所学校没有心理咨询（辅导）室（16.9%）。有心理咨询（辅导）室的学校中，13 所学校的心理咨询（辅导）室与其他区域如教师办公区共用（26.5%），36 所学校的心理咨询（辅导）室没有与其他区域如教师办公区共用（73.5%）。

在心理工作开展方面，53 所学校开展过学生心理课（89.8%），47 所学校开展过面向学生的心理讲座（79.7%），47 所学校开展过心理测评或调查（79.7%），42 所学校开展过心理咨询与辅导（71.2%），30 所学校开展过面向家长的心理讲座（50.8%），27 所学校发放过心理科普材料（45.8%），19 所学校与精神卫生机构建立了转诊合作或绿色通道（32.2%）。

（二）农村学生对心理健康教育的主观感知

1. 学生对心理健康活动的参与感

学生报告参加过最多的五种心理活动分别是参加心理调查（47.6%）、上心理课（41.1%）、看心理科普视频（35.8%）、接受心理测评服务（17.7%）和接受心理咨询（11.5%）。结合前述学校层面调查结果，可推论各项活动在学生中的覆盖率不同。具体见图 14。

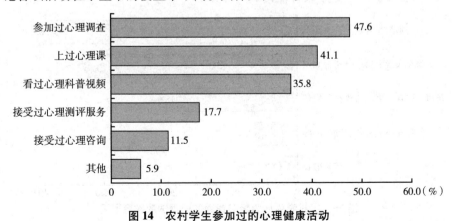

图 14　农村学生参加过的心理健康活动

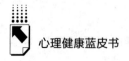

2. 学生对心理健康教育方式的喜爱度

调查发现，农村学生喜爱的心理健康教育方式依次是老师组织开展心理类的活动、老师在课堂上讲心理科普知识、老师在课堂上播放心理科普视频、老师发心理科普视频或链接，具体见图15。

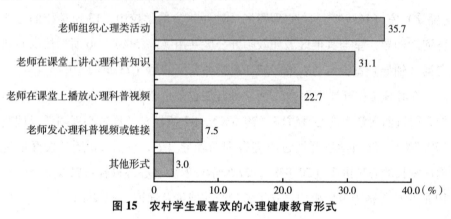

图15 农村学生最喜欢的心理健康教育形式

3. 学生对心理健康教育方式的效用度评估

调查发现，农村学生认为对自己最有帮助的心理健康教育方式是老师组织开展心理类的活动、老师在课堂上讲心理科普知识，相较而言老师在课堂上播放心理科普视频、老师发心理科普视频或链接的选中率则较低。这提示教师在课堂上的讲授、互动、组织对学生来说很重要，因此需要重视培训提高农村教师的心理健康教育能力。具体见图16。

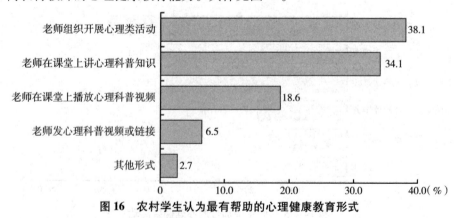

图16 农村学生认为最有帮助的心理健康教育形式

六 对策建议

为了全面提升农村学生的心理健康水平，促进其学业适应，建议提升教师心理健康素养、建设心理健康工作队伍、研制心理支持方案、强化家庭支持、借助新技术推动资源共享，并加强心理课活动设计，通过多方面措施实现对农村学生心理健康的全面支持。

（一）全面提升农村教师心理健康素养

教师会广泛持续影响学生心理健康，提升教师心理健康素养至关重要。应通过培训班主任及全体教师，增强教师在日常教学中识别和应对心理健康问题的能力。加强对农村学校领导班子及中层干部的心理健康素养培训，确保心理健康教育工作的领导力和执行力。对于农村寄宿学校，应对班主任、生活教师及相关教育工作人员提供针对性培训，提高为寄宿学生提供情感支持的能力。在岗前培训中，将心理健康素养纳入教师必修内容，涵盖发展心理学、学习心理学、认知心理学等知识，以及与家长沟通、家庭教育指导等技能。在教师培训中应侧重活动式、体验式的方式，提高教师解决实际问题的能力，增强教师效能感。

（二）建立农村学校心理健康工作队伍

针对农村教师心理健康能力不足、心理教师作用不足的问题，建议在县级建设学生心理健康工作中心，统筹配置区域内的心理健康人才资源，促进资源共享。中心应强化与各校的联系，提供心理测评、咨询、课程培训、活动设计等多方面服务。完善学校评价机制，加强对心理健康教育工作实效和过程的评估，推动学校开展心理健康教育活动。加强对不同领域专业人员配置的多维度支持，通过公益项目引导解决心理健康服务经费、人才方面的困难，确保心理学、教育学、社会工作、精神医学等各领域专家发挥专业优势，制订干预方案，迅速、有效地应对各类急难问题。

197

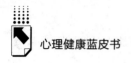

（三）强化家庭支持，促进家庭功能

家庭是影响未成年人心理健康的重要因素，应多角度强化对农村学生核心家庭功能的保护和支持。为家长提供更多家庭教育方面的知识技能支持，通过教育部门、妇联、社区等加强对家长家庭教育能力的培养，建立便利的家庭教育答疑热线或网络平台。以学校为核心组织更多的亲子活动，如亲子沟通班会课、亲子运动会、多家庭亲子合作活动等。对于父母外出打工的家庭，有针对性地给予亲子远程沟通的建议和辅导，提高亲子沟通频率和质量。联系用人单位和工会系统等，加强对职工家庭的关怀，鼓励用人单位提供覆盖职工子女的各类福利和活动，减少超时工作，保障休假。通过社区心理和家庭教育指导服务点为困境家庭主动提供家访、入户心理援助、家庭教育指导等帮助。

（四）借助新技术推动优质资源投入农村地区

为快速改变农村欠发达地区心理健康资源短缺的现状，需充分利用现代技术手段，推动优质资源的共享。依托现代网络技术，推动发达地区心理健康资源与欠发达地区共享。通过远程心理辅导平台，依托人工智能问答系统和大数据分析，为农村地区学生和教师提供定期心理健康咨询与自助服务。利用远程教育技术，推动优质心理健康课程共享。推广和实施电子心理健康档案，为农村学校配备心理健康筛查系统，帮助学校及时发现潜在问题和重点风险个体，并提供专业解读、分类干预。

（五）加强心理课的活动设计与推广

在农村教师心理健康素养不足的情况下，为更好地符合学生需求并提高心理课的实效性，心理课应以活动为主，可采取艺术疗愈等团体活动模式。通过游戏、音乐、戏剧、拼贴画等多种艺术疗愈形式，将心理健康教育与活动相结合，打造易于教师掌握和使用的心理健康活动课程。这种课程不仅能激发学生的参与兴趣，也为教师提供了一个可操作性强、灵活多样的教学模式，适合不同水平的教师运用。通过艺术形式，学生更愿意参与，教师也能借助团体力量更快速地建立师生互动，有效解决课堂中的心理问题。

参考文献

何津、陈祉妍、郭菲、章婕、杨蕴萍、王倩，2013，《流调中心抑郁量表中文简版的编制》，《中华行为医学与脑科学杂志》第 22 卷第 12 期，第 1133~1136 页。

B.9
中老年人心理健康现状[*]

刘笑梅　谢凯淇　朱心怡　张铁梅　蔡剑平　刘德平　崔菊　李娟[**]

摘　要：　心理健康是老年健康的重要组成部分。本报告基于 2021 年 1 月至 2022 年 1 月在全国七大地理区域采集的 17250 人（25~89 岁）的数据，将中老年组（50 岁及以上）与青年组对比，以及将中老年组进一步区分为中年、低龄老年、中龄老年和高龄老年四个年龄组，从情绪健康、认知功能、社会心理与态度等方面，对中老年人心理健康现状进行了多维度的评估。研究发现，成年人的心理健康在增龄过程中有衰退也有保持。与年轻人相比，中老年人的整体情绪状况较好，体现为较少的负性情绪和较高的生活满意度，但是随着年龄增长，高龄老年人的情绪状况有变差的趋势，表现为

---

* 特别感谢国家重点研发计划"我国人群增龄过程中健康状态变化特点与规律研究"项目中负责数据采集的九家单位与主要负责人：北京医院（庞婧副教授与张立群教授），浙江大学医学院附属第一医院（张勤主任医师），甘肃省人民医院（王晚霞研究员），中国医科大学第一附属医院（田文主任医师），陆军军医大学第一附属医院（熊伟主任医师），广东省人民医院（林展翼主任医师），华东医院（郑松柏主任医师），首都医科大学附属北京胸科医院（李为民研究员），中南大学湘雅医院（张学伟副主任医师）。

** 刘笑梅，博士，中国科学院心理研究所老年心理研究中心博士后，研究方向为认知老化、老年情绪发展、多领域干预研究与老年健康促进；谢凯淇，中国科学院心理研究所老年心理研究中心硕士研究生，研究方向为老年社会心理、社交网络与健康生活方式促进；朱心怡，博士，中国科学院心理研究所老年心理研究中心助理研究员，研究方向为认知老化、认知健康多维促进干预、老年身心健康影响因素与促进；张铁梅，博士，北京医院国家卫生健康委北京老年医学研究所教授，研究方向为老年医学、衰老及衰老相关疾病发病机制、老年健康影响因素与促进；蔡剑平，博士，北京医院国家卫生健康委北京老年医学研究所教授，研究方向为老年医学、临床药理学、衰老及衰老相关疾病发病机制、健康影响因素人群队列；刘德平，博士，北京医院主任医师，教授，研究方向为临床医学、老年心血管疾病发病机制；崔菊，博士，北京医院国家卫生健康委北京老年医学研究所教授，研究方向为老年医学、临床药理学、衰老及衰老相关疾病发病机制；李娟，博士，中国科学院心理研究所研究员、博士生导师，老年心理研究中心主任，研究方向为认知老化及其脑神经机制、老年期阿尔茨海默病和抑郁的早期识别与干预、老年心理健康模型、老年身心健康影响因素与促进等。

更易出现焦虑情绪、生活满意度降低与心理韧性下降。中老年人群轻度认知障碍的流行率随年龄增长而升高，教育水平高的中老年人出现轻度认知障碍的概率较小。中老年人的老化态度较为消极，表现为老年人价值感的下降与社会负担感的上升。中老年人，尤其是高龄老年人，对死亡更为回避与惧怕。建议从个人、家庭和社区多层面开展中老年心理健康教育、促进与干预，提升中老年人的认知功能与心理韧性，改善其对老龄化和死亡的态度。通过建立积极健康的老龄观，充分发挥中老年人在社会中的积极作用，提高其生活质量和社会价值感。

关键词： 中老年人　认知功能　情绪健康　社会心理与态度　积极老化与老龄观

一　引言

人口老龄化和平均寿命持续延长是社会经济快速发展带来的必然结果。老龄化是我国乃至全球面临的严峻挑战之一。根据国家统计局的数据推算，截至2023年末，我国60岁及以上人口为2.96亿，占总人口的21.1%，其中65岁及以上人口已超过2亿，占总人口的15.4%，预计这一比例将在未来几十年内持续上升。① 自2019年中共中央、国务院印发《国家积极应对人口老龄化中长期规划》，将应对老龄化上升为国家战略，已有一系列国家政策与规划发布，旨在积极应对人口老龄化与促进全民健康。②

老龄化不仅带来了医疗和社会保障体系的压力，同时也对个体的心理健康提出了新的挑战。心理健康作为整体健康的重要组成部分，对人们的身体

---

① 《王萍萍：人口总量有所下降　人口高质量发展取得成效》，https://www.stats.gov.cn/xxgk/jd/sjjd2020/202401/t20240118_1946711.html。
② 《中共中央、国务院印发〈国家积极应对人口老龄化中长期规划〉》，https://www.gov.cn/xinwen/2019-11/21/content_5454347.htm。

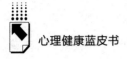

机能、生活质量、社会参与有着深远的影响。随着年龄的增长，中老年人面临的心理健康问题日益复杂，包括抑郁风险、焦虑风险和认知功能衰退等。这些问题不仅影响中老年人的心理状态，还可能加剧身体疾病的发生和发展，形成恶性循环。

为了更好地了解掌握心理健康状况因年龄增长带来的变化过程，增强国民心理健康意识，满足不同年龄人群心理需求，对心理健康服务提供参考信息与针对性的建议，本报告基于国家重点研发计划"我国人群增龄过程中健康状态变化特点与规律研究"项目的数据对中老年人心理健康状况进行分析，并提出有针对性的对策建议。该项目采用分层取样，针对我国七个不同的主要地理区域中 25~89 岁成年人的心理健康状况进行了抽样调查。

二 研究方法

（一）调查对象

调查对象来自我国七个主要地理区域（东北、华北、中部、华东、华南、西南和西北），代表了中国不同的地理分布和生活习惯。调查对象主要由在健康检查中心或社区张贴的广告招募，来自健康检查中心的调查对象被认为是例行参与体检的人群，在身体健康、心理健康和社会适应方面与社区居民一致。数据采集采用线下收集形式，采集时间为 2021 年 1 月至 2022 年 1 月，总样本为 17250 人，其中 50 岁及以上的中老年人为 10715 人。总样本年龄范围为 25~89 岁，平均年龄为 55.83 岁，标准差为 17.40。中老年人的年龄范围为 50~89 岁，平均年龄为 67.15 岁，标准差为 10.71。总样本中男性 7966 人，占 46.2%；女性 9284 人，占 53.8%。总样本的受教育程度情况为：文盲 1485 人，占 8.6%；小学 2764 人，占 16.0%；初中 4752 人，占 27.5%；高中或中专 3516 人，占 20.4%；大学本科或大专 3985 人，占 23.1%；硕士及以上 521 人，占 3.0%；另外有 227 人受教育状况数据缺失。中老年人群与总样本相比，受教育程度相对偏低，即相对较多的中老年人报告自己的受教育水平为文盲或小学，同时本科及以上学历的人员占比较低。总样本中婚姻状况为：未婚 1143 人，占 6.6%；已婚同居 12985 人，占 75.3%；已婚分居 487 人，占 2.8%；离异 466 人，占 2.7%；丧偶 1931 人，占 11.2%，其中大部分人为中老年人；另外，238 人婚姻状况数据缺失。自评经济状况：认为自己经济状况宽裕的有 3646 人，占 21.1%；基本够用的有 11149 人，占 64.6%；经济状况困难的有 2244 人，占 13.0%；另外，211 人经济状况数据缺失（见表 1）。

表 1　调查对象的社会人口学特征

单位：人，%

变量	总样本（$N=17250$）		50 岁及以上样本（$N=10715$）	
	人数	占比	人数	占比
年龄				
25~29 岁	1092	6.3		
30~39 岁	2682	15.5		
40~49 岁	2761	16.0		
50~59 岁	3098	18.0		
60~69 岁	3203	18.6		
70~79 岁	2623	15.2		
80~89 岁	1791	10.4		
性别				
男	7966	46.2	4943	46.1
女	9284	53.8	5772	53.9
民族				
汉族	15960	92.5	9897	92.4
少数民族	1164	6.8	737	6.9
缺失	126	0.7	81	0.7
学历				
文盲	1485	8.6	1455	13.6
小学	2764	16.0	2476	23.1
初中	4752	27.5	3130	29.2
高中/中专	3516	20.4	2083	19.4

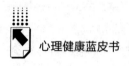
续表

变量	总样本（N=17250）		50 岁及以上样本（N=10715）	
	人数	占比	人数	占比
学历				
本科/大专	3985	23.1	1352	12.6
硕士及以上	521	3.0	65	0.6
缺失	227	1.3	154	1.4
婚姻				
未婚	1143	6.6	115	1.1
已婚同居	12985	75.3	8060	75.2
已婚分居	487	2.8	244	2.3
离异	466	2.7	229	2.1
丧偶	1931	11.2	1890	17.6
缺失	238	1.3	177	1.6
经济状况				
宽裕	3646	21.1	2661	24.8
基本够用	11149	64.6	6724	62.8
困难	2244	13.0	1220	11.4
缺失	211	1.2	110	1.0

（二）测量工具

调查内容从心理健康的不同维度入手，包括情绪健康、认知功能、社会心理和态度等方面。

1. 情绪健康

（1）负性情绪

本报告采用 21 个条目的抑郁-焦虑-压力量表（The Depression Anxiety Stress Scale 21，DASS-21）评估个体在抑郁、焦虑和压力三个方面的负性情绪。抑郁-焦虑-压力量表由 P. F. Lovibond 和 S. H. Lovibond（1995）编制，完整版有 42 个条目，包括抑郁、焦虑和压力三个分量表，每个分量表包含 14 个条目。DASS 为李克特 4 点计分的自评量表，受访者根据最近一周内的情况，评估条目所描述的负性情绪体验或相关的生理反应与自身情况的符合程度，0 分为"不符合"，3 分为"非常符合"。每个分量表下，所有条目得分之和为分量表得分，得分范围为 0~42 分，分数越高代表负性情绪越多。根据在各分量表中的得分，可以评估情绪问题的严重程度（见表 2）。

DASS-21 为完整版 DASS 的精简版，共 21 个条目。其结构与完整版 DASS 相同，包含抑郁、焦虑和压力三个分量表，每个分量表包含 7 个条目，每个分量表的得分范围为 0~21 分。将 DASS-21 的得分乘以 2，即可对照完整版 DASS 的划界分来评估调查对象情绪问题的严重程度。

表 2　DASS 量表症状严重程度划界标准

单位：分

严重程度	抑郁	焦虑	压力
正常	0~9	0~7	0~14
轻度	10~13	8~9	15~18
中度	14~20	10~14	19~25
严重	21~27	15~19	26~33
非常严重	28+	20+	34+

（2）心理韧性

使用简明心理韧性量表（Brief Resilience Scale，BRS）中的一个条目评估个体的心理韧性（resilience）。心理韧性指的是个体在面对生活逆境、困苦和重大生活压力时能良好适应的积极心理品质。BRS 由 Smith 等（2008）编制，包含 6 个条目，采用 5 点计分，计分范围从 1 分到 5 分，受访者选择条目描述内容与自身状况的符合程度，1 分为"不符合"，5 分为"非常符合"。研究选用了 BRS 量表中的一个条目"在经历艰难困苦后，我能很快地恢复过来"来测量心理韧性。因此，本报告中心理韧性得分范围为 1~5 分，分数越高代表心理韧性越强。

（3）生活满意度

生活满意度是主观幸福感的关键指标，这一概念是指人们对自身生活状

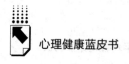
况的满意程度的评价（Campbell et al.，1976）。测量条目为"您对自己目前的生活满意吗"，采用10点计分，计分范围从1分到10分，1分为"非常不满意"，10分为"非常满意"。

2. 认知功能

认知功能评估仅针对50岁及以上的中老年人实施。采用5分钟版蒙特利尔认知评估量表（Montreal Cognitive Assessment 5-minute，MoCA 5-min）评估认知功能。MoCA 5-min是由Wong等（2015）根据原版MoCA（Nasreddine et al.，2005）开发的轻度认知障碍快速筛查工具。MoCA 5-min从MoCA中选取了注意、执行功能/语言、定向、记忆四个认知领域的测试项目，施测时间约5分钟，不包含需要书写的时间。测验的计分范围与原版一致，为0~30分，得分越高代表认知功能越好。与其他的简版MoCA相比，MoCA 5-min的优势是不包含需要书写的项目，适用范围更广、施测时间更短，适用于本报告这样的大样本调查。MoCA 5-min筛查轻度认知障碍的推荐划界分是<15分（McDicken et al.，2019；Wong et al.，2015）。

3. 社会心理与态度

（1）老化态度

老化态度是老年人对自身及老年人群体的积极或消极的评价。老化态度包括自我老化态度与一般老化态度。

本报告采用了费城老年中心信心量表（Philadelphia Geriatric Center Morale Scale，PGCMS）中的两个条目评估自我老化态度（Lawton，1975）。该工具包含激越、自我老化态度、孤独与不满三个维度。本报告使用自我老化态度分维度中的两个条目：一个为无价值感条目"年龄越大越没用"，另一个为幸福感条目"老年和年轻时一样幸福"。采用5点计分，计分范围从1分到5分，受访者选择自己认同的程度，1分为"非常不同意"，5分为"非常同意"。

一般老化态度的条目来自世界价值观调查（World Value Survey，WVS；Inglehart et al.，2014）中的两个条目：一个为老年人价值条目"在当今社会，老年人的价值没有得到充分发挥"，另一个为社会负担条目"老年人是社会的负担"。采用5点计分，计分范围从1分到5分，1分为"非常不同意"，5分为"非常同意"。

（2）死亡态度

死亡态度描绘量表（Death Attitude Profile-Revised，DAP-R）是由Wong等（1994）编制的用于描绘对死亡的态度的量表。该量表包含死亡恐惧、死亡回避、自然接受、趋近接受、逃离接受五个维度，共32个条目。死亡恐惧包括面对死亡时惶恐不安的情绪或想法。死亡回避是指回避谈及任何与死亡相关的事物、想法。自然接受是认为死亡是人生中必不可少的一个环节，既不期盼也不抗拒。趋近接受是将死亡看作是幸福来生的一个通道，相信死后有一个美好的世界，甚至于期盼死亡的到来。逃离接受是认为死亡是解脱，死亡可以远离痛苦。本报告选择了DAP-R每个维度中因子载荷最高的条目作为死亡态度每个纬度的测量工具，这5个条目分别是：（1）"死亡意味着一切的结束，令我害怕"（死亡恐惧）；（2）"我总是试着不要想到死亡"（死亡回避）；（3）"死亡只是生命过程的一部分"（自然接受）；（4）"我盼望死后能和我所爱的人团聚"（趋近接受）；（5）"我视死亡为现世痛苦的解脱"（逃离接受）。采用7点计分，计分范围为1分到7分，受访者选择自己认同的程度，1分为"完全不同意"，7分为"完全同意"。

（三）统计分析

采用软件SPSS V28对数据进行描述性统计分析和方差分析等。方差分析中，全样本的年龄差异组别对比为中老年人组（50~89岁）与年轻人组（25~49岁）的数据对比。为进一步了解中老年人群的年龄差异，将中老年人群（50~89岁）分为中年人组（50~59岁）、低龄老年人组（60~69岁）、中龄老年人组（70~79岁）与高龄老年人组（80~89岁），并使用方差分析进行组间比较。检验统计量为F值，p代表显著性水平。

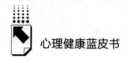
三　调查结果

（一）不同年龄群体的情绪健康状况

1. 抑郁情绪、焦虑情绪和压力状况

全样本中，抑郁情绪的平均得分为 1. 39 分（SD = 2. 47），焦虑情绪的平均得分为 1. 55 分（SD = 2. 44），压力状况平均得分为 1. 94 分（SD = 2. 94）。分年龄组与性别的抑郁情绪、焦虑情绪和压力状况得分情况如图 1 所示。

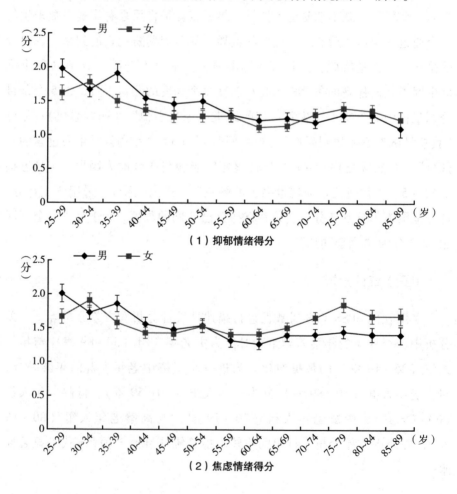

（1）抑郁情绪得分

（2）焦虑情绪得分

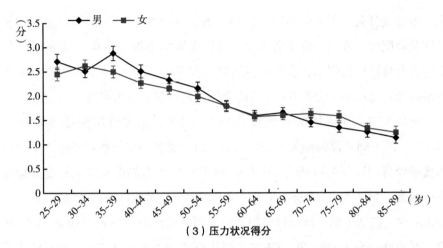

（3）压力状况得分

图1 分年龄组与性别的抑郁情绪、焦虑情绪和压力问题得分情况
（误差线为标准误差）

方差分析结果显示，中老年人的抑郁情绪得分低于年轻人（$F=69.15$，$p<0.001$），中老年人群内部抑郁情绪得分年龄差异不显著（$F=2.43$，$p=0.064$）。因此整体来看，随着年龄增长，抑郁情绪平均得分呈现逐渐下降的趋势，并在老年期趋于平稳。

焦虑情绪得分的方差分析发现，中老年人平均得分低于年轻人（$F=18.06$，$p<0.001$），但是在中老年人群中也有年龄差异，即中年人与低龄老年人（50~69岁）焦虑情绪得分比中龄与高龄老年人低（$F=3.84$，$p=0.009$）。因此，焦虑情绪得分随年龄的增长呈现一个浅U形的变化趋势。年轻人有较高的焦虑情绪得分，随着年龄增长得分逐渐降低，在中年时期与老年初期相对较低，但在之后的年龄阶段，即老年中后期，焦虑情绪得分逐渐升高。

压力状况平均得分随年龄增大呈现逐渐下降的趋势（$F=350.25$，$p<0.001$），年轻人的压力得分最高，老年人的得分最低。

2. 抑郁情绪、焦虑情绪和压力问题的概率

使用DASS-21的症状严重程度划界标准，将得分划分为五个等级：正常、轻度、中度、严重和非常严重。依据此标准，进一步将受测者的情绪状

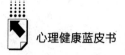

况严重程度分为"没有情绪问题"和"有情绪问题","有情绪问题"包括轻度及轻度以上程度。分维度来说,即将抑郁情绪得分在 0~9 分的个体划定为没有抑郁情绪问题,将焦虑情绪得分在 0~7 分的个体划定为没有焦虑情绪问题,将压力得分在 0~14 分的个体划定为没有压力问题。

全样本中,抑郁情绪问题流行率为 9.8%,焦虑情绪问题流行率为 14.6%,压力问题流行率为 5.9%(见图 2)。抑郁情绪问题在年轻人中出现的概率较高,11.7%~13% 的 25 岁至 39 岁年轻人有轻度及以上程度的抑郁情绪问题。随着年龄增长,中年人有抑郁情绪问题的概率相对降低,在 10% 左右。在老年期,抑郁情绪问题出现概率继续降低并相对稳定,60~69 岁人群的概率为 7.7%,70~89 岁人群的概率为 8.6%~8.7%。焦虑情绪问

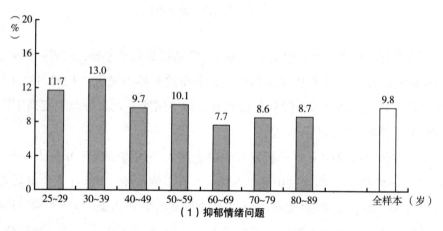

（1）抑郁情绪问题

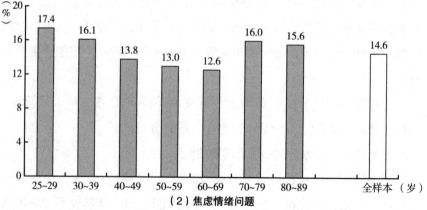

（2）焦虑情绪问题

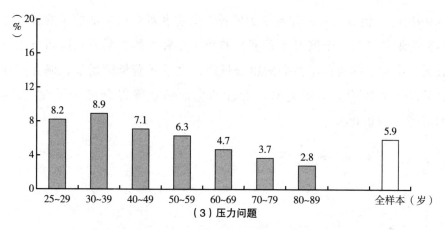

图2　分年龄组与全样本的抑郁、焦虑和压力情绪问题的流行率

题出现概率随年龄增长呈现 U 形变化趋势，年轻人（25~39 岁）与老年人（70~89 岁）中有轻度及以上焦虑情绪问题的概率较高，而 40~59 岁与低龄老年人（60~69 岁）出现焦虑情绪问题的概率较低。压力问题出现概率随年龄增长而下降，即年轻人中压力问题出现概率较高，而随着年龄增长，压力问题出现概率逐渐降低。

3. 心理韧性

全样本的心理韧性的平均得分为 3.70 分（SD = 0.95）。分年龄组与性别的心理韧性得分情况如图 3 所示。所有年龄组的平均得分均在 3 分以上（中立态度），说明各年龄组都认同"在经历艰难困苦后，我能很快地恢复过来"这一说法。年轻人与中年人对自身的心理韧性评价较高，分数为 4 分左右，随着年龄增长，评分逐渐降低，老年人尤其是高龄老年人的自我心理韧性评分较低（$F = 147.58$，$p < 0.001$）。

4. 生活满意度

全样本的生活满意度平均得分为 7.72 分（SD = 1.85），分年龄组与性别的生活满意度得分情况如图 4 所示。中老年人生活满意度平均得分高于年轻人（$F = 85.79$，$p < 0.001$），并且在中老年人群中存在年龄差异，中年人与低龄老年人得分较高，高龄老年人得分较低（$F = 16.49$，

$p<0.001$）。整体来看，随着年龄增长，受访者对自己生活的满意程度随年龄的增长呈现一个倒 U 形的变化趋势。年轻人的生活满意度得分相对较低，中年时期与老年初期的得分最高，之后随着年龄增长，满意度在高龄老年人群中有下降趋势。女性的生活满意度得分高于男性（$F = 214.63$，$p<0.001$）。

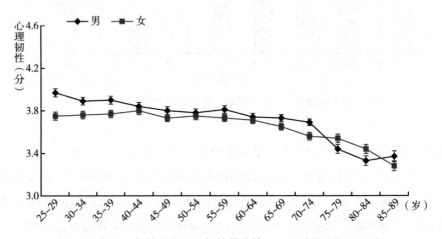

图 3　分年龄组与性别的心理韧性得分情况（误差线为标准误差）

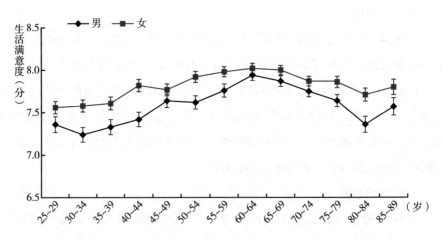

图 4　分年龄组与性别的生活满意度得分情况（误差线为标准误差）

（二）年龄与受教育程度对中老年人认知功能的影响趋势

中老年人（50～89岁）的认知功能 MoCA-5min 平均得分为 21.54 分（SD＝6.26）。分年龄组与教育程度的认知功能 MoCA-5min 得分情况如图5所示。

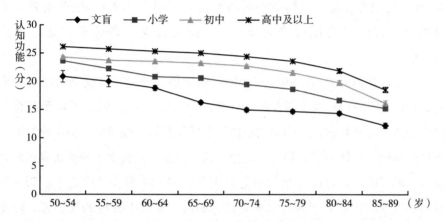

图5　分年龄组与教育程度的认知功能 MoCA-5min 得分情况（误差线为标准误差）

认知功能得分随着年龄增长而下降（$F＝364.43$，$p<0.001$），其中 50～54 岁受访者的平均得分为 24.86 分（SD＝4.43），而 85～89 岁受访者的平均得分为 15.73 分（SD＝6.59）。因样本中的中老年人受高等教育的人数占比较低，所以将高中或中专及以上学历的人员合并，与其他三个教育程度的人员进行比较。受教育程度越高，MoCA-5min 得分越高（$F＝468.78$，$p<0.001$），其中高中及以上受教育程度的受访者的平均得分为 24.71 分（SD＝4.67），初中程度受访者的平均得分为 22.64 分（SD＝5.19），小学程度受访者的平均得分为 19.33 分（SD＝5.89），文盲受访者的平均得分为 15.10 分（SD＝6.03）。年龄与受教育程度对认知能力有显著的交互影响作用（$F＝8.49$，$p<0.001$）：认知功能随着年龄增长而降低，在不同年龄组中，受教育程度对认知能力的影响略有不同，即受教育程度越高认知功能越高且认知功能随年龄下降的趋势较为缓慢。

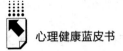
根据 MoCA-5min 量表的推荐划界分（McDicken et al.，2019；Wong et al.，2015），得分小于 15 分的认定为轻度认知障碍。中老年人整体的轻度认知障碍流行率为 14.9%。男性的轻度认知障碍流行率为 13.2%，女性的流行率为 16.3%。受教育程度越高，出现轻度认知障碍的概率越低，高中及以上受教育程度的中老年人轻度认知障碍平均流行率为 4.1%，初中受教育程度的受访者的平均流行率为 7.4%，小学受教育程度的受访者的平均流行率为 20.5%，而文盲受访者的平均流行率为 45.1%。

轻度认知障碍流行率随着年龄增长而增加，50~54 岁受测者的流行率为 3.0%，而 85~89 岁受测者的流行率为 45.3%（见图 6）。不同受教育程度的受访者出现轻度认知障碍的可能性都随年龄增长而增加，但出现的时间有些许不同。具体而言，相对于其他受教育程度，文盲水平的受访者出现轻度认知障碍的可能性随年龄增长急剧上升，60~64 岁在 20% 左右，75~79 岁会达到 50%。而对于教育水平较高，如高中及以上程度的受访者，轻度认知障碍流行率随年龄增长的变化起初并不明显，50~79 岁的中老年人的流行率都维持在 5%，在 80 岁及以上的高龄老年人中流行率才出现明显上升趋势。

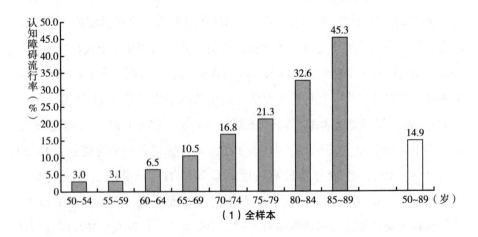

（1）全样本

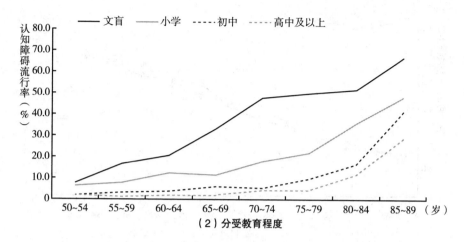

图 6 分年龄组与受教育程度的轻度认知障碍流行率情况

（三）不同年龄群体的社会心理与态度状况

1. 老化态度的自我与群体评价

全样本的自我老化态度-无价值感条目的平均得分为 2.66 分（SD = 1.22），自我老化态度-幸福感条目的平均得分为 3.49 分（SD = 1.08），一般老化态度-老年人价值条目的平均得分为 3.07 分（SD = 1.06），一般老化态度-社会负担条目的平均得分为 2.36 分（SD = 1.14）。

分年龄组与性别的自我老化态度得分情况如图 7 所示。无价值感条目评分随年龄增长有上升趋势，老年人较年轻人更认同"年龄越大越没用"这一观点（$F = 1091.38$，$p < 0.001$）。幸福感的自我老化态度整体较为稳定，不论年龄，受访者都认为"老年和年轻时一样幸福"（$F = 0.425$，$p = 0.515$）。性别差异并不明显。

分年龄组与性别的一般老化态度得分情况如图 8 所示。老年人价值条目的得分随年龄增长呈现缓慢下降的趋势（$F = 44.50$，$p < 0.001$），但绝大部分年龄组的平均得分在 3 分以上（中立态度），说明各年龄组都比较认同"在当今社会，老年人的价值没有得到充分发挥"。一般老化态度的社会负担条目得分随年龄增长呈现上升的趋势（$F = 1153.46$，$p < 0.001$），但各年

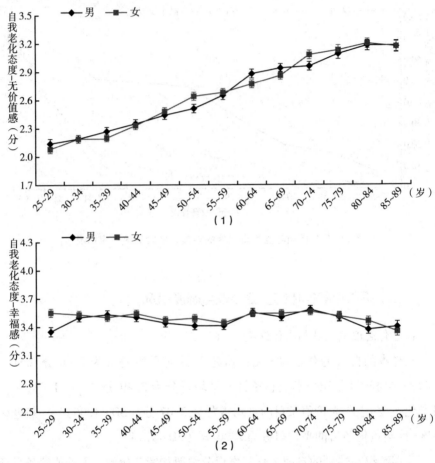

图7 分年龄组与性别的自我老化态度得分情况（误差线为标准误差）

龄组的平均得分都在 3 分以下（中立态度），说明各年龄组都倾向于不认同"老年人是社会的负担"。而且，性别差异不明显。

2. 对死亡的态度

死亡态度描绘量表中的死亡恐惧条目的平均得分为 3.21 分（SD = 1.91），中老年人平均得分低于年轻人（$F = 60.33$，$p < 0.001$）。对死亡的恐惧态度得分随年龄增长呈现 U 形趋势，但所有年龄组的平均得分均在 4 分以下（中立态度），说明各年龄组都比较不认为"死亡意味着一切的结束，令我害怕"（见图 9）。其中对死亡最不恐惧的人群为中年后期与老年初期，

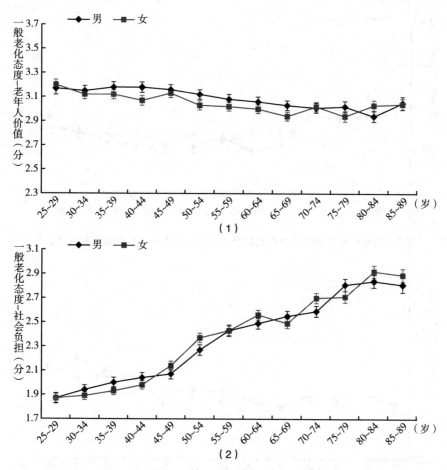

图8 分年龄组与性别的一般老化态度得分情况（误差线为标准误差）

即 55~69 岁。

死亡回避条目的平均得分为 3.29 分（SD = 1.90）。对死亡的回避态度得分随年龄增长略有上升（$F = 33.68$，$p < 0.001$），但所有年龄组的平均得分均在 4 分以下（中立态度），说明各年龄组都比较不认同"我总是试着不要想到死亡"这一说法，即不回避谈及死亡（见图10）。而且，性别差异不明显。

对死亡的趋近接受条目的平均得分为 3.97 分（SD = 2.01）。死亡趋近接受态度得分的年龄差异不明显（$F = 1.84$，$p = 0.175$），得分在 4 分（中立

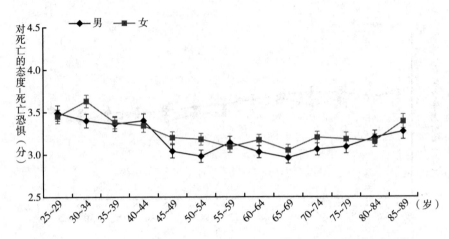

图9 分年龄组与性别的对死亡的恐惧态度得分情况（误差线为标准误差）

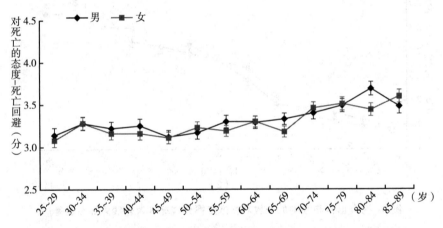

图10 分年龄组与性别的对死亡的回避态度得分情况（误差线为标准误差）

态度）附近波动，说明各年龄组都对"我盼望死后能和我所爱的人团聚"这一说法保持中立态度（见图11）。而且，性别差异不明显。

对死亡的自然接受条目的平均得分为 5.02 分（SD = 1.89）。所有年龄组的平均得分均在 4 分以上（中立态度），说明各年龄组都比较认同"死亡只是生命过程的一部分"（见图12）。对死亡的自然接受得分呈现随年龄增长略微下降的趋势，年轻人较老年人更能够接受死亡是生命周期的一部分这一观点（$F = 72.20$，$p < 0.001$）。而且，性别差异不明显。

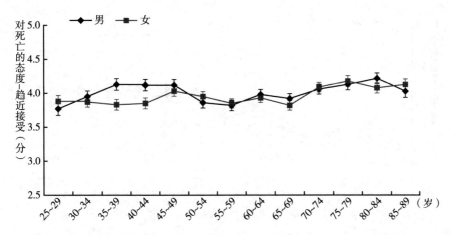

图 11　分年龄组与性别的对死亡趋近接受态度得分情况（误差线为标准误差）

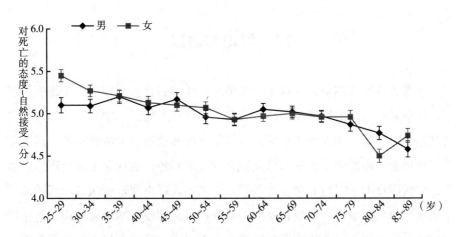

图 12　分年龄组与性别的对死亡自然接受态度得分情况（误差线为标准误差）

对死亡的逃离接受条目的平均得分为 3.47 分（SD = 1.96）。对死亡的逃离接受得分呈现随年龄增长略微上升的趋势（$F = 212.91$，$p < 0.001$），但所有年龄组的平均得分均在 4 分以下（中立态度），说明各年龄组都相对不认同"视死亡为现世痛苦的解脱"这一观点（见图 13）。而且，性别差异不明显。

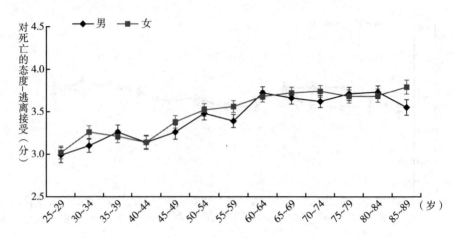

图13 分年龄组与性别的对死亡逃离接受态度得分情况（误差线为标准误差）

四　讨论与建议

本报告首次采用全国大样本，从情绪、认知和社会心理这三个维度呈现了我国中老年心理健康状况。结果表明，与年轻人相比，中老年人的整体情绪健康状况较好，体现为较少的负性情绪状况和较高的生活满意度，但是随着年龄增长，高龄老年人的情绪健康有变差的趋势，表现为更易出现焦虑情绪、生活满意度下降与心理韧性下降。中老年人群出现轻度认知障碍的流行率随年龄增长而增加，而教育水平的提升可以起到较好的缓解作用。与年轻人相比，中老年人的老化态度较为消极，表现为下降的老年人价值感与上升的社会负担感，同时中老年人，尤其是高龄老年人，对死亡的态度更为回避与惧怕。

（一）中老年人易出现焦虑情绪，应重视提升其积极情绪与心理韧性

尽管整体上中老年人的情绪健康状况较为稳定，但是其中也存在风险。本调查中发现的中老年人抑郁情绪与心理压力情况与以往研究类似（Haigh et al., 2018；Stefaniak et al., 2022），但是焦虑情绪的结果较为不同。有研究发现，低龄老年人的焦虑情绪水平高于高龄老年人（Liu et al., 2023）。然而，本调查发现了相反的趋势（即高龄老年人焦虑水平较高），同时焦虑情绪的流行率也比之前研究发现的略高。影响老年人焦虑情绪的因素很多且具有年龄相关的特殊性，如亲友丧失、慢性病影响（也包含药物服用的副作用）、受限的身体情况等。目前，针对情绪的筛查较为侧重抑郁情绪的检测，并且我国以往大部分的老年研究通常只关注了抑郁情绪的测量，忽视了老化可能带来的焦虑情绪问题，因此应增强对老年人焦虑情绪的筛查与检测意识。

同时，老年人应更重视培养积极情绪与提升心理韧性。在个人层面，应积极培养兴趣爱好，进行适度体育锻炼，参与社交活动，建立健康的社交网络，以此保持良好的情绪状态。如遇到重大生活应激事件，要保持心态平和，避免情绪过激，可采用音乐疗法、正念冥想、缅怀疗法等适合中老年人的心理调适方法。在家庭层面，家庭成员应多关心与理解老年人的情感需求，为他们提供有效的支持与帮助。因为我国大部分老年人选择居家养老的方式，所以在社区与国家政策方面，应提供心理健康资源，包括专业的心理咨询服务与心理健康知识普及，并保障硬件条件以便组织开展社会活动，协助开展符合老年人兴趣爱好的相关文体活动，加强精神文明建设。

（二）中老年风险人群的认知障碍预防亟须关注

本报告中发现的中老年人的轻度认知障碍流行率与国内的以往研究相似（Jia et al., 2020），为15%左右。老年认知障碍中最常见的一种疾病——阿尔茨海默病（Alzheimer's Disease，AD），是一种发生在老年期的中枢神经系统退行性疾病。在AD病程发展中，轻度认知障碍阶段是处于正常衰老与AD之间的阶段，有研究发现30%左右的轻度认知障碍患者病程会加重。值得注意的是，我国因为快速人口老龄化，近几年认知障碍流行率的增长要高于世界平均水平（GBD 2019 Dementia Forecasting Collaborators，2022）。

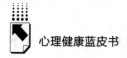

认知障碍的预防对中老年人至关重要，应做到尽早筛查、早期预警、预防性干预，以此提升老年人的认知功能，减缓认知衰退，保障生活质量。认知障碍发展在不同老年人群体中的表现不同，常见高危风险因素包括低教育水平、不良的生活习惯（吸烟、过量饮酒、低体育活动等）、慢性心血管和代谢疾病（高血压、糖尿病等）、受限的社会交往等（Livingston et al. ，2020）。因此，可针对这些风险因素，开展全面综合性的早期预防性干预，包括参加益智脑力活动增强认知能力、健康均衡饮食增加脑部营养、规律运动加强有氧训练促进血液循环、增加社会交往以保障社会支持系统、进行积极心理调适与减少负性情绪、戒烟限酒及减少不良生活习惯、定期体检并进行合理的慢病管理。重要的是，国家层面已经制定了相关健康行动的政策与计划，因此社区与医疗机构更应加强相互协调，为老年人提供相关知识、认知功能筛查、生活方式干预、特需照护等服务。

（三）潜在的消极老化态度与死亡态度不可忽视

本调查发现中老年人对比年轻人有更为消极的老化态度，不仅体现在对自身老化的态度上，也反映在对整个老年群体的态度上。这一结果有些与现有文献的发现一致（张雪净、杨劲，2013），但也有不一致的，即年轻人与老年人的差异不显著或年龄趋势相反（王大华、燕磊，2011；Chu et al. ，2020）。老化态度是影响心理健康的重要主观因素，研究发现积极的老化态度可以显著提升老年人的幸福感与降低孤独感和焦虑情绪（唐丹等，2014）。因此，从中老年人自身出发，应提升心理健康素养，加强与社会的融合，树立积极健康的自我老化态度。从更为广泛的社会层面来说，应促进建立积极的老龄观。传统社会中，人们通常关爱与尊重老年人，但有时因年龄产生的特殊情况（如高龄产生的身体虚弱、疾病、失能），而使更多的社会资源投入到了老年人群。这种关注有时会导致"老年无用""老年人是社会负担"等负面观点出现，进而引发因年龄而针对个体或群体的"老年歧视"现象。这些负面成见忽视了老年人在社会中所发挥的积极影响与作用，阻碍了他们参与各种社会、经济、文化等活动，也使老年人可能因此否定自身的价值和生存意义。因此，充分发挥老年人在社会生活与工作中的积极作用，建立积极健康的老龄观，不仅是当前亟须解决的现实问题，也是我国应对人口老龄化必须开展的理念教育。应加强公众教育与媒体宣传，了解老化过程，消除对老年人的偏见，理解老年人的实际需求，尊重他们的自主性与独立性，帮助老年人发挥自身价值。

尽管国内现有研究很少关注大众对死亡的态度，但本报告发现相对于年轻人，老年人对死亡的消极态度更多，更难坦然接受死亡。中国传统中，死亡是一个较为忌讳的话题，但是死亡态度是生命观、死亡观的反映，可以影响个体的健康行为、医疗决策、照护和老年期生活质量。加强死亡教育可以有益于心理、社会、文化等多个方面。在个人心理健康层面，死亡教育可以减轻对死亡的恐惧与焦虑情绪，提升心理韧性。鼓励家庭成员探讨相关话题，可以使老年人的需求与愿望得到充分表达与满足，帮助他们更好地规划余下的生活。并且，应更加重视对步入老年晚期个体的关怀与支持。在医疗保健层面，对有需求的老年人提供临终关怀与安宁疗护，能够减轻其躯体痛苦，维护其做人的尊严，提升其晚期生命质量。死亡教育还可以更好地传递积极的文化和价值观，推动社会更加开放地讨论和接纳死亡。

整体来看，随着年龄的增长，人们在生活的各个方面都会经历变化，这既是一个损失和收获并存的阶段，也是一个在连续性中逐步演变的过程。换言之，人类的生命历程不仅展现出整体结构的转变，也体现了个体的多样性。随着人口老龄化的加剧，老年人逐渐成为推动社会发展的关键力量。因此，在制定社会政策时，应构建一个更加灵活的制度体系，扩大人们的选择范围，确保无论年龄大小，人们都能够从事他们感兴趣的活动，继续工作和参与社会生活，拥有丰富的个人生活。人口老龄化进程不可逆转，需要深入思考的是如何尽可能地改善老年人的健康状况，释放老年群体蕴藏的潜力，体现人口老龄化对可持续发展的正向价值。

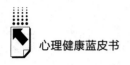
参考文献

唐丹、燕磊、王大华，2014，《老年人老化态度对心理健康的影响》，《中国临床心理学杂志》第 22 卷第 1 期，第 159~162 页。

王大华、燕磊，2011，《离退休干部的老化态度及其与心理健康状况的关系》，《中国老年学杂志》第 31 卷第 2 期，第 301~303 页。

张雪净、杨劲，2013，《老年人老化态度与主观幸福感的关系》，《牡丹江大学学报》第 22 卷第 4 期，第 179~181 页。

Campbell, A., Converse, P. E., and Rodgers, W. L. 1976. *The Quality of American Life: Perceptions, Evaluations, and Satisfactions.* New York: Russell Sage Foundation.

Chu, L., Lay, J. C., Tsang, V. H. L., et al. 2020. "Attitudes Toward Aging: A Glance Back at Research Developments over the Past 75 Years," *The Journals of Gerontology, Series B: Psychological Sciences and Social Sciences* 75 (6), 1125-1129.

GBD 2019 Dementia Forecasting Collaborators. 2022. "Estimation of the Global Prevalence of Dementia in 2019 and Forecasted Prevalence in 2050: An Analysis for the Global Burden of Disease Study 2019," *The Lancet Public Health* 7 (2), e105-e125.

Haigh, E. A. P., Bogucki, O. E., Sigmon, S. T., et al. 2018. "Depression among Older Adults: A 20-Year Update on Five Common Myths and Misconceptions," *The American Journal of Geriatric Psychiatry* 26 (1), 107-122.

Lawton, M. P. 1975. "The Philadelphia Geriatric Center Morale Scale: A Revision," *Journal of Gerontology* 30 (1), 85-89.

Liu, Y., Xu, Y., Yang, X., et al. 2023. "The Prevalence of Anxiety and Its Key Influencing Factors among the Elderly in China," *Frontiers in Psychiatry* 14, 1038049.

Livingston, G., Huntley, J., Sommerlad, A., et al. 2020. "Dementia Prevention, Intervention, and Care: 2020 Report of the Lancet Commission," *Lancet* 396 (10248), 413-446.

Lovibond, P. F., and Lovibond, S. H. 1995. "The Structure of Negative Emotional States: Comparison of the Depression Anxiety Stress Scales (DASS) with the Beck Depression and Anxiety Inventories," *Behaviour Research and Therapy* 33 (3), 335-343.

Inglehart, R., Haerpfer, C., Moreno, A., et al. (eds.). 2014. World Values Survey: Round Six-Country-Pooled Datafile Version: www.worldvaluessurvey.org/WVSDocumentationWV6.jsp. Madrid: JD Systems Institute.

Jia, L., Du, Y., Chu, L., et al. 2020. "Prevalence, Risk Factors, and Management of

Dementia and Mild Cognitive Impairment in Adults Aged 60 Years or Older in China: A Cross-sectional Study," *Lancet Public Health* 5 (12), e661-e671.

McDicken, J. A., Elliott, E., Blayney, G., et al. 2019. "Accuracy of the Short-form Montreal Cognitive Assessment: Systematic Review and Validation," *International Journal of Geriatric Psychiatry* 34 (10), 1515-1525.

Nasreddine, Z. S., Phillips, N. A., Bédirian, V., et al. 2005. "The Montreal Cognitive Assessment, MoCA: A Brief Screening Tool for Mild Cognitive Impairment," *Journal of the American Geriatrics Society* 53 (4), 695-699.

Smith, B. W., Dalen, J., Wiggins, K., et al. 2008. "The Brief Resilience Scale: Assessing the Ability to Bounce Back," *International Journal of Behavioral Medicine* 15 (3), 194-200.

Stefaniak, A. R., Blaxton, J. M., and Bergeman, C. S. 2022. "Age Differences in Types and Perceptions of Daily Stress," *The International Journal of Aging and Human Development* 94 (2), 215-233.

Wong, A., Nyenhuis, D., Black, S. E., et al. 2015. "Montreal Cognitive Assessment 5-Minute Protocol Is a Brief, Valid, Reliable, and Feasible Cognitive Screen for Telephone Administration," *Stroke* 46 (4), 1059-1064.

Wong, P. T., Reker, G. T., and Gesser, G. 1994. "Death Attitude Profile-Revised: A Multidimensional Measure of Attitudes Toward Death," in R. A. Neimeyer (ed.), *Death Anxiety Handbook: Research, Instrumentation, and Application.* New York: Taylor & Francis.

B.10
2024年精神科护士心理
健康状况调查报告
——以 H 省为例

张紫燕 李梅枝 刘婕 龙汇芳*

摘 要： 人力资源和社会保障部新修订的《中华人民共和国职业分类大典》中，包含心理咨询师等与心理相关的职业，反映出国家对心理健康服务的重视。精神科护士作为关键群体，面临高职业风险与社会认可度低双重挑战，其心理健康问题尤为严峻。研究显示，精神科护士存在一定程度的心理健康问题（王彩英等，2018）。作为承受高应激压力的专业群体，他们维持良好的心理状态对提升护理质量、推动患者康复具有重要作用。因此，深入了解精神科护士的心理健康现状及其影响因素，成为当前亟待解决的重要课题。本报告对 678 名精神科护士进行心理健康状况调查，结果显示，约半数精神科护士存在焦虑和抑郁症状。年龄、收入、性别、编制、职务、家人和同事关心程度以及患病状况等因素影响护士心理健康。积极应对能力强的护士心理健康状况更好，而自我效能感强却可能增加焦虑。建议相关部门加强心理健康教育和培训，重视青年护士职业引导。

关键词： 心理健康 精神科护士 自我效能感

---

* 张紫燕，湖南中医药大学硕士研究生，研究方向为精神心理；李梅枝（通讯作者），硕士，硕士研究生导师，湖南省第二人民医院（湖南省脑科医院）护理教研室主任，生命健康叙事分享中心执行主任，研究方向为精神心理护理、护理教育与护理管理等；刘婕，湖南中医药大学硕士研究生，研究方向为精神心理；龙汇芳，湖南中医药大学硕士研究生，研究方向为精神心理。

一 引言

人民健康是国家强盛的基石，医护人员是守护健康的坚实力量。护士作为"白衣天使"，在患者康复中发挥重要作用，"三分治疗，七分护理"凸显了护理工作的重要性。国家卫生健康委员会发布的数据显示，我国在护士队伍建设方面取得了显著的成果。[①] 截至2022年底，全国范围内注册护士人数超过520万人，每千人口注册护士约为3.7人。值得注意的是，近十年来，我国护士数量的增长势头强劲，年均增长率高达8%。预计到2025年，我国护士总人数将有望达到550万，每千人口注册护士数达到3.8人。[②] 可见中国护士队伍正持续壮大。护士的身心健康是医疗体系高效运作和服务质量提升的基石，但高强度工作、紧急应对及职业风险导致其易发心理问题。其中，精神科护士更容易遭受焦虑、抑郁等心理问题的困扰，主要原因可归结于医疗人力资源短缺、护理对象的特殊性、社会理解和支持的缺乏等多个方面。

精神科护士的职责要求其要时刻监控患者病情变化，防范突发冲动、消极等行为导致的意外事件。在高度风险和繁重工作压力下，护士精神持续高度紧张，长期处于应激状态，易引发焦虑和抑郁症状，因此精神科护士的心理健康问题亟待关注。

近年来，国家高度重视医务人员的心理健康问题。2020年，为了全面保障医务人员权益，国务院发布了《关于全面落实进一步保护关心爱护医务人员若干措施的通知》。该通知特别强调了对一线医务人员的心理关怀，提出应增强对他们的心理干预和疏导，定期开展心理健康评估，并采

---

① 《国家卫生健康委员会2023年5月11日新闻发布会介绍发展护士队伍、改善护理服务有关情况》，http://www.gov.cn/xinwen/2023 – 05/12/content_5729996.htm。最后访问日期：2023年5月12日。

② 《聚焦国民心理健康：我国超90%重性精神障碍患者得到照护》，http://www.chinanews.com.cn，最后访问日期：2022年11月22日。

取有效的心理援助措施，确保医务人员心理健康问题得到及时有效的疏导（中华人民共和国国务院，2020）。同年，国家卫生监督协会发布了《职业人群心理健康促进指南》，规定了开展职业人群心理健康促进基本原则、心理健康问题及其影响因素、心理健康促进步骤与方法等，该指南适用于用人单位开展职业人群心理健康促进活动[①]。此外，2021 年，国家卫生健康委、人力资源和社会保障部、财政部印发了《关于建立保护关心爱护医务人员长效机制的指导意见》，强调了医务人员的心理健康问题，提出通过热线电话、网络平台以及精神卫生、心理健康及社会工作服务资源等线上线下相结合的方式，增强对医务人员的心理干预和疏导，维护其身心健康。在国家政策支持下，我国医疗服务机构当前正大力开展心理健康工作，旨在提高医务人员的心理健康水平和工作满意度，保障医疗服务的质量和安全。

我国临床护士面临着长时间的高压工作、持续紧张的工作环境、频繁的绩效评估以及日益严峻的医患关系，这些因素已显著影响了他们的身心健康，使得临床护士的心理健康问题较为突出（Fish et al.，2021）。精神科护士尤为突出，更容易导致心理疲惫、职业压力（张嫣红，2013）。这种心理疲劳不仅体现在焦虑、抑郁、人际关系敏感等多种心理症状上（林桂红，2012），还可能引发潜在的身体或心理疾病，并显著降低其工作积极性并产生职业倦怠感（张嫣红，2013）。研究表明，相较于其他科室护士，精神科护士的心理健康状况更为令人担忧（王月虹等，2021）。其核心原因在于患者群体的特殊性及疾病特征：一方面，公众认知不足导致的社会歧视现象，不仅加重了患者病耻感，也使精神科护士面临职业污名化压力；另一方面，疾病本身的复杂性对护理人员的专业能力与心理韧性提出更高要求。建议医疗机构与研究团队协同制定干预方案，通过改善护士心理状态、提升职业认同度等方式，实现护理服务质量的系统性提升。本

[①] 《职业人群心理健康促进指南》，http://niohp.chinacdc.cn。最后访问日期：2020 年 12 月 29 日。

研究基于 2024 年 H 省精神科护士心理健康状况，根据存在的问题，提出了应对策略，为优化精神卫生护理体系提供实证依据，以促进精神科护士心理健康水平的提升。

二 研究方法

（一）研究对象

由 H 省某三甲医院组织邀请来自全省不同地区的 750 名精神科护士参与了本次调研。剔除无效问卷后，获得有效问卷 678 份，问卷有效回收率为 90.4%。有效调查样本中，中医院护士有 2 人，占比 0.3%；专科医院护士有 630 人，占比为 92.9%；综合医院护士有 46 人，占比为 6.8%。多数护士来源于三级乙等医院，共有 265 人，占比为 39.1%；其次是二级甲等医院，共有 230 人，占比为 33.9%；二级以下级别的医院护士最少，有 19 人，占比为 2.8%。男护士有 86 人，占比为 12.7%；女护士有 592 人，占比为 87.3%。年龄在 31~35 的护士人数最多，有 190 人，占比为 28.0%；51~55 岁的护士人数最少，有 32 人，占比 4.7%。工作 6~10 年的护士人数最多，有 186 人，占比 27.4%；工作 36~40 年的护士人数最少，有 4 人，占比 0.6%。有编制的护士有 365 人，占比 53.8%；无编制的护士有 313 人，占比 46.2%。家庭所在地为城市或城镇的护士有 479 人，占比为 70.7%；家庭所在地为农村的护士有 199 人，占比为 29.4%。调查对象的详细情况如表 1 所示。

表 1 参加本次调查的精神科护士样本结构

单位：人，%

项目		人数	占比
医院类别	中医院	2	0.3
	专科医院	630	92.9
	综合医院	46	6.8

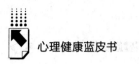
续表

项目		人数	占比
医院级别	二级甲等	230	33.9
	二级乙等	110	16.2
	二级以下	19	2.8
	三级甲等	54	8.0
	三级乙等	265	39.1
性别	男	86	12.7
	女	592	87.3
年龄	18~25 岁	80	11.8
	26~30 岁	162	23.9
	31~35 岁	190	28.0
	36~40 岁	106	15.6
	41~45 岁	64	9.4
	46~50 岁	44	6.5
	51~55 岁	32	4.7
工龄	5 年及以内	138	20.4
	6~10 年	186	27.4
	11~15 年	182	26.8
	16~20 年	71	10.5
	21~25 年	35	5.2
	26~30 年	35	5.2
	31~35 年	27	4.0
	36~40 年	4	0.6
是否有编制	是	365	53.8
	否	313	46.2
职称	护士	150	22.1
	护师	224	33.0
	主管护师	259	38.2
	副主任护师	43	6.3
	主任护师	2	0.3

续表

项目		人数	占比
职务	护理部主任	6	0.9
	护士长	76	11.2
	其他职务	8	1.2
	无职务	588	86.7
婚否	离异	23	3.4
	未婚	166	24.5
	已婚	489	72.1
家庭所在地	城市或城镇	479	70.7
	农村	199	29.4
是否担任临床带教工作	是	181	26.7
	否	497	73.3
是否上夜班	是	519	76.6
	否	159	23.5
是否患有慢性疾病	是	74	10.9
	否	604	89.1
最高学历	本科及以上	463	68.3
	大专	196	28.9
	中专	19	2.8
政治面貌	共产党员	92	13.6
	其他党派	8	1.2
	团员	131	19.3
	群众	447	65.9
月收入	3000 元以下	61	9.0
	3000~4999 元	371	54.7
	5000~7999 元	207	30.5
	8000~9999 元	29	4.3
	10000~11999 元	6	0.9
	12000~15000 元	3	0.4
	15000 元以上	1	0.2
是否独生子女	是	143	21.1
	否	535	78.9
生育小孩人数	0 个	209	30.8
	1 个	268	39.5
	2 个	190	28.0
	3 个及以上	11	1.6

项目		人数	占比
帮助照顾 孩子的人员	保姆	10	1.5
	父母	267	39.4
	公婆	155	22.9
	亲戚	4	0.6
	其他	242	35.7
家人对您的关心	很多	303	44.7
	较多	223	32.9
	一般	133	19.6
	较少	14	2.1
	很少	5	0.7
单位同事对 您的关心	很多	179	26.4
	较多	245	36.1
	一般	232	34.2
	较少	15	2.2
	很少	7	1.0

（二）研究工具

1. 焦虑自评量表

焦虑情绪采用焦虑自评量表（Self-rating Anxiety Scale，SAS）进行测量（Zung，1971）。量表设计包含了专门针对焦虑症状的 20 个条目，这些条目旨在评估焦虑症状的存在与否及其强度。评分采取 1~4 分的量化方式，每个条目依据个体情况进行打分。通过对所有条目的评分进行累加，得出一个初始的总分，即粗分，再将粗分乘以 1.25 并取其整数部分为标准分。这一标准分被划分为四个区间，分别代表不同的焦虑水平：<50 分表明无焦虑症状；50~59 分视为轻度焦虑；60~69 分则属于中度焦虑范畴；>69 分则属于重度焦虑范畴。此次调查的内部一致性系数为 0.90。

2. 抑郁自评量表

抑郁情绪采用抑郁自评量表（Self-rating Depression Scale，SDS）进行

测量（Zung，1965）。该量表包含 20 个与抑郁症状密切相关的条目，旨在检测抑郁的存在及其严重程度。评分沿用了 SAS 的量化方法，确保评分的标准化和一致性。根据所得标准分，可以明确区分不同抑郁程度：< 53 分代表无抑郁状态，53～62 分属于轻度抑郁，63～72 分指示中度抑郁，>72 分则意味着可能面临重度抑郁。本研究中，量表的内部一致性系数为 0.87。

3. 护士工作压力源量表

工作压力采用护士工作压力源量表来测量。该量表由李小妹等人在深入研究国外学者的成果后，针对中国特定的国情和护理工作经验，对初始量表进行了本土化调整。此后，为了进一步增强其实用性和有效性，她们积极采纳了泰国、美国等专家的宝贵建议，并结合护理工作者在日常工作中的实践经验，对量表进行了细化和优化。此量表覆盖了 5 个关键维度，详细列出 35 个具体问题，内容全面，涵盖护理工作的专业要求、工作量分配、护理工作的环境、对患者护理的要求、护理管理及人际关系的处理等多个方面。采用 1~4 级评分法，从 1 分（没有压力）到 4 分（压力程度非常高），直观反映了个体在不同维度上的压力程度，得分越高则表明所承受的压力越大（李小妹等，2000；陈敏敏等，2017）。本研究中，量表的内部一致性系数为 0.97。

4. 简易应对方式问卷

护士的应对方式采用简易应对方式量表（Simple Coping Style Questionnaire，SCSQ）来调查（解亚宁，1998）。该量表由解亚宁于 1998 年编制，共包含 20 个条目，其中积极应对维度包含 12 个条目，消极应对维度包含 8 个条目。采用 0~3 级评分法，其中 0 表示不采用，1 表示偶尔采用，2 表示有时采用，3 则表示经常采用。通过这种评分机制，可以直观地了解护士在应对压力和挑战时的能力，得分越高则表明其应对能力越强。本次调查中，该量表的内部一致性系数为 0.88。

5. 领悟社会支持量表

社会支持采用领悟社会支持量表（Perceived Social Support Scale，PSSS）

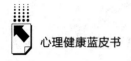

进行测量，该量表由 Zimet 等编制（Zimet et al.，1990），中文版由汪向东等修订（汪向东等，1999），为评估个人在多个层面上的社会支持水平，包括家庭支持（4 个条目）、朋友支持（4 个条目）以及其他支持（4 个条目），总计 12 个条目。采用 Likert 7 级计分法，分数从 1 分（极不同意）至 7 分（极为同意），从而形成一个 12~84 分的总分范围。根据个人总分，可将支持水平划分为三类：低支持（12~36 分）、中等支持（37~60 分）和高支持（61~84 分）。该量表在护士群体中的 Cronbach's α 系数为 0.961，3 个维度的 Cronbach's α 系数分别为 0.931（家庭支持）、0.936（朋友支持）、0.913（其他支持）（郭晓莉等，2020）。本次调查中，该量表的内部一致性系数为 0.94。

6. 一般自我效能感量表

自我效能感采用一般自我效能感量表（General Self-efficacy Scale，GSES）进行测量，该量表 2001 年由王才康等在 Schwarzer 教授编制的量表基础上汉化、翻译和修订而成（王才康等，2001）。中文版量表涵盖 10 个条目，采用 Likert 4 级评分系统，评分范围从 1 分（完全不正确）至 4 分（完全正确），累计得分范围为 10~40 分，最终得分是分数相加后除以 10。得分越高意味着个体的自我效能感越强。本研究中，该量表的内部一致性系数为 0.95。

三　精神科护士心理健康整体状况

（一）抑郁风险

1. 约半数精神科护士被调查者存在轻度及以上抑郁风险

在参与调查的精神科护士中，51.0% 的精神科护士的抑郁得分低于 53 分，有轻度抑郁风险的比例为 37.9%，有中度抑郁风险的比例为 10.3%，有重度抑郁风险的比例为 0.7%。未患有慢性疾病的护士有轻度抑郁风险的比例为 38.4%，高出患有慢性疾病的护士 4.6 个百分点。患有慢性疾病的护士有中度抑郁风险的比例为 24.3%，高出未患有慢性疾病的护士 15.7 个百分点；有重度抑郁风险的比例为 2.7%，高出未患有慢性疾病的护士 2.2 个百分点（见表2）。独立样本 t 检验发现，患有慢性疾病护士的抑郁得分高于未患有慢性疾病的护士（$M_d = 4.86$，$t = 3.48$，$p < 0.001$），但效应量较小（Cohen's $d = 0.43$）。

表2　精神科护士样本抑郁风险比例和平均分

		比例（%）			M±SD	t	Cohen's d
	无抑郁风险	轻度抑郁风险	中度抑郁风险	重度抑郁风险			
精神科护士总体	51.0	37.9	10.3	0.7	——	——	——
是否患有慢性疾病　是	39.2	33.8	24.3	2.7	55.41±11.06	3.48***	0.43
否	52.5	38.4	8.6	0.5	50.55±11.35		

*** $p < 0.001$。

注：M代表平均值，SD代表标准差。下同。

2. 26~30岁精神科护士被调查者的抑郁风险最高

调查结果显示，18~25岁护士群体中有轻度抑郁风险的比例为46.3%，有中度抑郁风险的比例为11.3%；26~30岁护士群体的抑郁风险比例最高，其中有轻度抑郁风险的比例为42.0%，有中度抑郁风险的比例为12.4%，有重度抑郁风险的比例为1.2%；31~35岁护士群体中有轻度抑郁风险的比例为40.0%，有中度抑郁风险的比例为10.5%，有重度抑郁风险的比例为0.5%；36~40岁护士群体中有轻度抑郁风险的比例为28.3%，有中度抑郁风险的比例为11.3%，有重度抑郁风险的比例为1.9%；41~45岁护士群体中有轻度抑郁风险的比例为39.1%，有中度抑郁风险的比例为6.3%；46~50岁护士群体中有轻度抑郁风险的比例为15.9%，有中度抑郁风险的比例为6.8%；51~55岁护士群体中有轻度抑郁风险的比例为43.8%，有中度抑郁风险的比例为6.3%（见表3）。方差分析发现，七个年龄组的抑郁水平差异显著（$F = 2.73$，$p < 0.05$，$\eta^2 = 0.024$）。事后检验发现，26~30岁护士的抑郁水平最高，18~25岁护士次之，46~50岁护士的抑郁水平最低，31~35岁护士、36~40岁护士、41~45岁护士和51~55岁护士的抑郁水平差异不显著，但总体来看，年龄差异的效应值较小。

表3 精神科护士抑郁风险的年龄差异

年龄	比例（%）				M±SD	F	η^2
	无抑郁风险	轻度抑郁风险	中度抑郁风险	重度抑郁风险			
18~25岁	42.5	46.3	11.3	0.0	52.70±10.87		
26~30岁	44.4	42.0	12.4	1.2	52.95±10.72		
31~35岁	49.0	40.0	10.5	0.5	50.95±11.63		
36~40岁	58.5	28.3	11.3	1.9	49.99±12.19	2.73*	0.024
41~45岁	54.7	39.1	6.3	0.0	49.97±11.84		
46~50岁	77.3	15.9	6.8	0.0	46.05±10.21		
51~55岁	50.0	43.8	6.3	0.0	51.13±10.94		

* $p<0.05$。

3. 职务为护理部主任的被调查者的抑郁风险水平显著低于其他职务类别精神科护士被调查者

单因素方差分析发现，不同职务护士的抑郁水平差异显著（$F=4.58$，$p<0.01$，$\eta^2=0.020$）。事后检验发现，其他职务类的护士的抑郁水平最高，其次是无职务护士，护士长和护理部主任的抑郁水平差异不显著，但总体来看，职务差异的效应值较小，具体见表4。

表4 精神科护士抑郁风险的职务差异

职务	比例（%）				M±SD	F	η^2
	无抑郁风险	轻度抑郁风险	中度抑郁风险	重度抑郁风险			
护理部主任	100.0	0.0	0.0	0.0	39.17±7.22		
护士长	68.4	22.4	9.2	0.0	48.41±10.85		
其他职务	37.5	50.0	12.5	0.0	57.00±8.16	4.58**	0.020
无职务	48.5	40.1	10.5	0.9	51.47±11.44		

** $p<0.01$。

4. 月收入为3000元以下的精神科护士被调查者的抑郁风险最高

单因素方差分析发现，不同月收入护士的抑郁水平差异显著（$F = 2.88$，$p < 0.01$，$\eta^2 = 0.025$）。事后检验发现，月收入为3000元以下护士的抑郁水平最高，月收入为3000~4999元的护士次之，月收入为15000元以上护士的抑郁水平最低，月收入为10000~11999元、12000~15000元和5000~7999元的护士的抑郁水平差异不显著，月收入为10000~11999元、12000~15000元和8000~9999元的护士的抑郁水平差异不显著，但总体来看，月收入水平差异的效应值较小，具体见表5。

表5 精神科护士抑郁风险的收入水平差异

月收入	比例（%）				M±SD	F	η^2
	无抑郁风险	轻度抑郁风险	中度抑郁风险	重度抑郁风险			
3000元以下	37.7	54.1	8.2	0.0	53.28±9.54		
3000~4999元	47.4	39.9	11.6	1.1	51.97±11.60		
5000~7999元	57.5	32.9	9.2	0.5	49.70±11.13		
8000~9999元	69.0	27.6	3.5	0.0	46.59±12.11	2.88 **	0.025
10000~11999元	83.3	16.7	0.0	0.0	49.17±11.46		
12000~15000元	66.7	33.3	0.0	0.0	47.33±13.65		
15000元以上	100.0	0.0	0.0	0.0	27.00±0.00		

** $p < 0.01$。

5. 家人关心程度为很多的精神科护士被调查者的抑郁风险最低

单因素方差分析发现，家人关心程度不同的护士的抑郁水平差异显著（$F = 7.90$，$p < 0.001$，$\eta^2 = 0.045$）。事后检验发现，家人关心程度为很多的护士的抑郁水平最低，家人关心程度为较多的护士次之，家人关心程度为较少的护士的抑郁水平最高，家人关心程度为很少和家人关心程度为一般、较多的护士被调查者的抑郁风险水平差异不显著，但总体来看，家人关心程度差异的效应值较小，具体见表6。

表6 精神科护士抑郁风险的家人关心程度差异

家人对您的关心	比例(%)				M±SD	F	η^2
	无抑郁风险	轻度抑郁风险	中度抑郁风险	重度抑郁风险			
很多	58.4	31.0	9.9	0.7	48.85±12.32		
较多	50.7	41.7	7.2	0.5	51.52±10.04		
一般	37.6	45.9	15.8	0.8	54.62±10.22	7.90***	0.045
较少	21.4	64.3	7.1	7.1	58.29±10.41		
很少	60.0	0.0	40.0	0.0	52.40±13.97		

*** $p<0.001$。

6. 单位同事关心程度为很多的精神科护士被调查者的抑郁风险最低

单因素方差分析发现，单位同事关心程度不同的护士的抑郁风险水平差异显著（$F=13.93$，$p<0.001$，$\eta^2=0.076$）。事后检验发现，单位同事关心程度为很多的护士的抑郁风险水平最低，其次为单位同事关心程度为较多的护士，单位同事关心程度为很少的护士的抑郁水平最高，单位同事关心程度为一般和单位同事关心程度为较少的护士的抑郁风险水平差异不显著，但总体来看，单位同事关心程度差异的效应值较小，具体见表7。

表7 精神科护士抑郁风险的同事关心程度差异

单位同事对您的关心	比例(%)				M±SD	F	η^2
	无抑郁风险	轻度抑郁风险	中度抑郁风险	重度抑郁风险			
很多	63.7	30.2	5.0	1.1	46.78±12.86		
较多	54.3	38.0	7.8	0.0	50.66±10.65		
一般	40.1	43.5	15.5	0.9	54.23±9.65	13.93***	0.076
较少	33.3	33.3	33.3	0.0	55.80±12.05		
很少	14.3	57.1	14.3	14.3	61.43±11.36		

*** $p<0.001$。

（二）焦虑风险

1. 约半数精神科护士被调查者存在轻度及以上焦虑风险

在参与研究调查的精神科护士群体中，61.9%的精神科护士的焦虑得分低于50分，有轻度焦虑风险的比例为23.0%，有中度焦虑风险的比例为7.4%，有重度焦虑风险的比例为7.7%。男护士有轻度焦虑风险的比例为26.7%，高出女护士4.2个百分点；女护士有中度焦虑风险的比例为7.8%，高出男护士3.1个百分点；男护士有重度焦虑风险的比例为15.1%，高出女护士8.5个百分点。独立样本 t 检验发现，男护士焦虑得分高于女护士（M_d = 3.06，t = 2.31，$p<0.05$），但效应量较小（Cohen's d = 0.27）。有编制护士的轻度焦虑风险比例为21.9%，中度焦虑风险比例为6.3%，重度焦虑风险比例为6.6%；无编制护士的轻度焦虑风险比例为24.3%，中度焦虑风险比例为8.6%，重度焦虑风险比例为9.0%。独立样本 t 检验发现，有编制护士的焦虑水平显著低于无编制护士（t = -2.25，$p<0.05$），但效应量较小（Cohen's d = -0.17）。患有慢性疾病护士的轻度焦虑风险比例为31.1%，中度焦虑风险比例为14.9%，重度焦虑风险比例为9.5%；未患有慢性疾病护士的轻度焦虑风险比例为22.0%，中度焦虑风险比例为6.5%，重度焦虑风险比例为7.5%。独立样本 t 检验发现，未患有慢性疾病护士的焦虑水平显著低于患有慢性疾病的护士（t = 3.37，$p<0.01$），但效应量较小（Cohen's d = 0.42）（见表8）。

表8 精神科护士焦虑风险比例和平均分

		比例（%）				M±SD	t	Cohen's d
		无焦虑风险	轻度焦虑风险	中度焦虑风险	重度焦虑风险			
精神科护士总体		61.9	23.0	7.4	7.7	—	—	—
是否患有慢性疾病	是	44.6	31.1	14.9	9.5	52.14±10.75	3.37**	0.42
	否	64.1	22.0	6.5	7.5	47.39±11.50		
是否有编制	是	65.2	21.9	6.3	6.6	46.99±10.73	-2.25*	-0.17
	否	58.2	24.3	8.6	9.0	48.98±12.29		

续表

		比例（%）				M±SD	t	Cohen's d
		无焦虑风险	轻度焦虑风险	中度焦虑风险	重度焦虑风险			
性别	男	53.5	26.7	4.7	15.1	50.58±14.11	2.31*	0.27
	女	63.2	22.5	7.8	6.6	47.52±11.04		

** $p<0.01$，* $p<0.05$。

2. 月收入为3000元以下精神科护士被调查者的焦虑风险最高

月收入为3000元以下护士群体中有轻度焦虑风险的比例为19.7%，有中度焦虑风险的比例为9.8%，有重度焦虑风险的比例为16.4%；月收入为3000~4999元护士群体中有轻度焦虑风险的比例为22.4%，有中度焦虑风险的比例为9.4%，有重度焦虑风险的比例为8.4%；月收入为5000~7999元护士群体中有轻度焦虑风险的比例为25.1%，有中度焦虑风险的比例为3.4%，有重度焦虑风险的比例为3.9%；月收入为8000~9999元的护士群体中有轻度焦虑风险的比例为13.8%，有中度焦虑风险的比例为6.9%，有重度焦虑风险的比例为10.3%；月收入为10000~11999元的护士群体中有轻度焦虑风险的比例为66.7%，无中、重度焦虑的风险；月收入为12000~15000元护士群体中有轻度焦虑风险的比例为33.3%，无中、重度焦虑的风险；月收入为15000元以上的护士群体中无轻、中、重度焦虑的风险。方差分析发现，七个收入水平的焦虑风险差异显著（$F=3.34$，$p<0.01$，$\eta^2=0.029$）（见表9）。事后检验发现，月收入为3000元以下的护士的焦虑水平最高，月收入为15000元以上的护士的焦虑水平最低，月收入在3000~4999元、5000~7999元、8000~9999元、12000~15000元、15000元以上和10000~11999元的护士的焦虑水平差异不显著，但总体来看，月收入水平差异的效应值较小。

3. 家人关心程度为很多的精神科护士被调查者的焦虑风险最低

单因素方差分析发现，家人关心程度不同的护士的焦虑水平差异显著（$F=3.85$，$p<0.01$，$\eta^2=0.022$）。事后检验发现，家人关心程度为很多的护

士的焦虑水平最低，家人关心程度为较多的护士次之，家人关心程度为较少的护士的焦虑水平最高，家人关心程度为很多、家人关心程度为较多、家人关心程度为一般和家人关心程度为很少的护士的焦虑水平差异不显著，但总体来看，家人关心程度差异的效应值较小，具体见表10。

表9 精神科护士焦虑风险的收入水平差异

月收入	比例（%）				M±SD	F	η^2
	无焦虑风险	轻度焦虑风险	中度焦虑风险	重度焦虑风险			
3000 元以下	54.1	19.7	9.8	16.4	52.92±15.21		
3000~4999 元	59.8	22.4	9.4	8.4	48.31±11.93		
5000~7999 元	67.6	25.1	3.4	3.9	45.87±9.02		
8000~9999 元	69.0	13.8	6.9	10.3	47.59±11.33	3.34 **	0.029
10000~11999 元	33.3	66.7	0.0	0.0	47.67±6.62		
12000~15000 元	66.7	33.3	0.0	0.0	45.00±4.36		
15000 元以上	100.0	0.0	0.0	0.0	37.00±0.00		

** $p<0.01$。

表10 精神科护士焦虑风险的家人关心程度差异

家人对您的关心	比例（%）				M±SD	F	η^2
	无焦虑风险	轻度焦虑风险	中度焦虑风险	重度焦虑风险			
很多	66.3	20.1	6.9	6.6	46.94±11.36		
较多	66.4	21.5	5.4	6.7	47.15±10.56		
一般	48.1	28.6	12.0	11.3	50.65±12.73	3.85 **	0.022
较少	35.7	50.0	0.0	14.3	54.29±12.09		
很少	40.0	40.0	20.0	0.0	50.00±12.86		

** $p<0.01$。

4. 单位同事关心程度为很多的精神科护士被调查者的焦虑风险最低

单因素方差分析发现，单位同事关心程度不同的护士的焦虑水平差异显著（$F=6.51$，$p<0.001$，$\eta^2=0.037$）。事后检验发现，单位同事关心程度为

很多的护士的焦虑风险水平最低，其次为单位同事关心程度为较多的护士，单位同事关心程度为很少的护士的焦虑风险水平最高，单位同事关心程度为很多、单位同事关心程度为较多、单位同事关心程度为一般和单位同事关心程度为较少的护士的焦虑风险水平差异不显著，但总体来看，单位同事关心程度差异的效应值较小，具体见表11。

表11　精神科护士焦虑风险的单位同事关心程度差异

单位同事对您的关心	比例(%)				M±SD	F	η^2
	无焦虑风险	轻度焦虑风险	中度焦虑风险	重度焦虑风险			
很多	72.6	15.6	5.6	6.2	45.62±10.88		
较多	63.3	24.5	5.7	6.5	47.18±10.73		
一般	56.0	23.7	10.8	9.5	49.77±12.19	6.51***	0.037
较少	20.0	73.3	0.0	6.7	52.53±10.27		
很少	28.6	28.6	14.3	28.6	60.71±15.30		

*** $p < 0.001$。

四　精神科护士心理健康的影响因素

（一）抑郁风险

以抑郁风险水平为因变量，在控制了医院类别、医院级别、性别、年龄、工龄、是否有编制、职称、职务等一般人口学资料之后，考察精神科护士的工作压力、应对方式、社会支持、自我效能感因素对抑郁风险水平的影响，结果如表12所示。在工作压力方面，护士工作压力源的五个维度除了管理及人际关系维度正向预测抑郁风险水平外（$\beta = 0.42$，$p < 0.05$），其他维度如护理专业及工作、时间分配及工作量、工作环境及仪器设备、病人护理对精神科护士抑郁风险水平的影响不显著（$p > 0.05$）。在应对方式方面，应对方式正向预测抑郁风险水平（$\beta=0.88$，$p<0.001$），在其两个维度上，消极应对对精神科护士抑郁风险水平的影响不显著（$\beta=0.00$，$ns.$），但积极应对负向预测精神科护士的抑郁风险水平（$\beta=-1.49$，$p<0.001$）。社会支持对精神科护士的抑郁水平的影响不显著（$\beta=0.02$，$ns.$），其家庭支持（$\beta=0.00$，$ns.$）和家庭外支持（$\beta=-0.21$，$ns.$）两个维度对精神科护士的抑郁风险水平的影响亦不显著。在自我效能感方面，自我效能感对精神科护士的抑郁风险水平的影响不显著（$\beta=-1.18$，$ns.$）。

（二）焦虑风险

以焦虑风险水平为因变量，在控制了医院类别、医院级别、性别、年龄、工龄、是否有编制、职称、职务等一般人口学资料之后，考察精神科护士的工作压力、应对方式、社会支持、自我效能感因素对焦虑风险水平的影响，结果如表12所示。在工作压力方面，护士工作压力源的五个维度除了管理及人际关系维度正向预测焦虑水平外（$\beta=0.49$，$p<0.05$），其他维度如护理专业及工作、时间分配及工作量、工作环境及仪器设备、病人护理对精神科护士焦虑风险水平的影响不显著（$p>0.05$）。在应对方式方面，应对方式正向预测焦虑风险水平（$\beta=0.94$，$p<0.001$），在其两个维度上，消极应对对精神科护士焦虑水平的影响不显著（$\beta=0.00$，$ns.$），但积极应对负向预测精神科护士的焦虑风险水平（$\beta=-1.39$，$p<0.001$）。社会支持对精神科护士的焦虑水平的影响不显著（$\beta=0.20$，$ns.$），其家庭支持（$\beta=0.00$，$ns.$）和家庭外支持（$\beta=-0.30$，$ns.$）两个维度对精神科护士的焦虑风险水平的影响亦不显著。在自我效能感方面，自我效能感正向预测焦虑风险水平（$\beta=5.00$，$p<0.001$）。

综上所述，在工作压力方面，管理及人际关系维度得分越高，精神科护士的抑郁风险和焦虑风险水平越高。在应对方式方面，应对方式与精神科护士的抑郁风险和焦虑风险水平有关，积极应对是精神科护士心理健康的保护因素，积极应对得分越高，精神科护士的抑郁风险和焦虑风险水平越低，但消极应对维度的作用不显著。自我效能感仅对精神科护士的焦虑风险水平影

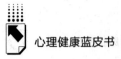

响显著，表现为自我效能感越强，护士越焦虑。社会支持对抑郁风险和焦虑风险的影响不显著。

表 12　精神科护士心理健康的影响因素

	抑郁风险		焦虑风险	
	β	t	β	t
控制变量				
医院类别	-2.56	-1.91	-0.23	-0.17
医院级别	0.28	0.42	0.30	0.45
性别	-0.35	-0.30	-0.33	-0.28
年龄	-1.33*	-2.38	-0.78	-1.39
工龄	0.61	1.15	0.70	1.31
是否有编制	0.51	0.61	0.76	0.91
职称	-0.53	-0.81	0.22	0.34
职务	0.37	0.95	0.50	1.26
婚否	0.07	0.09	-1.39	-1.71
家庭所在地	0.84	1.02	0.83	1.00
是否担任临床带教工作	1.54	1.73	0.12	0.13
是否上夜班	0.89	0.71	1.09	0.86
是否患有慢性疾病	-3.32**	-2.96	-3.78**	-3.34
最高学历	-0.11	-0.14	-0.03	-0.04
政治面貌	-0.16	-0.31	-0.11	-0.22
收入	0.44	0.81	0.89	1.63
是否独生子女	1.27	1.45	1.93*	2.19
生育小孩人数	0.00	0.01	-0.53	-0.87
帮忙照顾孩子的人员	-0.89*	-2.10	-0.75	-1.75
家人对您的关心	0.40	0.77	0.10	0.20
单位同事对您的关心	-0.44	-0.81	-0.15	-0.28
护士工作压力源量表	-0.05	-0.32	-0.08	-0.45
护理专业及工作	-0.01	-0.05	-0.04	-0.16
时间分配及工作量	0.00	0.00	0.00	0.00
工作环境及仪器设备	0.07	0.22	0.63	1.95
病人护理	0.07	0.31	0.17	0.83
管理及人际关系	0.42*	2.03	0.49*	2.33

续表

	抑郁风险		焦虑风险	
	β	t	β	t
简易应对方式问卷	0.88 ***	9.88	0.94 ***	10.45
积极应对	-1.49 ***	-12.05	-1.39 ***	-11.11
消极应对	0.00	0.00	0.00	0.00
领悟社会支持量表	0.02	0.12	0.20	1.37
家庭支持	0.00	0.00	0.00	0.00
家庭外支持	-0.21	-1.02	-0.30	-1.42
一般自我效能感量表	-1.18	-1.79	5.00 ***	7.50

*** $p<0.001$，** $p<0.01$，* $p<0.05$。

注：医院类别编码：1=中医药，2=专科医院，3=综合医院；性别编码：1=男，2=女；编制编码：1=是，2=否；职称编码：1=主任护师，2=副主任护师，3=主管护师，4=护师，5=护士。

五 讨论

（一）约50%的精神科护士被调查者的心理健康状况值得关注

本次调研发现约半数精神科护士存在心理健康问题，存在轻度及以上抑郁风险的护士比例占48.9%，其中存在中度、重度抑郁风险的占11.0%；存在轻度及以上焦虑风险的护士占38.1%，其中存在中度、重度焦虑风险的占15.1%，需提高对这类人群的关注度。并且，不同人口学特征的护士心理健康状况不尽相同。首先，18~30岁的青年护士是心理健康问题的易发群体。这个年龄段的精神科护士由于临床经验不足、心理素质不稳定，在面临特殊的工作对象、高风险的工作环境和超负荷的工作负担时，更容易产生心理健康问题。其次，收入低的精神科护士心理健康状况值得关注。社会因果关系理论认为，个体心理健康的问题是社会经济剥夺的结果，同时低经济收入可能会通过生活逆境导致个体出现心理问题（Reiss，2013）。收入低导致个体引发心理健康问题的根源在于经济压力过大、生活品质下降和缺乏

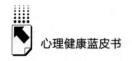
安全感等，其中经济压力是直接的驱动力，缺乏安全感是深层次的原因。另外，家人和单位同事关心程度少的精神科护士的心理健康问题较为严重，这是由于缺乏社会支持和理解的精神科护士，往往会出现情感耗竭、工作和生活平衡失调以及自我认同和价值感缺失，易引发一系列心理问题。有研究指出，家人关心支持、单位同事的关心照顾均能有效缓解个体抑郁和焦虑情绪，改善其心理健康状况（李晓梅，2005）。故家人和单位同事需提高对护士工作的理解和支持，共同营造一个积极、健康的工作环境。最后，不同群体精神科护士的心理困境不同，要分级分层次关注。例如，未患有慢性疾病的精神科护士呈现了良好的发展势头，抑郁和焦虑风险低于患有慢性疾病的精神科护士，但抑郁风险还是偏高。职务为护理部主任的抑郁水平显著低于其他职务类别精神科护士。男精神科护士焦虑水平高于女精神科护士，有编制精神科护士的焦虑水平显著低于无编制精神科护士，故无编制的男精神科护士的焦虑问题尤为值得关注。

（二）积极应对能力强和自我效能感低的精神科护士，心理健康状况更好

在应对方式上，积极应对对抑郁水平和焦虑水平的影响更为显著。积极应对能力强的个体，其抑郁和焦虑水平较低。积极的应对能力与大脑中神经递质的平衡密切相关。积极应对能力强的人可能拥有更平衡的神经递质水平，特别是血清素和多巴胺，这有助于维持稳定的情绪状态，减少抑郁和焦虑的风险（彭丽锦，2020）。并且，个体在应对压力时，内分泌系统会释放一系列激素，如皮质醇。长期的高皮质醇水平可能导致抑郁和焦虑情绪。然而，积极应对能力强的个体可能更有效地调节内分泌系统，维持皮质醇等激素在正常范围内，从而降低抑郁和焦虑的风险（王新燕，2015）。此外，自我效能感的高低影响个体的焦虑水平。一般而言，自我效能感高的个体在应对挑战时通常表现出较低的焦虑水平（刘茹月，2024），但在某些情境下，即使自我效能感高，个体也可能表现出较高的焦虑水平。原因如下：（1）高期待和自我压力。自我效能感高的个体往往对自己有更高的期待和

标准，当他们认为自己必须达到或超越某个标准时，可能会感受到巨大的自我压力，这种压力可能导致焦虑水平上升。（2）过度关注结果。由于对自己能力的信任，自我效能感高的个体可能会过度关注任务的结果和外界的评价。对结果的过度担忧以及对他人评价的敏感性可能导致焦虑感的增加。（3）完美主义倾向。一些自我效能感高的个体可能伴有完美主义倾向，他们追求完美无瑕的表现，对失败或不足容忍度低。这种追求完美的态度可能导致在面对挑战时产生过高的压力，从而增加焦虑水平。（4）应对压力的方式。尽管自我效能感高的个体在大多数情况下能够积极应对压力，但有些人可能采用了一种过于紧张或过于控制的应对方式。这种应对方式可能并不总是有效的，甚至会导致额外的焦虑。

六　对策建议

首先，国家层面需加强对精神科护士的心理健康教育和培训，为他们提供定期的心理健康讲座和应对压力的专题培训，帮助他们提升自我认知、情绪调节和压力管理能力。同时，医院可以引入专业的心理咨询师或心理医生，为护士提供个性化的心理咨询和辅导，确保他们在面对工作压力时能够得到及时支持和帮助。

其次，医院需要特别关注18~30岁的青年精神科护士群体。青年护士正处于职业发展的关键时期，容易受到各种压力和挑战的影响。因此，医院需加强对青年护士的职业引导和心理健康支持，帮助他们建立良好的职业规划和职业心态。此外，可以设立青年护士交流小组或导师制度，为他们提供经验分享和心理支持，帮助他们更好地应对工作中的困难和挑战。

在提高收入水平方面，国家和医院需共同努力，通过完善资金分配制度，适当提高精神科护士的薪资待遇，降低他们的经济压力。同时，医院可设立奖励机制，对表现优秀的护士给予物质和精神上的双重奖励，以激发他们的工作积极性和创造力。

加强社会支持和人际关怀也至关重要。国家层面需倡导社会各界对精神

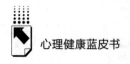

科护士给予更多的关心和支持，让他们感受到社会的温暖和关爱。医院内部也应营造积极的团队氛围，定期组织团队活动和联谊会，增强护士之间的凝聚力和归属感，降低工作中的孤独感和焦虑感。

针对慢性疾病管理，医院需定期开展慢性疾病筛查和健康讲座，提高精神科护士对慢性疾病的认知和自我管理能力。同时，也可为慢性疾病患者提供康复指导和支持，减轻护士的工作负担，让他们能够更好地关注自身的健康和心理状态。

在促进职务晋升和职业发展方面，医院需建立公正的职务晋升和职称评定机制，鼓励精神科护士通过学习和实践提升自身能力。同时，医院应提供更多的职业发展机会和平台，如进修、学术交流等，拓宽护士的职业视野，让他们有更多的职业发展空间。

在优化编制和人力资源配置方面，医院需逐步解决无编制的精神科护士的职业发展问题，为他们提供稳定的职业保障和发展空间。同时，根据工作量和护士的实际情况，合理调配人力资源，减轻护士的工作压力，确保他们能够在轻松、愉悦的环境中工作。

最后，医院应建立心理健康监测和干预机制，定期对精神科护士进行心理健康状况评估，及时发现潜在的心理问题。对出现心理问题的护士，医院应提供及时的干预和治疗，防止问题恶化。同时，加强医院文化建设，营造积极向上、和谐融洽的医院文化氛围，让护士感受到工作的价值和意义。

参考文献

陈敏敏、徐洋、伍丽嫦，2017，《临床心理科新入职护士精神压力调查研究》，《护士进修杂志》第 11 期。

郭晓莉、杨琴、李新文，2020，《临床护士领悟社会支持及其影响因素研究》，《护理管理杂志》第 6 期。

解亚宁，1998，《简易应对方式量表信度和效度的初步研究》，《中国临床心理学杂志》第 2 期。

李小妹、刘彦君，2000，《护士工作压力源及工作疲溃感的调查研究》，《中华护理杂志》第 11 期。

李晓梅，2005，《围绝经期抑郁症》，《中国妇幼保健》第 23 期。

林桂红，2012，《精神科护士心理压力与心理健康状况调查》，《中外健康文摘》第 27 期。

刘茹月、楚悦悦、杨李娜，2024，《基于安全感的课堂交往有效性研究》，《教学与管理》第 18 期。

彭丽锦，2020，《脑白质疏松情感淡漠研究进展》，《中国神经免疫学和神经病学杂志》第 4 期。

汪向东、王希林、马弘，1999，《心理卫生评定量表手册》，中国心理卫生杂志出版社。

王才康、胡中锋、刘勇，2001，《一般自我效能感量表的信度和效度研究》，《应用心理学》第 1 期。

王彩英、万学英、蒋艳、刘化侠、王祖麟、许文丽，2018，《基于知识图谱的精神科护士研究文献的可视化分析》，《护理研究》第 10 期。

王新燕、张桂青、石志坚，2015，《创伤住院患者创伤后应激障碍与应对方式、社会支持及防御方式的关系的研究》，《现代预防医学》第 3 期。

王月虹、汪苗、周勤英、丁圣荣、陈昌霞，2021，《护士在不良事件中作为第二受害者的心理健康状态及其影响因素研究》，《职业与健康》第 14 期。

卫生健康委、人力资源和社会保障部、财政部，2021，《关于建立保护关心爱护医务人员长效机制的指导意见》，《中华人民共和国国务院公报》第 19 期。

张嫣红，2013，《精神科护士应对方式及工作压力状况调查分析》，《精神医学杂志》第 1 期。

中华人民共和国国务院，2020，《关于全面落实进一步保护关心爱护医务人员若干措施的通知》，《中华人民共和国国务院公报》第 7 期。

Fish, J. A., Sharplin, G., Wang, L., An, Y., Fan, X., and Eckert, M. 2021. "Cross-Cultural Differences in Nurse Burnout and the Relationship with Patient Safety: An East-West Comparative Study." *Journal of Advanced Nursing* 32 (7): 83-85.

Reiss, F. 2013. "Socioeconomic Inequalities and Mental Health Problems in Children and Adolescents: A Systematic Review." *Social Science & Medicine* 90: 24-31.

Zimet, G. D., Powell, S. S., Farley, G. K., Werkman S., and Berkoff, K. A. 1990. "Psychometric Characteristics of the Multidimensional Scale of Perceived Social Support." *Journal of Personality Assessment* 55 (3-4): 610-617.

Zung, W. W. K. 1971. "A Rating Instrument for Anxiety Disorders." *Prychoromatics* 12: 371-379.

Zung, W. W. K. 1965. "A Self-rating Depression Scale." *Archives General Psychiatry* 12: 63-70.

B.11
青少年抑郁症患者的现状
及康复困境研究

侯金芹　郭菲　黄鑫　刘怡昕　陈祉妍*

摘　要：　近年来青少年抑郁情绪呈现上升趋势，国家高度重视青少年的心理健康工作。本研究聚焦于青少年抑郁症患者的现实困境与康复问题，旨在通过调研，明确青少年抑郁症早期识别、治疗和康复过程中的困境，为青少年抑郁防治提供支持。本研究覆盖东、中、西部地区，共发放1931份问卷，回收有效问卷1232份。采用简版流调中心抑郁量表和自编问卷分别收集家长的抑郁情绪、孩子的背景信息、疾病识别、治疗、康复和休复学情况。研究发现，家长是否接受心理健康培训、疾病的延误程度等因素显著影响康复进程，即早期识别和治疗对青少年抑郁症患者的康复至关重要。多数青少年抑郁患者因缺少社交团体和治疗支持而面临困境；目前康复的压力主要由家庭承担，家校社协同的格局尚未形成；休学过程中，缺少同伴群体的陪伴，网络成为青少年患者的主要社交方式。建议加强家校社协同，明确各方责任，构建心理关爱平台；学校应加强早期筛查和教师培训；社区应助力搭建青少年重返学校的过渡性组织；家长需主动学习心理健康知识，成为孩子心理健康的守护者。各方协同，共同促进青少年身心的健康发展。

* 侯金芹，博士，中国教育科学研究院副研究员，研究方向为发展与教育心理学；郭菲，博士，中国科学院心理研究所助理研究员，研究方向为儿童青少年社会情绪与行为发展、家庭教养、心理测评等；黄鑫，博士，南开大学社会学院社会心理学在读博士生，渡过青少年项目负责人，研究方向为青少年心理健康；刘怡昕，博士，西安交通大学精神医学在读博士生，渡过医疗研发组成员，研究方向为青少年情绪障碍；陈祉妍，博士，中国科学院心理研究所教授，中国科学院心理研究所国民心理健康评估发展中心负责人，研究方向为国民心理健康评估与促进。

关键词： 青少年　抑郁症早期识别　治疗和康复　心理健康

一　引言

近年来，国家高度重视青少年心理健康问题，出台了一系列相关政策以促进青少年心理健康工作的全面发展。2019 年，国家卫生健康委联合多个部门发布了《健康中国行动——儿童青少年心理健康行动方案（2019—2022 年）》。该方案旨在通过建立心理健康服务模式和预防干预措施，加强儿童青少年心理健康工作，提升其心理健康水平和社会适应能力。2021 年，教育部办公厅印发了《关于加强学生心理健康管理工作的通知》，进一步强调了心理健康教育的重要性。2023 年，教育部等十七部门联合印发了《全面加强和改进新时代学生心理健康工作专项行动计划（2023—2025 年）》，该计划明确了五育并举促进心理健康的理念。教育部决定自 2024 年起，每年的 5 月为"全国学生心理健康宣传教育月"。通过形式多样的宣传教育活动，提升师生和家长的心理健康知识水平和素养，推动学生心理健康工作提质增效，促进学生身心健康发展。这些文件、活动的颁布、实施，体现了国家层面对青少年心理健康的深切关注和对培养青少年健康心理的坚定决心。

青少年抑郁是社会各界关心的话题。总体来说，青少年抑郁情绪确实呈现上升的趋势，这是时代变迁、社会发展、家庭功能变化、教育生态变化及生理发育等多重因素的综合作用结果，全球均呈现出这样的发展趋势。对 1990~2019 年间流行病学的趋势研究发现，在这 30 年间，全球年轻人抑郁情绪的出现率大约增长了 21.67%（Yang et al.，2024）。近期的一篇综述文章也发现，青少年抑郁情绪的时点发生率从 2001 年至 2010 年的 24%（95% 置信区间：0.19~0.28）上升到 2011~2020 年的 37%（95% 置信区间：0.32~0.42）。中东、非洲和亚洲的抑郁情绪升高更为明显，且女生比男生高（Shorey，Ng，& Wong，2022）。

从重度抑郁障碍的患病率来看，我国远低于全球平均水平。全球青少年重度抑郁障碍（major depressive disorder）的时点患病率为 8%（95% 置信区间：0.02~0.13），一年的患病率为 8%（95% 置信区间：0.05~0.12），终生患病率为 19%（95% 置信区间：0.12~0.26）（Shorey et al.，2022）。美国 13~18 岁青少年一年的患病率为 7.5%，终生患病率为 11%（Miller & Campo，2021）。我国青少年的重度抑郁发病率远低于全球水平，在 6~16 岁青少年中，重度抑郁障碍的时点患病率为 2%（Li et al.，2022）。

据精神障碍诊断和分类手册第五版介绍，重度抑郁障碍是指至少两周的抑郁情绪或兴趣/愉悦感丧失，并伴有至少四个其他症状，如睡眠变化、食欲或体重变化、注意力不集中、疲劳或能量低、精神运动迟缓或烦躁、无价值感或不适当的内疚感以及反复想自杀等。对于青少年抑郁症的治疗，现有的研究都强调了早发现、早识别、早治疗的重要性。对大多数抑郁症患者来说，如果能获得足够的支持和治疗，都可以恢复。目前针对青少年抑郁症的治疗主要有心理治疗和药物治疗。其中，心理治疗通常侧重于帮助青少年识别和改变负面思维模式，提高应对策略，并提升人际交流和问题解决能力。认知行为疗法（CBT）和人际心理治疗（IPT）已被证明对青少年抑郁症的治疗有效。但是在某些情况下，如面对具有严重抑郁症状、高自杀性评分、扭曲的思维模式等情况，心理治疗可能效果不佳。药物治疗通常在确诊之后开始，抗抑郁药物可能需要 6~8 周才能达到最大效果，并需要在症状缓解后继续服药以减少复发的可能性（Miller & Campo，2021）。

本调研面向青少年抑郁患者的家长，从"预防-识别-治疗-康复"四个环节全面了解青少年抑郁症患者现状，明晰在识别、治疗和康复中遇到的痛点和难点，以期为青少年抑郁防治提供有力支持。

二 研究方法

（一）研究对象

本次调研由渡过联合中国科学院心理研究所国民心理健康评估发展中心

共同发起。渡过是国内深具影响力的抑郁互助社区，参与本次调研的对象为患有抑郁症等精神障碍孩子的家长，都来自渡过平台，是求助意愿比较高的样本，不能代表所有的抑郁症患者家庭。在将本次调研结果推论至其他抑郁症患者群体时应持谨慎态度。

本次调研覆盖我国东、中、西部地区，调研时间始自2024年2月15日，截至2024年3月13日，共发放问卷1931份，回收问卷1232份。其中，作答者为父亲的430人，占比为34.9%；作答者为母亲的698人，占比为56.7%；作答者为其他亲属的104人，占比为8.4%。家长平均年龄为44±7.5岁。东部地区729人，占比为59.2%；中部地区321人，占比为26.1%；西部地区182人，占比为14.8%。

在本次调研中，被确诊为抑郁症等精神障碍青少年的年龄范围为9~24岁，平均年龄为17.21±3.70岁。详细信息如表1所示。

表1　青少年患者概况

变量		人数	占比(%)
性别	男	628	51
	女	604	49
年龄	9~10岁	71	5.8
	11~15岁	298	24.2
	16~20岁	617	50
	21~24岁	246	20

（二）研究工具

本研究采用问卷调研的方式收集了家长和孩子的背景信息，采用自编问卷收集疾病识别、治疗、康复和休复学情况。采用流调中心抑郁量表测量家长的抑郁情绪。其中，疾病的识别部分有13道题，包括发现疾病的途径、学校是否有心理健康课、学校是否定期进行心理健康检测等题目；就诊延误部分有18道题，包括首次寻求治疗的方式、从出现症状到就诊治疗经历的

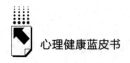

时间、就诊延误的影响因素等；治疗负担有 30 道题，包括治疗的方式、花费、效果、当地就医资源的充分程度等；康复状况有 22 道题，包括康复的影响因素和困难等；休复学的困扰有 33 道题，包括请假的频率、时长、休学的次数和年龄以及复学面临的困境等问题。

流调中心抑郁量表（the Center for Epidemiological Studies Depression Scale，CES-D）为 Radloff 于 1977 年编制，被广泛用于对普通人群进行抑郁症状的筛查。本次调研采用何津（2013）修订的 CES-D 中文简版，共 9 道题，包括情绪低落、积极情绪缺乏、绝望、人际交往困难和睡眠困扰等症状。以 10 分为界，10 分以上为轻度抑郁风险，17 分及以上为抑郁高风险。该量表在本研究中的内部一致性系数为 0.90。

三　研究结果

（一）抑郁症患者的概况

1. 青少年抑郁症患者常伴随有其他障碍

在本次调研的 1232 个样本中，1026 名青少年罹患抑郁症/抑郁障碍或双相情感障碍（83.3%），3.16% 的青少年为焦虑障碍，3.72% 的青少年为睡眠障碍，3.97% 的青少年为强迫症，0.82% 的青少年为精神分裂谱系障碍，0.97% 的青少年为应激相关障碍，其他极少数为进食障碍、人格障碍和神经发育障碍。其中，在罹患抑郁症等相关障碍的青少年中，43.9% 的青少年同时有焦虑障碍，39.2% 的青少年同时患有睡眠障碍，20.9% 的青少年同时患有强迫症，9.2% 的青少年同时患有精神分裂谱系障碍，9.1% 的青少年同时患有应激相伴障碍，8.8% 的青少年同时患有进食障碍，10% 的青少年同时患有人格障碍，5.7% 的青少年同时患有神经发育障碍。确诊抑郁症的青少年中，最小年龄为 9 岁，最大年龄为 24 岁，平均年龄为 17.29±3.58 岁，首次确诊的年龄为 13.49±3.84 岁；在确诊为焦虑障碍等其他障碍的青少年中，最小年龄为 9 岁，最大年龄为 24 岁，平均年龄为 16.80±4.23 岁。

2. 女生确诊抑郁症的比例高于男生，男生确诊其他障碍的比例更高

在 1026 名确诊为抑郁症的青少年中，男生 498 人，占比 48.5%，女生 528 人，占比 51.5%。在其他 206 名被确诊为焦虑障碍等其他障碍的青少年中，男生 130 人，占比 63.1%，女生 76 人，占比 36.9%（见图 1）。

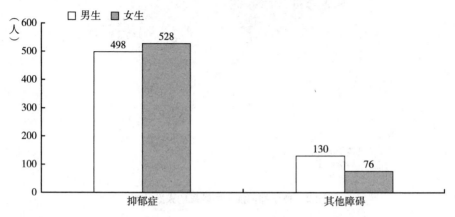

图 1 确诊为抑郁症和其他精神障碍的男女生人数分布

3. 九成抑郁症患者接受了治疗，有近五成的病情稳定或恢复了正常生活

在参与调查的 1026 名抑郁症患者中，有 194 名青少年持续有症状，未康复，占比 18.9%；有 324 名青少年有残留症状，社会功能尚未恢复，占比 31.6%；有 28.8% 的青少年有残留症状，但已经恢复了社会功能；还有 213 名青少年没有了明显症状，已回归正常的社会生活，占比 20.8%。详见图 2。

4. 识别-延误-治疗各个阶段的因素对康复的影响

以康复的进程为因变量，考察"识别-延误-治疗"的所有要素对康复的影响。在控制了青少年的性别、年龄之后，回归分析结果发现，在所有的早期识别因素中，家长接受到专业的心理健康培训的青少年康复得较好（$\beta = 0.15$，$p < 0.001$）；在所有的延误因素中，延误程度越高的青少年，康复进程较慢（$\beta = -0.18$，$p < 0.001$）；在治疗的各个因素中，采取药物治疗的青少年，病情较为严重，康复进程较慢（$\beta = -0.12$，$p <$

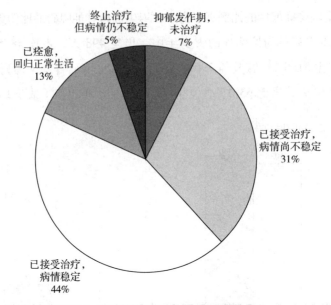

图 2　处于抑郁症不同阶段的人数分布

0.001），采用改变生活方式治疗的青少年，病情较轻，康复进程较快（$\beta=0.19$，$p<0.001$），更换治疗方案的青少年，病情较重，康复进程较慢（$\beta=-0.15$，$p<0.001$）。其他因素的影响均不显著（见表2）。

表 2　识别-延误-治疗各个环节对康复的影响

	β	t
控制变量		
年龄	0.07 *	2.53
性别	−0.05	−1.56
早期识别因素		
学校筛查	0.06	1.65
老师建议	0.02	0.59
孩子同伴报告	−0.03	−1.05
孩子主动求助	−0.03	−1.03
家长觉察异常	−0.04	−1.25

	β	t
学校有心理健康课/团体辅导课	0.00	−0.10
学校定期进行心理健康检测	0.01	0.39
对家长进行心理健康培训	0.15 ***	4.22
延误因素		
从出现症状到就诊的间隔时长	−0.01	−0.24
主观评价就诊延误程度	−0.18 ***	−6.04
治疗因素		
药物治疗	−0.12 ***	−4.08
心理治疗	0.03	0.92
物理治疗	−0.02	−0.65
改变生活方式的治疗	0.19 ***	6.82
更换治疗方案	−0.15 ***	−5.16
是否在外地就医	−0.01	−0.31

注：$^*p<0.05$，$^{**}p<0.01$，$^{***}p<0.001$，0 为未接受该治疗，1 为接受该治疗。

5. 抑郁症患者的休学复学情况

在参与调查的 1026 名青少年抑郁症患者中，有 60.9% 的青少年依然在上学，还有 39.1% 的青少年未在学校就学。从康复阶段来看，在持续有症状的 194 人中，43.3% 的青少年在校学习；有残留症状，且社会功能未恢复的 324 人中，31.5% 的青少年能在校学习；在有残留症状，但社会功能已恢复的 295 人中，85.1% 的青少年在校学习；在已无明显症状，可以回归正常社会生活的 213 人中，仍有 11.7% 的青少年未复学（见图 3）。

（二）识别-治疗的现状

1. 就诊延误的现状及其影响因素

（1）不足三成的家长会在孩子首次发出寻求专业帮助的情况下带其就诊

在孩子主动寻求专业心理咨询师帮助的 631 名参与者中，27.42% 的家

257

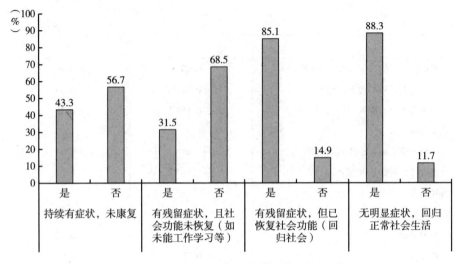

图 3　抑郁症各个阶段中青少年的休复学比例

长会在孩子首次发出寻求专业帮助的情况下就带其就诊，30.74%的家长会在孩子发出两次请求后带其就诊，但依然有29.31%的家长会在孩子发出四次及以上的请求后才带其就诊。

（2）不足四成的家长会在孩子出现症状一个月内带孩子就诊

本次调研发现，12%的家长会在孩子出现症状一周之内带孩子求医，23.3%的家长会在一周到一个月之内带孩子就医，25.4%的家长会在3个月内带孩子就医，14.9%的家长会在3~6个月内带孩子就诊，还有22.4%的家长会在半年后带孩子就诊。

（3）家属缺乏心理健康常识以及不知如何求助是排名前两位的延误原因

在此次对就诊延误影响因素的调研中，其中有六项因素的得分超过了中位数3，从高到低依次是"家属缺乏心理健康常识""不知道怎样或到哪里去求助""治疗资源不足""费用过高""家属担心受到偏见/歧视/被议论""不知道如果求助会发生什么"。"认为心理疾病没必要治疗阻拦治疗"以及"交通不便"是排名后两位的影响因素（见图4）。

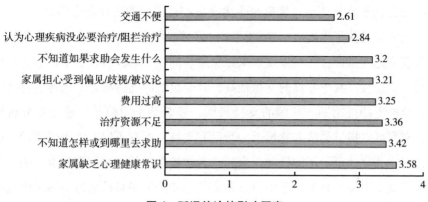

图 4　延误就诊的影响因素

说明：1~5 点计分，下同。

2. 治疗负担

（1）治疗的花费

在参与调研的 984 个家庭中，用于治疗的花费差异较大，最少的花费为 267 元，最高的花费为 1528997 元。中位数为 38998 元，众数为 29994 元，平均数为 67292 元，标准差为 108628 元。抑郁症治疗各个阶段的花费如图 5 所示。不同家庭在心理健康治疗上的花销差异非常大。

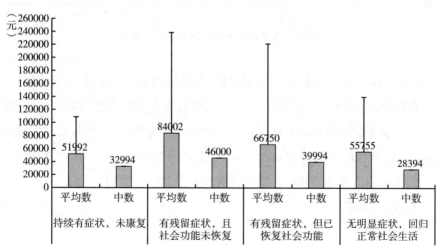

图 5　治疗抑郁症的花费

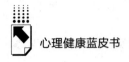

（2）孩子生病之后，家庭是主力，家校社协同的格局尚未形成

让家长对孩子生病之后感知到来自家庭、朋友、学校和社区/社会的支持程度进行五点评分，结果发现来自家庭、同伴、学校和社会组织的支持显著高于中位数，其中家庭的支持最高，社会组织的支持次之，同伴支持排第三，学校支持排第四，社区的支持最弱，显著低于中位数。进一步分析发现，家庭可以提供经济和感情上的帮助和支持，朋友不仅可以提供感情的帮助，还能够寻找可利用的资源，家长认为学校在提供家长培训和重点关注孩子方面做得不够，显著低于中位数，家长感知到的来自社会组织的帮助也处于平均水平（见图6）。

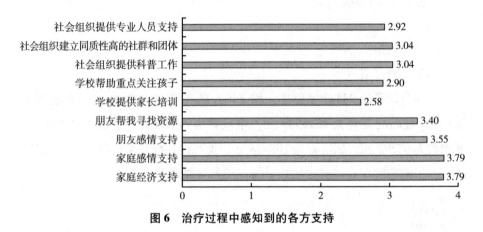

图6　治疗过程中感知到的各方支持

（3）"孩子缺少可交流的社交团体"是康复过程中面临的最大困境

在整个治疗和康复过程中，青少年抑郁症患者面临诸多困境。其中，家长认为"孩子缺少可交流的社交团体"的困难程度最高，"病程反复"紧随其后，"休学和治疗的时间成本"位列第三。"费用过高"和"孩子不配合"的困难程度排最后两位，但也显著高于中位数（见图7）。

3. 休复学现状

（1）休学

在参与作答的1026份问卷中，超过半数的青少年有过休学经历，平均休学次数为1.78±1.85次，第一次休学的平均年龄是14.16±3.29岁，从孩

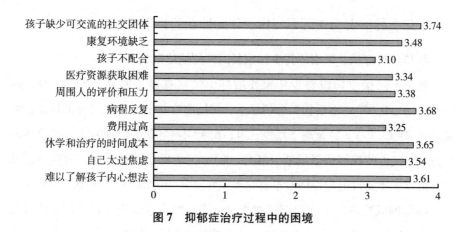

图7　抑郁症治疗过程中的困境

子出现症状到休学之间间隔了 6.65±7.87 个月。家长们认为休学有助于抑郁症的治疗和康复（$t=89.14$，$p<0.001$），互联网成为孩子在休学期间主要的社交媒介（$t=124.94$，$p<0.001$）。

（2）复学

在有过休学经历的 624 名青少年中，43.1% 的青少年有过复学经历。平均的复学次数为 1.73±0.99 次。青少年复学也面临着诸多困境，在所有的困境中，"无法适应复学后的学习压力和标准化管理"列首位，"无法融入复学后的新环境和人际关系"次之，"主观上没有做好准备"排第三，详见图 8。

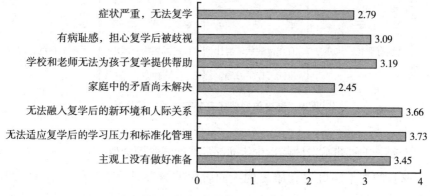

图8　抑郁症患者复学的困境

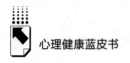

（三）养护者相关因素与青少年抑郁症的关联

1. 持续有症状，未康复青少年家长的抑郁情绪最高

处于不同康复阶段青少年家长的抑郁情绪有显著差异（$F = 20.41$，$p <$ 0.001，$\eta^2 = 0.05$）。事后检验分析显示，持续有症状的青少年父母的抑郁情绪最高（$M = 13.19$），显著高于其他三组，而无明显症状，已恢复正常社会生活的青少年父母的抑郁情绪最低（$M = 9.08$），显著低于其他三组。有残留症状的两组青少年父母的抑郁情绪没有显著差异（$M = 10.82$ vs. $M = 10.25$）。

高抑郁风险占比呈现出同样的规律，即持续有症状组父母的高风险抑郁比例为32.2%，高出有残留症状，社会功能未恢复组10.5个百分点，高出有残留症状，已恢复社会功能组12.7个百分点，高出无明显症状组20.2个百分点（见图9）。

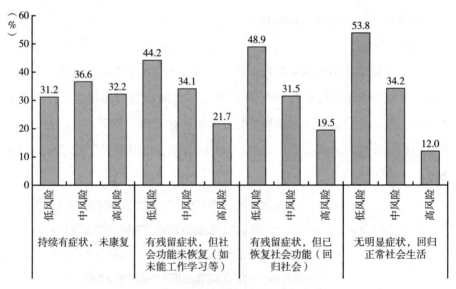

图9 青少年抑郁症患者家长的抑郁风险

2. 家长的连带病耻感随青少年抑郁症状的消失而降低

家长的连带病耻感在康复的不同阶段差异显著（$F = 7.74$，$p < 0.001$，$\eta^2 = 0.04$）。如图10所示，持续有症状青少年家长的病耻感最高，显著高于

社会功能已恢复和回归正常生活组；无明显症状，回归正常生活组的连带病耻感显著低于其他三组。

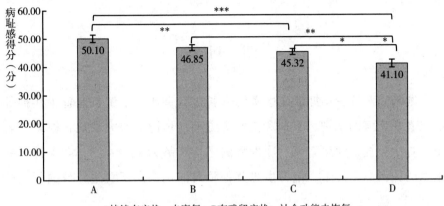

图10 抑郁症患者家长的连带病耻感在康复各个阶段的异同

说明：* 表示 $p < 0.05$，** 表示 $p < 0.01$，*** 表示 $p < 0.001$，下同。

3. 家长的照顾负担也随着病情的好转而降低

家长的照顾负担在康复的不同阶段差异显著（$F = 7.74$，$p < 0.001$，$\eta^2 = 0.04$）。如图11所示，持续有症状的青少年家长的负担最重，显著高于社

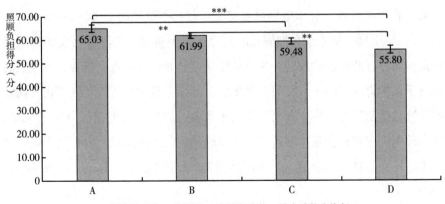

图11 抑郁症患者家长的照顾负担在康复各个阶段的异同

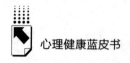

会功能已恢复和回归正常生活组；有残留症状，社会功能未恢复组的家长照顾负担显著高于无明显症状组；社会功能已恢复和回归正常生活两组没有显著差异。

四 讨论

本研究对青少年抑郁症患者的家长进行调研，了解目前青少年抑郁症患者在疾病的识别、干预和治疗等方面的境况。研究发现，被调查者中，青少年抑郁症患者第一次发病的平均年龄为 13.84 岁，女生抑郁症患者的比例高于男生，但男生患其他障碍的比例高于女生，与国际上的研究相一致。

从"识别-延误-治疗"的整个流程中可以看到，早发现、早干预和早治疗的康复效果最好。具体来说，早期识别中对父母进行相关培训对孩子康复的预测效力最显著，也即，在现有的早期识别体系中，父母的心理健康素养水平越高，孩子康复的效果越好。来自学校或者同伴的相关因素影响不显著，对这个结果的解读要慎重，不显著不能说明不重要，而是可能因为现有的学校筛查工作尚未真正建立起来。现有研究提示学校是高效检测未被识别的儿童青少年心理健康问题的理想场所，因为学校能够覆盖大多数的青少年群体，且学生更愿意接受学校内部提供的服务（Levitt et al.，2007）。早识别、早干预在抑郁症的治疗中至关重要，它能够在疾病初期及时提供治疗，此时症状较轻，患者的依从性更好，效果也更显著。这种及时性对于保护青少年的个人发展至关重要，可以避免大脑结构发生变化，防止继发性共病的发生。另一方面，早期干预，可以显著降低疾病复发的风险，减少长期医疗和社会服务的需求，在减轻经济负担的同时，也有利于提升青少年的社会功能和生活质量，助力他们继续完成学业（Davey & McGorry，2019）。

从延误的方面来看，主观评估的延误程度越高，康复的进程就越慢，而延误时长的预测作用不显著。这可能是因为抑郁症的异质性特别高，不同个体的抑郁症状表现不同，病情的发展也不相同，有些青少年病情发展得慢，而有些青少年病情发展得比较快（Milaneschi et al.，2020）。相对延误时长这一客观指标，延误的程度这一主观指标更能反映青少年当下的病情。延误得越久，康复得越慢。这一现象可以从神经可塑性、共病、社会情绪调节能力以及病程进展等角度来理解。首先，从神经可塑性的角度来看，年龄越小，大脑的可塑性越高，早期的抑郁症状若得到及时干预，恢复得越快。然而，随着时间的延误，这种可塑性降低，大脑结构和功能的改变更难逆转，康复速度更慢。其次，共病也是一个重要因素。延误治疗的抑郁症患者更可能发展出其他问题，如焦虑症或物质使用障碍，这些不同的障碍之间相互交织，使得治疗更加复杂，康复过程因此变得更加缓慢。再者，社会情绪调节能力受损是抑郁症的一个显著特点。未经及时治疗的患者可能在情绪表达、社交互动和应对压力方面遇到更多困难，这些能力的下降需要更长时间和更多专业力量帮助来重建，并且会反过来加重抑郁症状，进一步延缓了康复进程。最后，病程的进展不容忽视。随着时间的推移，未经治疗的抑郁症可能由急性发作演变为慢性状态，症状更难缓解，康复过程因而变得更加漫长和不确定（Kieling et al.，2019）。

从治疗的方面来看，药物治疗与康复进程负相关，改变生活方式的治疗方式与康复进程正相关。也即，改变生活方式可以显著改善青少年的抑郁状态，是一种日常生活中可操作的、相对低门槛的治疗方式。具体来说，改变生活方式包含以下几个方面：首先，运动和身体活动能够促进内啡肽的释放，这是一种自然提升情绪的化学物质，能减少压力和抑郁情绪（Brown et al.，2013）。其次，健康饮食对于心理健康至关重要，均衡的饮食可以提供必要的营养素，支持大脑功能和身心健康。特别是富含 Omega-3 脂肪酸、维生素和矿物质的食物，对心理健康有益（Orlando et al.，2021）。再次，改善睡眠习惯也是关键，建立规律的睡眠模式和创造一个有利于睡眠的环境，可以显著改善睡眠质量，从而减轻抑郁症状（Short et al.，2020）。另外，社交支持是抑郁症治疗中的关键因素。积极参与社交活动，建立和维护健康的人际关系，可以提供情感支持，减少孤独感和抑郁症状（Rueger et

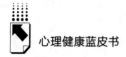

al.，2016）。最后，这些改变生活方式的策略应与药物治疗、心理治疗和其他干预措施相结合，形成一个全面的治疗计划。这种多模式的治疗方法可以提高治疗效果，促进患者的整体康复。

药物治疗的效果应理性看待，不能因为它与康复进程负相关而抵触使用，正是因为症状程度很严重，才会采用药物治疗。药物治疗一旦开始，应遵医嘱，不能擅自停药，这是因为抑郁症是一种常见的复发性疾病，特别是在青少年中，如果没有持续治疗或过早停止治疗，复发的风险会增加（Miller & Campo，2021）。另一方面，不同的个体对药物的反应不同，如果对初始抗抑郁药物的反应不完全，更换治疗方式也是一种常规的操作，也即更换治疗方式与康复负相关，不是因为更换治疗方式延误了康复，而是因为症状比较严重，现有的治疗方式不适合，才会更换治疗方式。个性化的医疗方法强调要根据患者的特定需求、偏好和治疗反应来制定治疗方案。一般来说，结合药物治疗和心理治疗可能比单一的治疗方式更有效（Herrman et al.，2022）。

五　对策和建议

此次调研发现，青少年在康复和治疗过程中遭遇诸多困境：一是延误就诊的现象较为常见。此次调研发现，在求助意愿较高的患者群体中，也仅有27.42%的家长会在孩子首次求助时就去就诊，只有35.3%的家长会在孩子求助一个月之内去就诊。究其原因，缺乏心理健康常识、就诊资源不足、费用以及对疾病的污名化是主要影响因素。二是治疗和康复的主体力量是家庭，家校社协同的局面尚未形成。本次调研发现，抑郁症治疗的就诊渠道、就诊资源、情感支持与经济支持都全部由家庭承担，学校和社区/社会发挥的作用有限。由于不同家庭中家长心理健康素养水平不同、家庭经济条件不同，在抑郁症治疗方面的开销差异非常大，康复的效果也有差异。三是抑郁症青少年存在主观和客观上的休复学困难。青少年在休学治疗期间，缺少可以交流和陪伴的团体组织，在复学时也面临着人际交往、压力应对以及情绪调整等方面的困难，这些困境也都需要抑郁症患者的父母独自应对，家校社协同机制建设已迫在眉睫。教育部等十七部门联合印发的《全面加强和改进新时代学生心理健康工作专项行动计划（2023—2025 年）》中提出要构建家校社协同心理关爱平台。在实际操作中，家校社各方应协同合作，明确各自的责任，理清协同机制和流程。

学校要把好早期筛查关（Levitt et al. , 2007）。学校在早期识别和干预学生心理健康问题方面扮演着至关重要的角色。首先，学校应整合心理健康服务，构建一个包含预防和治疗的连续体系，确保学生在学业和情感上都能获得必要的支持。通过将心理健康教育融入日常教学和学校文化中，可以为学生创造一个积极的学习环境，促进其全面发展。其次，明确筛查流程以及学校的工作重心。早期筛查有普遍筛查、选择性筛查和指示性筛查三种，多阶段筛查程序建议从普遍筛查开始，然后通过选择性筛查过渡到指示性筛查。其中，普遍筛查是指对所有学生进行筛查，识别那些可能存在心理健康风险的学生，并为他们提供进一步的评估和可能的治疗，这是学校工作的重心；选择性筛查是针对那些尚未被识别，但存在较高风险的学生群体，这是学校心理健康工作应重点关注的群体；指示性筛查是对已经识别出有心理健康问题的学生进行的，通常作为综合临床评估的一部分，学校应做好这部分学生的转介服务，帮助他们寻求专业帮助。最后，对教师和学校员工进行心理健康问题的培训也同样重要。通过培训，教师可以更好地理解心理健康问题的复杂性，掌握有效的识别和干预技巧。一方面可以帮助教师在日常教学中为学生提供支持，另一方面也能加强家校之间的沟通，共同促进学生的心理健康。

社区助力学校搭建好治愈青少年重返学校的过渡性组织。抑郁症青少年在重返学校时会面临学业、人际沟通以及疾病污名化等诸多挑战，如若处理不好，极易再度陷入抑郁状态。社区或者社会公益组织可以在此发挥效力，联合学校一起搭建一个为返校青少年服务的过渡平台。以"复原过渡期青少年桥梁计划"（The Bridge for Resilient Youth in Transition，BRYT）[①] 项目

---

① The Bridge for Resilient Youth in Transition, https：//schoolmentalhealthtx. org/tools/best - practices/bryt-bridge-for-resilient-youth-in-transition/，最后访问日期：2024 年 12 月 12 日。

为例，BRYT 项目是由非盈利组织布鲁克莱恩社区心理健康中心于 2004 年在波士顿地区的一所学校创立并推动发展的，它成了帮助孩子们在经历心理健康危机后重返学校的成功模型。布鲁克莱恩中心与学校合作，帮助他们规划和实施 BRYT 项目。BRYT 项目的成效显著，只有不足两成的 BRYT 项目参与者经历了再次住院，而近 90% 的学生能够按计划与班级同学一起毕业。

家长要主动学习心理健康相关知识，做好孩子心理健康的守护者。首先，家长应通过阅读书籍、在线资源或参加心理健康基础课程，建立起对心理健康基本概念的认识。积极参与由学校和社区组织的工作坊和讲座，多与专业人士交流，从而获得更为实用的指导和建议。其次，建议家长加入支持小组，与他人分享经验，不仅能获得情感支持，还能拓宽获取资源的途径。在线教育平台提供的心理健康课程和专业博客，也是家长随时学习的宝贵资源。家长应将所学知识运用于日常生活，通过观察孩子的行为和情绪变化，及时识别并应对可能出现的心理健康问题。重要的是，家长需要与孩子的老师和心理咨询师等专业人士保持密切沟通，了解孩子个性化的需求，并在必要时寻求专业指导。同时，为孩子营造一个更加健康、支持性的成长环境，共同促进孩子的全面发展。

参考文献

Brown, H. E. Pearson, N. Braithwaite, R. E. Brown, W. J. and Biddle, S. J. H. 2013. "Physical Activity Interventions and Depression in Children and Adolescents." *Sports Medicine* 43 (3): 195-206.

Davey, C. G. and McGorry, P. D. 2019. "Early Intervention for Depression in Young People: A Blind Spot in Mental Health Care." *The Lancet Psychiatry* 6 (3): 267-272.

Herrman, H. Patel, V. Kieling, C. Berk, M. Buchweitz, C. Cuijpers, P. Wolpert, M. 2022. "Time for United Action on Depression: A Lancet-World Psychiatric Association Commission." *The Lancet* 399 (10328): 957-1022.

Kieling, C. Adewuya, A. Fisher, H. L. Karmacharya, R. Kohrt, B. A. Swartz, J. R. and Mondelli, V. 2019. "Identifying Depression Early in Adolescence." *Lancet Child Adolesc*

Health 3 （4）：211–213.

Levitt, J. M. Saka, N. Hunter Romanelli, L. Hoagwood, K. 2007. "Early Identification of Mental Health Problems in Schools：The Status of Instrumentation." *Journal of School Psychology*, 45 （2）, 163–191.

Li, F. Cui, Y. Li, Y. Guo, L. Ke, X. Liu, J. Leckman, J. F. 2022. "Prevalence of Mental Disorders in School Children and Adolescents in China：Diagnostic Data from Detailed Clinical Assessments of 17, 524 Individuals." 63 （1）, 34–46.

Milaneschi, Y. Lamers, F. Berk, M. and Penninx, B. W. J. H. 2020. "Depression Heterogeneity and Its Biological Underpinnings：Toward Immunometabolic Depression." *Biological Psychiatry* 88 （5）：369–380.

Miller, L. and Campo, J. V. 2021. "Depression in Adolescents." *The New England Journal of Medicine* （5）385：445–449.

Orlando, L. Savel, K. A. Madigan, S. Colasanto, M. and Korczak, D. J. 2021. "Dietary Patterns and Internalizing Symptoms in Children and Adolescents：A Meta-analysis". *Australian & New Zealand Journal of Psychiatry* 56 （6）：617–641.

Rueger, S. Y. Malecki, C. K. Pyun, Y. Aycock, C. and Coyle, S. 2016. "A Meta-analytic Review of the Association between Perceived Social Support and Depression in Childhood and Adolescence." *Psychological Bulletin* 142 （10）：1017–1067.

Shorey, S. Ng, E. D. Wong, C. H. J. 2022. "Global Prevalence of Depression and Elevated Depressive Symptoms among Adolescents：A Systematic Review and Meta-analysis." *The British Journal of Clinical Psychology* 61 （2）：287–305.

Short, M. A. Booth, S. A. Omar, O. Ostlundh, L. and Arora, T. 2020. "The Relationship between Sleep Duration and Mood in Adolescents：A Systematic Review and Meta-analysis." *Sleep Medicine Reviews* 52：101311.

Yang, C. H. Lv, J. J. Kong, X. M. Chu, F. Li, Z. B. Lu, W. and Li, X. Y. 2024. "Global, Regional and National Burdens of Depression in Adolescents and Young Adults Aged 10–24 Years, from 1990 to 2019：Findings from the 2019 Global Burden of Disease Study." *The British Journal of Psychiatry：The Journal of Mental Science* 225 （2）：311–320.

B.12

以"坚毅"课程提升中小学生
积极心理品质和成长型思维

——一项在毕业年级实施的干预研究[*]

周　磊　李旭培　陈先豹　闫新全　谢　鹃[**]

摘　要： 小学六年级和初中三年级是中小学义务教育阶段的毕业年级，是学生心理健康教育的关键年级。2022年9月至2024年6月，中国科学院心理研究所心理健康应用中心与北京市某区教育管理部门合作，面向全区学校开展了毕业年级的"坚毅"课程教学工作，通过培训一线教师，并由一线教师进行课堂授课、辅助学生进行课后练习，对学生的"坚毅"品质进行培养。在课程实施前后，分别对学生在坚毅、成长型思维、学业倦怠、抑郁风险、焦虑风险、压力等方面的心理指标进行测评。前后测数据比较的结果表明：课程实施后，学生坚毅品质、成长型思维获得了显著提升；且完整上课的学生在学业倦怠、抑郁风险、焦虑风险、压力维度上的改善幅度均优于没完整上课的学生；同时，学生、家长和班主任评价反馈均肯定了课程的有效性。根据研究过程和结果，我们建议在中小学毕业年级开展"坚毅"等积极心理品质课程，加强积极心理品质课程师资的培养和督导；同时，各学校要加强对心理健康教育课程实施的保障，建立健全相关的管理、考核与激励机制。

---

[*] 中国科学院心理研究所心理健康应用中心殷晓莉、肖震宇，北京市朝阳区教育委员会郭楠，北京市朝阳区教师发展学院荆承红、杨红，国际关系学院王詠等老师对本文亦有重要贡献，因作者人数限制不能全部列入，特此致谢！

[**] 周磊，心理学硕士，中国科学院心理研究所心理健康应用中心测评助理，研究方向为测评理论与技术、青少年积极心理品质测量；李旭培（通讯作者，邮箱lixp@psych.ac.cn），应用心理学博士，中国科学院心理研究所继续教育学院院长、心理健康应用中心主任，研究方向为职业心理健康促进、积极组织行为、积极心理教育；陈先豹，研究生学历，北京市朝阳区教育工作委员会副书记；闫新全，物理学硕士，北京市朝阳区教师发展学院书记，特级物理教师；谢鹃，教育管理硕士，北京市朝阳区教师发展学院院长，中学数学特级教师。

关键词： 坚毅 积极心理品质 干预研究

一 引言

2021 年 11 月 29 日，教育部部长怀进鹏在全国高校学生心理健康教育工作推进会上强调，教育是培养人的事业，让广大学生更加健康阳光，是落实立德树人根本任务的应有之义，要加强源头治理，全面培育学生的积极心理品质。2023 年 4 月，教育部等十七部门联合印发的《全面加强和改进新时代学生心理健康工作专项行动计划（2023—2025 年）》指出，要加强心理健康教育、建强心理人才队伍、支持心理健康科研等，提升学生心理健康素养。

"双减"之后，小学低年级进行"快乐教育"——无笔纸作业和考试，中考进行"分流"。面对"双减"和"分流"，中小学生的学习任务和压力集中在小学中高段和初中，研究表明，小学高年级（小六）和初中高年级（初三）的学业压力显著高于其他年级（田平等，2024；李雪莹，2022）。在压力下，学生需要有积极心理品质来调整心态，发掘自身潜能，探索自己的兴趣爱好，结合自身特点树立长远的目标，并保持对目标的持久动力。

中国科学院心理研究所（以下简称"心理所"）心理健康应用中心长期注重通过积极心理品质系列课程，帮助学生结合自身内在动机来树立长远目标、发展积极心理品质。目前已研发设计了覆盖九年级义务教育阶段的"阳光心态"、"积极乐观"、"心理韧性"和"坚毅"四门积极心理品质课程，分别侧重于培养学生的积极情绪和乐观、韧性、坚毅品质，并均在一线学校开展了相关的教育实践工作。

坚毅是指个体能朝向长期目标，保持自己的激情并能坚持不懈努力的一种积极心理品质（Duckworth et al.，2007）。坚毅品质不仅能够预测个体的成就水平，如学业成绩、工作表现（Duckworth et al.，2007；Duckworth &

Gross，2014；Lam & Zhou，2022；Park et al.，2018），而且因为激情和兴趣的保持，能够减少人们在朝向目标努力时可能产生的倦怠感，提升人们的生活满意度、幸福感、心理健康水平（Datu et al.，2022；Disabato et al.，2019；Jin & Kim，2017；Jiang et al.，2019；Kannangara et al.，2018；Renshaw & Bolognino，2016；Vainio & Daukantaitė，2016；胡恒德 等，2019）。也就是说，具有坚毅品质的人会在学习和工作上取得比较优秀的成绩，而且在实现目标的过程中因为有内部的热情和动力，对过程中的困难和挑战更能积极应对，并保持良好的心理状态。换言之，就是坚毅品质让人更加卓越的同时也更加幸福。此外，坚毅还能减少消极心理、消极行为的发生，如降低抑郁风险（Datu et al.，2019）、焦虑风险（Musumari et al.，2018）水平，减少自杀意念和行为（Kaniuka et al.，2020；White et al.，2017）。坚毅水平高的个体也有着更少的问题行为，如在拉丁美洲青少年中的研究发现，坚毅与使用酒精和大麻的可能性呈负相关（Guerrero et al.，2016）。而且，坚毅的学生也有着更少的学习拖延行为（Jin et al.，2019）。坚毅除了能促进心理健康外，还能促进人们的生理健康水平，如已有研究发现，坚毅的个体更容易形成良好的锻炼习惯（Kawasaki & Tozawa，2020；Reed et al.，2012）。由此可见，坚毅品质的培养对于个体的成长和身心健康有着非常重要的意义。

在对坚毅的干预方式探索上，目前实证研究还屈指可数。以下两个研究可作为典型例子：其一是 Rhodes 等人（2018）通过功能性意象训练（Functional Imagery Training，FIT）让足球运动员参与到目标设定和评价中，从而提升其坚毅水平。另一项是 Sule 等人（2019）在土耳其小学生群体中做的研究，认为坚毅在儿童时期是可塑的，可以在课堂环境中培养。

本文所报告的干预研究，是通过在学校实施系列"坚毅"课程教学来提升学生的目标感，运用难事准则、刻意练习培养成长型思维。在课程实施的前后，对学生、家长和班主任进行课程效果评估，数据结果表明"坚毅"课程提升了学生的坚毅品质。在此，对 2022 年 9 月~2024 年 6 月期间的学生数据进行分析。

二 研究方法

（一）调查对象

项目组于 2022~2023 及 2023~2024 两个学年，在北京市某区小学六年级学生和初中三年级学生中连续开展了"坚毅"课程教学工作。为评估教学效果，在每个学年开学初（当年 9 月）及学年期末（次年 6 月）分别进行前测和后测，测评对象包括学生本人、家长和班主任。

对 2022~2023 学年的前后测数据进行匹配共获得学生样本 8214 人。其中男生 4100 人（49.9%），女生 4114 人（50.1%）；小学六年级学生 6559 人（79.9%），初中三年级学生 1655 人（20.1%）；独生子女 3491 人（42.5%），非独生子女 4723 人（57.5%）；京籍学生 6181 人（75.2%），非京籍学生 2033 人（24.8%）。

对 2023~2024 学年的前后测数据进行匹配共获得学生样本 6604 人。其中男生 3320 人（50.3%），女生 3284 人（49.7%）；小学六年级学生 5467 人（82.8%），初中三年级学生 1137 人（17.2%）；独生子女 2662 人（40.3%），非独生子女 3942 人（59.7%）；京籍学生 5073 人（76.8%），非京籍学生 1531 人（23.2%）。

（二）测量工具

1. 坚毅量表

本研究中采用了 Duckworth 等编制，谢娜等汉化的坚毅量表（Grit Scale），共 12 题，包括坚持努力和兴趣稳定两个维度。其中，坚持努力反映的是学生遇到困难时坚持完成任务，不轻言放弃；兴趣稳定反映的是学生对长期目标保持热情而非三分钟热度。采用 Likert5 点计分，从"一点也不像我"到"十分像我"，取平均值进行分析，得分越高表示坚毅水平越高。本研究中 2022~2023 学年及 2023~2024 学年测得的 Cronbach's α 系数分别为

0.79 和 0.81，其中坚持努力维度均为 0.84，兴趣稳定维度分别为 0.76 和 0.77，量表信度符合要求。

2. 成长型思维量表

使用 Dweck 等编制的成长型思维量表考察学生的思维方式，共 6 题，包括成长型思维和固定型思维两个维度。其中，成长型思维反映的是学生认为智力可以通过努力改变，固定型思维反映的是学生认为智力很难改变。采用 1~6 分计分，从"很不符合"到"很符合"，取平均值进行分析，得分越高代表越倾向于这种思维模式。本研究中 2022~2023 学年及 2023~2024 学年测得的成长型思维维度的 Cronbach's α 系数分别为 0.87 和 0.86，固定型思维维度的 Cronbach's α 系数分别为 0.86 和 0.87，量表信度符合要求。

3. 学业倦怠量表

使用连榕等编制的学业倦怠量表考察学生的学业倦怠情况，共 12 题，包括行为不当和成就感低两个维度。其中，行为不当反映学生由于厌倦学习而表现出逃课、不听课、迟到、早退、不交作业等行为特征，成就感低反映学生在学习过程中体验到低成就的感受。采用 Likert5 点计分，从"很不符合"到"很符合"，取平均值进行分析，分数越高代表此种倦怠类型越明显。本研究中 2022~2023 学年及 2023~2024 学年测得的行为不当维度的 Cronbach's α 系数分别为 0.81 和 0.82，成就感维度的 Cronbach's α 系数均为 0.88，量表信度符合要求。

4. DASS 量表

使用 DASS-21 量表考察学生的心理健康水平，共 21 题，包括抑郁风险、焦虑风险、压力三个维度。采用 0~3 分计分，从"不符合"到"非常符合"，取各维度所含题项的得分总和进行测度，分数越高说明该项指标的心理健康程度越差。本研究中 2022~2023 学年及 2023~2024 学年测得抑郁指标的 Cronbach's α 系数均为 0.79，焦虑指标的 Cronbach's α 系数分别为 0.87 和 0.86，压力指标的 Cronbach's α 系数分别为 0.89 和 0.88，量表信度符合要求。

三 干预方法

（一）"坚毅"课程实施的前提条件成熟

"坚毅"课程在该区开展了 1 年的实验性教学（2021 年 9 月至 2022 年 6 月）和 2 年全区教学（2022 年 9 月至 2023 年 6 月和 2023 年 9 月至 2024 年 6 月）。截至 2024 年 7 月，第二年的全区教学已经完成。

2021 年 9 月至 2021 年 12 月，项目组在该区 20 所中小学开展了"坚毅"实验教学。对参与课程的学生及其家长和班主任在开学期初和期末分别实施了前测和后测，并选取不参加"坚毅"课程实验教学的班级作为对照组。

采用重复测量方差分析发现，在"坚毅"课程实验教学结束后，实验组学生的各项坚毅指标相比于对照组均提升幅度更大（见表 1），达到了课程设置的预期目标。

表 1 实验组和对照组学生坚毅指标前后测对比

对比项目	实验组（$n=574$）			对照组（$n=153$）		
	前测	后测	变化率（%）	前测	后测	变化率（%）
坚持努力（$p=0.08$，边缘显著）	3.49	3.7	6.0	3.49	3.59	2.9
兴趣稳定	3.48	3.55	2.0	3.49	3.48	-0.3
坚毅总分*	3.48	3.63	4.3	3.49	3.53	1.1
成长型思维*	3.70	3.98	7.6	3.51	3.49	-0.6
固定型思维**	2.58	2.3	-10.9	2.66	2.84	6.8

注：* 表示在 $p<0.05$ 水平上统计显著，** 表示在 $p<0.01$ 水平上统计显著。
资料来源：中国科学院心理研究所心理健康应用中心项目研究资料。以下各图表资料来源同此，不再另做说明。

实验教学数据结果表明，"坚毅"课程已经满足在全区中小学"深耕"的条件。

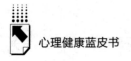

（二）"坚毅"课程师资培训

项目组参考实验教学师资培训的经验，于 2022 年和 2023 年寒暑假前后，培训全区实施"坚毅"课程的教师，受训教师达到 781 人次。培训旨在帮助一线教师掌握理论知识、课程大纲和教学关键环节；并在培训结束后，统一安排考核，对成绩合格者颁发培训合格证书，做到授课教师持证上课。

（三）"坚毅"课程实施过程

毕业年级开展心理教育课程遇到的最大挑战是课时有限，尤其是初中三年级的学生。为了解决这个问题，项目组在课程设计前就经过深入调研，将课程的主题和毕业年级的实际工作进行了对接，例如初三入学的动员和激励、初三第二个学期的百日誓师大会、中考前的减压、毕业典礼等。课程设计应对接学校管理的日常工作，提供 6 个主题的课堂教学和 12 个团体辅导活动，满足班级开班会、学校开全年级大会的各种不同的需要。

2022 年 9 月至 2024 年 7 月中两个秋季学期，项目组在全区中小学完成了第一个学期的课堂教学工作。第一个学期的课程内容重在引导中小学生认识到坚毅的益处、目标感以激发内部动机，保持持久的动力，在日常的学习生活中提升坚毅品质。

2022 年 9 月至 2024 年 7 月中两个春季学期，项目组在全区中小学完成了第二个学期的课堂教学工作。课程内容围绕运用刻意练习培养学生的成长型思维，引导学生怀有更大格局看待小学毕业考试和中考，从而在认知层面注重唤起学生长远看待小升初和初升高；在情绪层面强调帮助学生体会积极情绪的力量，缓解中考的考前压力；在行为层面侧重促进学生积极面对毕业和做好进入下一个学习阶段的准备。

项目组在 2022~2023 学年根据因疫情学生居家学习的情况，录制了网络微课 12 节，开展了 30 次"心理韧性"课的网络集体教研，其中小学 15 次、初中 15 次。网络教学督导覆盖了超过 96% 的一线教师和学校（个别教师因为上课时间和教研时间冲突未能参加)。一线教师通过参与网络教研和学习优秀的网络课程资料,加深了对课程实施环节的理解,能够更好地结合学生实际情况进行课程创新。

2023~2024学年是后疫情的第一学年,项目组及时恢复了现场教学教研模式,开展"区-学区-学区内"三级教学教研。三级教学教研的模式保证了课程实施的真正落地,提升了一线教师的教学技能技巧,同时录制的优质课程成为全区教师进行学习观摩的优质资料。现场教学教研对课程资料包的完善起到了积极作用,项目组在此基础上不断优化课程。

此外,项目组在2022、2023年年底分中小学进行项目成果展示,展示同课异构的现场课,邀请国内相关领域专家对项目进行指导,提升项目质量。组织一线教师提交优秀的微课和优秀学生成长个案,共评选出优秀微课39节,优秀学生个案34例,在区级范围出版专刊,介绍学校实施课程的经验,分享老师创新教案的心得,展示优秀学生成长个案。

四 干预结果

(一)2022~2023学年课程效果评价

1. 各项指标前后测总体情况

针对2022~2023学年"坚毅"课程效果评价,采用前后测重复测量方差分析,结果表明,开课组学生各项指标均与未开课组有显著差异:坚持努力分数提升了3.9%,兴趣稳定指标提升0.6%,坚毅总分提升了2.3%。成长型思维指标基本保持稳定(提升0.3%),固定型思维分数有所增加,但增加幅度小于未开课组(分别为1.2%和5.3%)(见表2)。

2022~2023学年参与"坚毅"课程的学生的心理健康状况也有较大改善,在"行为不当""成就感低""抑郁风险""焦虑风险"和"压力"五项指标上,开课组学生的分数均有下降,而未开课组学生的分数均在上升(见表3)。

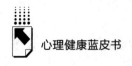

表2 2022~2023 学年学生坚毅指标前后测对比

对比项目	开课（$n=6655$）			未开课（$n=1559$）		
	前测	后测	变化率（%）	前测	后测	变化率（%）
坚持努力**	3.60	3.74	3.9	3.37	3.42	1.5
兴趣稳定**	3.44	3.46	0.6	3.33	3.29	-1.2
坚毅总分**	3.52	3.60	2.3	3.35	3.35	0.0
成长型思维**	3.87	3.88	0.3	3.71	3.63	-2.2
固定型思维**	2.56	2.59	1.2	2.81	2.96	5.3

注：** 表示在 $p<0.01$ 水平上统计显著。

表3 2022~2023 学年学生心理健康指标前后测对比

对比项目	开课（$n=6655$）			未开课（$n=1559$）		
	前测	后测	变化率（%）	前测	后测	变化率（%）
行为不当**	2.14	2.08	-2.8	2.37	2.43	2.5
成就感低**	2.06	2.00	-2.9	2.27	2.28	0.4
抑郁风险**	2.70	2.57	-4.8	3.60	3.96	10.0
焦虑风险**	2.16	2.07	-4.2	2.90	3.23	11.4
压力**	2.60	2.50	-3.8	3.50	3.94	12.6

注：** 表示在 $p<0.01$ 水平上统计显著。

2. 按人口变量细分的指标前后测对比

（1）性别

2022~2023 学年不同性别学生在各项指标上的前后测变化表明，女生在"坚持努力"、"兴趣稳定"和"坚毅总分"三项指标上，开课组与未开课组有显著差异（$F=21.874$，$p<0.001$；$F=6.542$，$p<0.05$；$F=23.786$，$p<0.001$）；男生在"坚持努力"、"兴趣稳定"和"坚毅总分"三项指标上，开课组与未开课组均无显著差异（$F=1.194$，$p=0.275$；$F=2.095$，$p=0.148$；$F=3.442$，$p=0.064$，边缘显著）。女生在"成长型思维"和"固定型思维"指标上，开课组与未开课组均无显著差异（$F=2.104$，$p=$

0.147；*F* = 3.542，*p* = 0.06，边缘显著）；男生在"成长型思维"和"固定型思维"指标上，开课组与未开课组均有显著差异（*F* = 4.256，*p* < 0.05；*F* = 4.691，*p* < 0.05）（见表4、表5）。

2022~2023学年参与"坚毅"课程的学生的心理健康状况也有较大改善，女生在"行为不当"、"成就感低"、"抑郁风险"、"压力"四项指标上，开课组与未开课组有显著差异（*F* = 19.183，*p* < 0.001；*F* = 11.755，*p* < 0.01；*F* = 8.202，*p* < 0.01；*F* = 7.526，*p* < 0.01），主要表现为开课组相应指标基本稳定，未开课组相应指标明显上升；男生在"行为不当"、"抑郁风险"、"焦虑风险"、"压力"四项指标上，开课组与未开课组有显著差异（*F* = 11.037，*p* < 0.01；*F* = 14.511，*p* < 0.001；*F* = 13.936，*p* < 0.001；*F* = 13.293，*p* < 0.001），主要表现为开课组相应指标明显下降，未开课组相应指标明显上升（见表4和表5）。

表4　2022~2023学年女生各项指标前后测对比

对比项目	开课（*n* = 3397）			未开课（*n* = 717）		
	前测	后测	变化率（%）	前测	后测	变化率（%）
坚持努力 ***	3.58	3.72	3.9	3.37	3.35	-0.6
兴趣稳定 *	3.45	3.46	0.3	3.38	3.30	-2.4
坚毅总分 ***	3.51	3.59	2.3	3.37	3.32	-1.5
成长型思维	3.81	3.80	-0.3	3.63	3.54	-2.5
固定型思维（p = 0.06,边缘显著）	2.57	2.64	2.7	2.76	2.95	6.9
行为不当 ***	2.10	2.06	-1.9	2.29	2.39	4.4
成就感低 **	2.08	2.03	-2.4	2.29	2.34	2.2
抑郁风险 **	2.67	2.67	0.0	3.42	3.85	12.6
焦虑风险	2.20	2.25	2.3	2.80	3.10	10.7
压力 **	2.62	2.67	1.9	3.36	3.89	15.8

注：* 表示在 *p* < 0.05 水平上统计显著，** 表示在 *p* < 0.01 水平上统计显著，*** 表示在 *p* < 0.001 水平上统计显著。

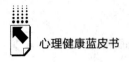

表5 2022~2023学年男生各项指标前后测对比

对比项目	开课(n=3258)			未开课(n=842)		
	前测	后测	变化率(%)	前测	后测	变化率(%)
坚持努力	3.62	3.75	3.6	3.38	3.48	3.0
兴趣稳定	3.43	3.46	0.9	3.3	3.28	-0.6
坚毅总分($p=0.064$,边缘显著)	3.52	3.61	2.6	3.34	3.38	1.2
成长型思维*	3.93	3.98	1.3	3.78	3.71	-1.9
固定型思维*	2.55	2.54	-0.4	2.84	2.96	4.2
行为不当**	2.18	2.11	-3.2	2.44	2.47	1.2
成就感低($p=0.066$,边缘显著)	2.04	1.96	-3.9	2.26	2.23	-1.3
抑郁风险***	2.73	2.48	-9.2	3.75	4.06	8.3
焦虑风险***	2.11	1.88	-10.9	2.99	3.34	11.7
压力***	2.58	2.33	-9.7	3.62	3.98	9.9

注:* 表示在$p<0.05$水平上统计显著,** 表示在$p<0.01$水平上统计显著,*** 表示在$p<0.001$水平上统计显著。

(2)年级

2022~2023学年不同年级学生在各项指标上的前后测变化表明,小学六年级学生在"坚持努力"和"坚毅总分"两项指标上,开课组与未开课组有显著差异($F=14.061$,$p<0.001$;$F=6.343$,$p<0.05$);初中三年级学生在"兴趣稳定"和"坚毅总分"两项指标上,开课组与未开课组均有显著差异($F=17.79$,$p<0.001$;$F=21.336$,$p<0.001$)。小学六年级学生在"成长型思维"和"固定型思维"指标上,开课组与未开课组有显著差异($F=6.647$,$p<0.05$;$F=5.425$,$p<0.05$);初中三年级学生在"成长型思维"和"固定型思维"指标上,开课组与未开课组无显著差异($F=0.959$,$p=0.328$;$F=0.892$,$p=0.345$)。

2022~2023学年参与"坚毅"课程的学生的心理健康状况也有较大改善,小学六年级学生在"行为不当"、"成就感低"、"抑郁风险"、"焦虑风险"和"压力"五项指标上,开课组与未开课组均有显著差异($F=14.744$,$p<0.001$;$F=8.856$,$p<0.01$;$F=4.409$,$p<0.05$;$F=5.003$,$p<0.05$;$F=6.942$,$p<0.01$);初中三年级学生在"行为不当"、"成就感低"、

"抑郁风险"、"焦虑风险"和"压力"五项指标上，开课组与未开课组均有显著差异（$F=15.723$，$p<0.001$；$F=6.644$，$p<0.05$；$F=27.855$，$p<0.001$；$F=14.432$，$p<0.001$；$F=17.079$，$p<0.001$）。

表6 2022~2023学年小六学生各项指标前后测对比

对比项目	开课($n=5474$)			未开课($n=1085$)		
	前测	后测	变化率（%）	前测	后测	变化率（%）
坚持努力***	3.63	3.75	3.3	3.41	3.43	0.6
兴趣稳定	3.46	3.49	0.9	3.34	3.37	0.9
坚毅总分*	3.55	3.62	2.0	3.37	3.40	0.9
成长型思维*	3.95	3.96	0.3	3.82	3.70	−3.1
固定型思维*	2.46	2.48	0.8	2.64	2.77	4.9
行为不当***	2.09	2.04	−2.4	2.30	2.35	2.2
成就感低**	2.00	1.95	−2.5	2.20	2.22	0.9
抑郁风险*	2.54	2.47	−2.8	3.39	3.58	5.6
焦虑风险*	1.99	1.96	−1.5	2.59	2.85	10.0
压力**	2.41	2.37	−1.7	3.21	3.54	10.3

注：* 表示在 $p<0.05$ 水平上统计显著，** 表示在 $p<0.01$ 水平上统计显著，*** 表示在 $p<0.001$ 水平上统计显著。

表7 2022~2023学年初三学生各项指标前后测对比

对比项目	开课($n=1181$)			未开课($n=474$)		
	前测	后测	变化率（%）	前测	后测	变化率（%）
坚持努力（p=0.057,边缘显著）	3.46	3.64	5.2	3.30	3.40	3.0
兴趣稳定***	3.32	3.32	0.0	3.31	3.09	−6.6
坚毅总分***	3.39	3.48	2.7	3.31	3.25	−1.8
成长型思维	3.46	3.54	2.3	3.47	3.48	0.3
固定型思维	3.03	3.14	3.6	3.18	3.37	6.0
行为不当***	2.38	2.29	−3.8	2.54	2.63	3.5
成就感低*	2.34	2.22	−5.1	2.45	2.43	−0.8
抑郁风险***	3.46	3.08	−11.0	4.07	4.84	18.9
焦虑风险***	2.94	2.56	−12.9	3.61	4.09	13.3
压力***	3.49	3.13	−10.3	4.18	4.86	16.3

注：* 表示在 $p<0.05$ 水平上统计显著，*** 表示在 $p<0.001$ 水平上统计显著。

3. 课程评价

对 2022~2023 学年的"坚毅"课程评价中，83.5%的学生表示非常喜欢这门课（打分在 8 分及以上）；97%以上的学生认为这门课对自己有帮助或帮助很大。99%以上的班主任认为这门课对班上学生大多数方面有效果或效果显著。89%以上的家长认为这门课对自己孩子大多数方面有效果或效果显著。

（二）2023~2024 学年评价结果

1. 各项指标前后测总体情况

针对 2023~2024 学年"坚毅"课程效果评价，采用前后测重复测量方差分析，结果表明，除成长型思维外，开课组学生各项指标均与未开课组有显著差异：坚持努力指标提升了 4.8%，兴趣稳定指标提升了 1.4%，坚毅总分提升了 3.1%，固定型思维增加 4.3%，但增加幅度小于未开课组（8.1%）（见表 8）。

表 8　2023~2024 学年学生坚毅指标前后测对比

对比项目	开课（$n=5169$）			未开课（$n=1435$）		
	前测	后测	变化率（%）	前测	后测	变化率（%）
坚持努力**	3.56	3.73	4.8	3.34	3.44	3.0
兴趣稳定**	3.46	3.51	1.4	3.33	3.32	−0.3
坚毅总分**	3.51	3.62	3.1	3.33	3.38	1.5
成长型思维**	3.84	3.82	−0.5	3.66	3.62	−1.1
固定型思维**	2.55	2.66	4.3	2.73	2.95	8.1

注：** 表示在 $p<0.01$ 水平上统计显著。

2023~2024 学年参与"坚毅"课程的学生的心理健康状况也有较大改善，在"行为不当"、"成就感低"、"抑郁风险"、"焦虑风险"和"压力"五项指标上，开课组学生的分数均有下降，而未开课组学生除"成就感低"略低外，其他指标均在上升（见表 9）。

表 9　2023~2024 学年学生心理健康指标前后测对比

对比项目	开课(n = 5169)			未开课(n = 1435)		
	前测	后测	变化率(%)	前测	后测	变化率(%)
行为不当***	2.12	2.09	−1.4	2.38	2.43	2.1
成就感低**	2.09	2.00	−4.3	2.31	2.30	−0.4
抑郁风险***	2.50	2.41	−3.6	3.39	3.74	10.3
焦虑风险***	1.92	1.70	−11.5	2.71	2.88	6.3
压力**	2.37	2.12	−10.5	3.41	3.50	2.6

注:*** 表示在 $p<0.001$ 水平上统计显著,** 表示在 $p<0.01$ 水平上统计显著。

2. 按人口变量细分的指标前后测对比

（1）性别

2023~2024 学年不同性别学生在各项指标上的前后测变化表明,女生在"坚持努力"和"坚毅总分"两项指标上,开课组与未开课组有显著差异（$F=9.927$,$p<0.01$；$F=11.047$,$p<0.01$）；男生在"兴趣稳定"和"坚毅总分"两项指标上,开课组与未开课组差异边缘显著（$F=3.537$,$p=0.060$,边缘显著；$F=3.198$,$p=0.074$,边缘显著）。女生在"成长型思维"和"固定型思维"指标上,开课组与未开课组均无显著差异（$F=0.003$,$p=0.957$；$F=1.882$,$p=0.170$）；男生在"固定型思维"指标上,开课组与未开课组有显著差异（$F=5.451$,$p<0.05$）。

2023~2024 学年参与"坚毅"课程的学生的心理健康状况也有较大改善,女生在"行为不当"、"成就感低"、"抑郁风险"和"焦虑风险"四项指标上,开课组与未开课组有显著差异（$F=14.133$,$p<0.001$；$F=12.180$,$p<0.001$；$F=4.550$,$p<0.05$；$F=4.670$,$p<0.05$）；男生在"抑郁风险"、"焦虑风险"和"压力"三项指标上,开课组与未开课组有显著差异（$F=13.961$,$p<0.001$；$F=9.134$,$p<0.01$；$F=9.079$,$p<0.01$）。

表 10　2023~2024 学年女生各项指标前后测对比

对比项目	开课 (n = 2619)			未开课 (n = 665)		
	前测	后测	变化率 (%)	前测	后测	变化率 (%)
坚持努力 **	3.55	3.73	5.1	3.32	3.39	2.1
兴趣稳定 (p = 0.066,边缘显著)	3.46	3.50	1.2	3.33	3.31	-0.6
坚毅总分 **	3.50	3.62	3.4	3.33	3.35	0.6
成长型思维	3.81	3.76	-1.3	3.60	3.56	-1.1
固定型思维	2.59	2.70	4.2	2.80	3.00	7.1
行为不当 ***	2.09	2.06	-1.4	2.33	2.42	3.9
成就感低 ***	2.10	2.03	-3.3	2.32	2.37	2.2
抑郁风险 *	2.49	2.49	0.0	3.45	3.79	9.9
焦虑风险 *	2.09	1.87	-10.5	2.84	2.97	4.6
压力	2.49	2.35	-5.6	3.52	3.58	1.7

注：* 表示在 p<0.05 水平上统计显著，** 表示在 p<0.01 水平上统计显著，*** 表示在 p<0.001 水平上统计显著。

表 11　2023~2024 学年男生各项指标前后测对比

对比项目	开课 (n = 2550)			未开课 (n = 770)		
	前测	后测	变化率 (%)	前测	后测	变化率 (%)
坚持努力	3.58	3.73	4.2	3.35	3.48	3.9
兴趣稳定 (p = 0.060,边缘显著)	3.46	3.52	1.7	3.33	3.32	-0.3
坚毅总分 (p = 0.074,边缘显著)	3.52	3.62	2.8	3.34	3.40	1.8
成长型思维	3.87	3.89	0.5	3.72	3.67	-1.3
固定型思维 *	2.52	2.61	3.6	2.68	2.91	8.6
行为不当	2.16	2.13	-1.4	2.42	2.44	0.8
成就感低	2.08	1.97	-5.3	2.31	2.23	-3.5
抑郁风险 ***	2.50	2.33	-6.8	3.33	3.69	10.8
焦虑风险 **	1.75	1.51	-13.7	2.59	2.80	8.1
压力 **	2.24	1.89	-15.6	3.30	3.43	3.9

注：* 表示在 p<0.05 水平上统计显著，** 表示在 p<0.01 水平上统计显著，*** 表示在 p<0.001 水平上统计显著。

（2）年级

2023～2024 学年不同年级学生在各项指标上的前后测变化表明，小学六年级学生在"坚持努力"和"坚毅总分"两项指标上，开课组与未开课组有显著差异（$F=5.832$，$p<0.05$；$F=7.965$，$p<0.01$）；初中三年级学生在"坚持努力"和"坚毅总分"两项指标上，开课组与未开课组有显著差异（$F=5.015$，$p<0.05$；$F=6.713$，$p<0.05$）。小学六年级学生在"成长型思维"和"固定型思维"指标上，开课组与未开课组均无显著差异（$F=0.032$，$p=0.858$；$F=2.925$，$p=0.087$）；初中三年级学生在"成长型思维"和"固定型思维"两项指标上，开课组与未开课组有显著差异（$F=4.757$，$p<0.05$；$F=7.222$，$p<0.01$）。

2023～2024 学年参与"坚毅"课程的学生的心理健康状况也有较大改善，小学六年级学生在"行为不当"、"成就感低"、"抑郁风险"、"焦虑风险"和"压力"五项指标上，开课组与未开课组均有显著差异（$F=5.857$，$p<0.05$；$F=7.415$，$p<0.01$；$F=12.629$，$p<0.001$；$F=8.490$，$p<0.01$；$F=4.618$，$p<0.01$）；初中三年级学生在"行为不当"、"成就感低"、"抑郁风险"、"焦虑风险"和"压力"五项指标上，开课组与未开课组均有显著差异（$F=8.877$，$p<0.01$；$F=4.530$，$p<0.05$；$F=5.371$，$p<0.05$；$F=6.347$，$p<0.05$；$F=5.705$，$p<0.05$）。

表 12　2023～2024 学年小六学生各项指标前后测对比

对比项目	开课（$n=4382$）			未开课（$n=1085$）		
	前测	后测	变化率（%）	前测	后测	变化率（%）
坚持努力*	3.57	3.72	4.2	3.33	3.41	2.4
兴趣稳定	3.49	3.55	1.7	3.38	3.39	0.3
坚毅总分**	3.53	3.63	2.8	3.35	3.40	1.5
成长型思维	3.90	3.84	-1.5	3.73	3.67	-1.6
固定型思维	2.45	2.57	4.9	2.58	2.79	8.1
行为不当*	2.09	2.06	-1.4	2.32	2.36	1.7
成就感低**	2.05	1.98	-3.4	2.25	2.25	0.0
抑郁风险***	2.31	2.27	-1.7	3.02	3.40	12.6

对比项目	开课（$n=4382$）			未开课（$n=1085$）		
	前测	后测	变化率（%）	前测	后测	变化率（%）
焦虑风险**	1.73	1.56	−9.8	2.27	2.44	7.5
压力**	2.16	1.99	−7.9	2.93	3.04	3.8

注：* 表示在 $p<0.05$ 水平上统计显著，** 表示在 $p<0.01$ 水平上统计显著，*** 表示在 $p<0.001$ 水平上统计显著。

表 13 2023～2024 学年初三学生各项指标前后测对比

对比项目	开课（$n=787$）			未开课（$n=350$）		
	前测	后测	变化率（%）	前测	后测	变化率（%）
坚持努力*	3.52	3.82	8.5	3.36	3.54	5.4
兴趣稳定	3.29	3.28	−0.3	3.18	3.09	−2.8
坚毅总分*	3.41	3.55	4.1	3.27	3.32	1.5
成长型思维*	3.49	3.70	6.0	3.44	3.45	0.3
固定型思维**	3.15	3.13	−0.6	3.21	3.45	7.5
行为不当**	2.33	2.26	−3.0	2.55	2.64	3.5
成就感低*	2.33	2.17	−6.9	2.50	2.44	−2.4
抑郁风险*	3.55	3.19	−10.1	4.52	4.83	6.9
焦虑风险*	2.95	2.47	−16.3	4.08	4.27	4.7
压力*	3.53	2.89	−18.1	4.89	4.97	1.6

注：* 表示在 $p<0.05$ 水平上统计显著，** 表示在 $p<0.01$ 水平上统计显著。

3. 课程评价

对 2023～2024 学年的"坚毅"课程评价中，81.6%的学生表示非常喜欢这门课（打分在 8 分及以上），97%以上的学生认为这门课对自己有帮助或帮助很大。99%以上的班主任认为这门课对班上学生大多数方面有效果或效果显著。85.9%以上的家长认为这门课对自己孩子大多数方面有效果或效果显著。

（三）两学年指标变化趋势

对比 2022~2023 学年和 2023~2024 学年的各项指标前测得分，结果显示："坚持努力"、"兴趣稳定"、"坚毅总分"、"成长型思维、"固定型思维"、"行为不当"和"成就感低"这 7 个指标具有跨时间的稳定性；"抑郁风险"、"焦虑风险"和"压力"这 3 个指标则与时间有关，2023 年 9 月的测评得分低于 2022 年 9 月的测评得分（见图 1）。

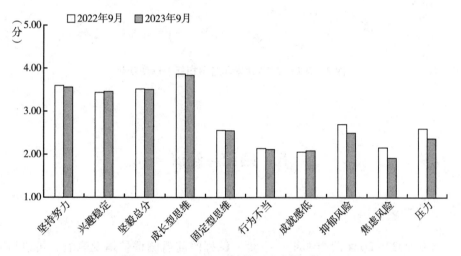

图 1　2022~2024 两学年各项指标前测对比

进一步地，对比 2022~2023 学年和 2023~2024 学年的各项指标前后测得分改变，结果显示：在"坚持努力"、"兴趣稳定"和"坚毅总分"三个坚毅相关指标上，2023~2024 学年的前后测得分改变幅度略高于 2022~2023 学年；在固定型思维指标上，2023~2024 学年的前后测得分改变幅度大于 2022~2023 学年；在"焦虑风险"和"压力"两项心理健康指标上，2023~2024 学年的前后测得分改变幅度明显大于 2022~2023 学年（见图 2）。

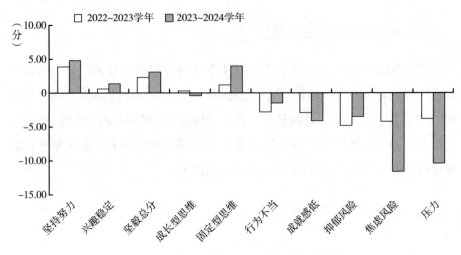

图2　2022~2024两学年各项指标前后测变化

五　结论与建议

（一）结论

从2022~2024两个学年"坚毅"课程的前后测评估情况来看，可以得出以下结论。

（1）"坚毅"课程能够有效提升学生的坚毅品质。

（2）"坚毅"课程对不同性别学生的培养效果不同。对培养女生的坚毅品质效果更加明显；对提升男生的成长型思维，降低固定型思维效果更加明显。

（3）"坚毅"课程对不同年级学生的坚毅品质均有提升。相比"兴趣稳定"指标，学生在"坚持努力"指标上的提升更稳定。

（4）"坚持努力"、"兴趣稳定"、"坚毅总分"、"成长型思维"、"固定型思维"、"行为不当"和"成就感低"这7个指标具有跨时间的稳定性；"抑郁风险"、"焦虑风险"和"压力"这3个心理健康指标则较不稳定。考虑到两个学年的坚毅课程跨越了疫情前后，因此 2023~2024 学年 3 个心理健康指标前测分数高于 2022~2023 学年可能与疫情期间人们的心理压力过大有关。

（二）建议

在小学六年级和初中三年级"坚毅"课程实施过程中，项目组通过与教育管理部门、各中小学校以及一线教师的合作发现：目前中小学毕业年级的问题相对集中，越来越受到政府相关部门和社会各界重视，但还仅限于"救火"措施，例如中考前减压、毕业典礼等点缀性的大型活动，针对毕业年级的定制化设计不足，流于表面、不够深入。

依据本项工作的实际经验以及数据分析结果，我们提出如下建议。

（1）各地教育主管部门转变"救火"思维，加强"曲突徙薪"意识，重视中小学生毕业年级坚毅品质的培养工作。

（2）加强中小学"坚毅"课程师资培养和督导。

（3）心理健康教育结合毕业年级的关键阶段进行，融入学校的常规工作，实现"五育并举"。

（4）加强社会联动、家校共育，提升毕业年级学生坚毅品质。社会各方资源例如妇联、社区街道、基金会等为毕业年级家长提供活动场地、专家讲座和亲子活动等多种形式的资源，提升家长育儿能力，营造全社会共育毕业生坚毅品质的大环境。

（5）"坚毅"课程团体心理辅导的活动形式有利于形成良好的班级氛围和良好的校风校貌，坚毅的团体氛围对学生个体坚毅品质的培养有积极促进作用。

参考文献

胡恒德、张琰、戴红、朱霞，2019，《军校学员主观幸福感、坚毅品质与学业倦怠的关

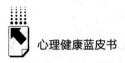
系》，《华南国防医学杂志》第 33 卷第 3 期，第 181~184 页。

李雪莹，2022，《初中生学业压力、同伴关系与睡眠质量的关系和干预研究》，硕士学位论文，云南师范大学。

田平、邢惠子、夏炜妍、翟春晓，2024，《信阳市小学 4~6 年级儿童心理健康状况与校园欺凌、学业压力的关系》，《中国健康心理学杂志》第 32 卷第 3 期，第 455~460 页。

Datu, J. A. D., King, R. B., Valdez, J. M., & Eala, M. S. M. 2019. "Grit is Associated with Lower Depression via Meaning in Life among Filipino High School Students." *Youth & Society* 51: 865-876.

Datu, J. A. D., Yuen, M., Fung, E., Zhang, J., Chan, S., & Wu, F. 2022. "The Satisfied Lives of Gifted and Gritty Adolescents: Linking Grit to Career Self-Efficacy and Life Satisfaction." *The Journal of Early Adolescence* 42: 1052-1072.

Disabato, D. J., Goodman, F. R., & Kashdan, T. B. 2019. "Is Grit Relevant to Well-Being and Strengths? Evidence across the Globe for Separating Perseverance of Effort and Consistency of Interests." *Journal of Personality* 87: 194-211.

Duckworth, A., & Gross, J. J. 2014. "Self-control and Grit: Related But Separable Determinants of Success." *Current Directions in Psychological Science* 23: 319-325.

Duckworth, A. L., Peterson, C., Matthews, M. D., & Kelly, D. R. 2007. "Grit: Perseverance and Passion for Long-term Goals." *Journal of Personality and Social Psychology* 92: 1087-1101.

Guerrero L. R., Dudovitz R., Chung P. J., Dosanjh K. K., Wong M. D. 2016. "Grit: A Potential Protective Factor against Substance Use and Other Risk Behaviors among Latino Adolescents." *Academic Pediatrics* 16: 275-281.

Jiang, W., Jiang, J., Du, X., Gu, D., Sun, Y., & Zhang, Y. 2019. "Striving and Happiness: Between and Within-person-level Associations among Grit, Needs Satisfaction and Subjective Well-being." *The Journal of Positive Psychology* 15: 543-555.

Jin, B., & Kim, J. 2017. "Grit, Basic Needs Satisfaction, and Subjective Well-Being." *Journal of Individual Differences* 38: 29-35.

Jin, H., Wang, W., & Lan, X. 2019. "Peer Attachment and Academic Procrastination in Chinese College Students: A Moderated Mediation Model of Future Time Perspective and Grit." *Frontiers in Psychology* 10: 2645.

Kaniuka A. R, Oakey-Frost N., Moscardini E. H., Tucker R. P., Rasmussen S. & Cramer R. J. 2020. "Grit, Humor, and Suicidal Behavior: Results from a Comparative Study of Adults in the United States and United Kingdom." *Personality and Individual Differences* 163: 110047

Kannangara, C. S., Allen, R. E., Waugh, G., Nahar, N., & Carson, J. 2018. "All That

Glitters Is Not Grit: Three Studies of Grit in University Students. " *Frontiers in Psychology* 9: 1539.

Kawasaki, T. , & Tozawa, R. 2020. "Grit in Community-Dwelling Older Adults with Low Back Pain Is Related to Self-Physical Training Habits. " *PM &R* 12: 984–989.

Lam, K. K. L. , & Zhou, M. 2022, "Grit and Academic Achievement: A Comparative Cross-cultural Meta-analysis. " *Journal of Educational Psychology* 114: 597–621.

Musumari, P. , Tangmunkongvorakul, A. , Srithanaviboonchai, K. , Techasrivichien, T. , Suguimoto, P. , Ono-Kihara, M. , et al. 2018. "Grit is Associated with Lower Level of Depression and Anxiety among University Students in Chiang Mai, Thailand: A Cross-sectional Study. " *PLoS One* 13: e0209121.

Park, D. , Yu, A. , Baelen, R. N. , Tsukayama, E. , & Duckworth, A. L. 2018. "Fostering Grit: Perceived School Goal-structure Predicts Growth in Grit and Grades. " *Contemporary Educational Psychology* 55: 120–128.

Reed, J. , Pritschet, B. L. , & Cutton, D. M. 2012. "Grit, Conscientiousness, and the Transtheoretical Model of Change for Exercise Behavior. " *Journal of Health Psychology* 18: 612–619.

Renshaw, T. L. , & Bolognino, S. J. 2016, "The College Student Subjective Wellbeing Questionnaire: A Brief, Multidimensional Measure of Undergraduate's Covitality. " *Journal of Happiness Studies* 17: 463–484.

Rhodes, J. , May, J. , Andrade, J. , & Kavanagh, D. 2018. "Enhancing Grit through Functional Imagery Training in Professional Soccer. " *The Sport Psychologist* 32: 220–225.

Sule, A. , Teodora, B. , & Seda, E. 2019. "Ever Failed, Try Again, Succeed Better: Results from a Randomized Educational Intervention on Grit. " *The Quarterly Journal of Economics* 134: 1121–1162.

Vainio, M. M. , & Daukantaitė, D. 2016. "Grit and Different Aspects of Well-Being: Direct and Indirect Relationships via Sense of Coherence and Authenticity. " *Journal of Happiness Studies* 17: 2119–2147.

White, E. J. , Kraines, M. A. , Tucker, R. P. , Wingate, L. R. , Wells, T. T. , & Grant, D. M. 2017. "Rumination's Effect on Suicide Ideation through Grit and Gratitude: A Path Analysis Study. " *Psychiatry Research* 251: 97–102.

Abstract

Mental health has become a critical public health issue worldwide. In China, driven by policy initiatives and societal attention, mental health initiatives continued to advance during 2023 –2024. This year's Blue Book, developed in collaboration with 79 institutions nationwide, collected over 170, 000 questionnaires covering all age groups, offering a comprehensive analysis of the national mental health status, influencing factors, and service demands. The book is divided into three sections: a general report, sub-reports, and thematic reports.

The general report, based on core adult samples from the 2024 National Mental Health Survey, analyzes the mental health status, influencing factors, and service needs of the population. Results indicate that depression and anxiety risks among Chinese adults generally decrease with age, with a more pronounced decline in depression risk among females. Urban populations exhibit significantly higher anxiety risks than rural populations. Influencing factors include marital status, working hours, body mass index (BMI), exercise frequency, and online shopping habits: married individuals exhibited the lowest depression risk; those working over 10 hours daily faced higher depression risks; higher weekly exercise frequency correlated with lower depression risks; and females with frequent online shopping showed elevated depression risks. The accessibility and satisfaction of psychological counseling services remained stable compared to previous years. Public awareness of mental health remains low, particularly in areas such as child education, emotional regulation, and mental illness identification. To safeguard and promote mental health, continuous efforts are needed to strengthen social psychological service systems, enhance mental health literacy, promote healthy lifestyles, foster marital and family harmony, and achieve work-life balance.

The sub-reports focus on improving mental health among adolescents, college students, and the elderly. Key findings include: insufficient parental emotional support and excessive academic pressure as primary factors affecting adolescents, with mentally healthy adolescents demonstrating greater academic resilience and motivation; lower-grade college students facing higher depression and anxiety risks than upper-grade peers, with peer support being the most impactful; and elderly mental health improving with social support and family closeness, while empty-nest and childless elderly require targeted attention.

The thematic reports comprise eight studies addressing diverse topics, including marriage and fertility attitudes, mental health literacy, short-video usage, regional/age/occupational group disparities, adolescent mental health, and interventions for positive psychological traits. Notable findings: adults aged 18 - 24, particularly college students, show low willingness to engage in relationships, marriage, or childbearing; mental health literacy among university faculty and students reached 30.8%, with micro-course interventions proving effective; intensive short-video usage correlates with mental health issues, especially among adolescents; middle-aged and elderly populations exhibit better emotional health than younger groups, though declining trends emerge in advanced age; rural students in underdeveloped regions show higher depression risks than the national average, with higher rates among females, middle schoolers, and upper-grade students; psychiatric nurses face mental health challenges due to high-intensity work, necessitating enhanced professional support; and interventions targeting adolescents' positive psychological traits and growth mindsets demonstrated significant efficacy.

Collectively, these reports systematically reveal the current status, influencing factors, and intervention outcomes for mental health across diverse populations in China, providing an empirical foundation for strengthening mental health service systems and improving national mental health literacy.

Keywords: Mental Health; Mental Health Literacy; Adolescents; College Students; Middle-aged and Elderly Populations

Contents

I General Report

Abstract: To investigate the mental health status, influencing factors, and service demands among Chinese residents from 2023 to 2024, this study collaborated with 79 institutions to collect a total sample of 173, 237 individuals, including a core adult sample of 6, 871 participants. The sample covered diverse gender, age, household registration (urban/rural), education, occupation, and income groups. Within the core sample, 43.5% were male, 56.5% female, with an average age of 39.9 years. Urban residents accounted for 58.1%, while rural residents comprised 41.9%.

Regarding mental health status, depression levels among adults decreased with age, with a more pronounced decline observed in females. Similarly, anxiety levels decreased with age, though females exhibited higher anxiety levels than males, and urban residents showed higher overall anxiety levels than rural residents. Analysis of influencing factors revealed significant associations between mental health and marital status, working hours, body mass index (BMI), exercise frequency, and online shopping habits: married individuals exhibited lower depression levels than those in other marital statuses; the "over 10 hours daily" working group had significantly higher depression levels; normal and overweight BMI ranges correlated with lower depression risks; increased weekly exercise frequency corresponded to reduced depression risks; and higher online shopping frequency was linked to elevated depression levels, particularly among females.

In terms of mental health service accessibility, approximately 59% of respondents perceived psychological counseling services as convenient, while 73% of those who utilized such services reported satisfaction, reflecting a slight improvement from the previous year. Mental health literacy remained relatively low, particularly in areas such as child-rearing, emotional regulation, sleep management, and identification/treatment of mental disorders. To enhance national mental health, recommendations include fostering healthy lifestyles, improving mental health literacy, promoting family harmony, balancing work and life, increasing accessibility to psychological counseling services, and strengthening the social psychological service system.

Keywords: Mental Health; Depression Risk; Anxiety Risk; Obsessive-Compulsive Symptoms

II   Topical Reports

B. 2   2024 Report on Adolescent Mental Health and Academic

Status   *Guo Fei, Fang Yuan, Liu Shaoran and Chen Zhiyan* / 026

Abstract: Adolescents are the future of our country and the hope of the nation. As they grow, they face complex and diverse challenges, making them vulnerable to mental health issues. In the past two years, the overlap of mental health problems and academic difficulties among students has attracted widespread attention. Based on a survey of over 50, 000 students from grades 4 to 12, this report finds that nearly 30% of left-behind adolescents face varying degrees of depression risk. The higher mental health risks in adolescents are associated with family factors such as insufficient emotional care from parents, lack of parent-child

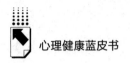
communication about mental health, and ineffective parental expressions of high expectations (e. g. , 40% of youth experiencing severe parental emotional neglect are at varying degrees of depression risk) . In school settings, adolescents with distant relationships with teachers or poor classmate relationships within their classes face significantly higher risks of depression and anxiety. The results also show that adolescent mental health is closely related to academic performance. In this survey, more than 40% of adolescents at high risk of depression reported having "frequent" or "daily" thoughts of not wanting to go to school. Students with good mental health tend to be more diligent in their studies and have stronger intrinsic motivation for learning, while students with higher mental health risks show weaker academic resilience and poor academic self-efficacy. Based on the survey findings, the report proposes strategies such as deeply embedding the 'health first' educational philosophy and ensuring its practical implementation; further strengthening adolescents' proximal social-psychological support systems; broadly promoting social-emotional learning, enhancing adolescents' core development capabilities; addressing minor psychological issues early to prevent long-term academic impacts; and placing more emphasis on promoting the mental health of left-behind adolescents.

Keywords: Adolescents; Mental Health; Depression Risk; Anxiety Risk; Academic Status

B.3   Mental Health Survey of College Students in 2024

Fang Yuan, Li Pengyuan and Chen Zhiyan / 067

Abstract: Emerging adulthood, particularly the university years, represents a critical transitional period characterized by significant psychological development and adaptation. College students encounter pressures arising from academic challenges, career planning concerns, and interpersonal relationship issues. To comprehensively understand the mental health status of college students, a national survey was conducted across China in 2024. A total of 60782 valid questionnaires were collected, comprising 21740 males and 39042 females. The mean age of college students was 20. 6 years (*SD* = 1. 5). The results indicated that first- and second-year college students exhibited higher levels of depression and anxiety risk compared to their third-and fourth-year counterparts. Among various forms of social support, satisfaction with peer relationships had the important influence on college students' depression risk scores. College students in romantic relationships reported lower depression risk than their single counterparts. Physical exercise was found to have a significantly positive effect on mental health; however, only 52. 5% of college students reported engaging in physical exercise three or more times per week, with this proportion decreasing as college students progressed to higher academic years. Based on the findings, the following recommendations are proposed to enhance college students' mental health: (1) strengthen mental health education and establish a comprehensive system for improving mental health literacy; (2) promote low-cost, beneficial activities that support mental well-being and ensure accessibility for all college students; (3) increase awareness and utilization of university counseling services while improving service quality; and (4) build a collaborative support system between schools and families to comprehensively enhance college students' mental health.

Keywords: College Students; Depressive Symptoms; Anxiety Symptoms; Social Support; Psychological Counseling Service

B. 4 Report on Mental Health and Influencing Factors Among
the Elderly in 2024 *Chen Zhiyan*, *Liu Shaoran* / 094

Abstract: With the rapid growth of China's aging population, mental health issues among the elderly have become a critical concern. This report comprehensively analyzes the current status and influencing factors of mental health in older adults through a survey of 1, 839 individuals aged 58 − 100 years (mean age: 73. 1 years). Findings indicate that mental health in this population is closely associated with physical health, lifestyle, and social support. Specifically, 73. 6% of

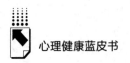

elderly males perceived themselves as physically healthy, and 92.3% as mentally healthy, compared to 80.0% and 95.6% among elderly females, respectively.

Regarding emotional health, individuals aged 75 and above exhibited 1.5-2 times higher depression risk ratios than those under 75. Cognitive assessments revealed that 32.3% of participants had normal cognitive function, while 67.7% screened positive for possible cognitive impairment requiring further evaluation. For sleep health, 29.2% screened positive for insomnia, with higher prevalence among females and older age subgroups.

Key influencing factors included: frail older adults faced elevated depression risks; higher exercise frequency and daily step counts correlated positively with mental health; and marital status, children's presence, and living arrangements significantly impacted mental health. Elderly individuals co-residing with spouses had the lowest depression risks, whereas those living alone exhibited the highest risks. The report underscores the importance of promoting healthy lifestyles, prioritizing mental health interventions for advanced-age populations, and addressing gaps in family support systems.

Keywords: Elderly; Mental Health; Depression; Lifestyle

Ⅲ   Thematic Reports

B.5   Survey Report on Marriage and Childbearing Among

Adults and College Students in 2024

Chen Zhiyan, Jiang Jianjing and Guo Fei / 115

Abstract: From March to June 2024, this nationwide study surveyed 55781 college students and 7366 adults aged 18~61 across all 31 provinces, autonomous regions, and municipalities in China. Among the adult participants, 6860 provided marital status details: 2004 were unmarried and 4856 were married. Among college students, 16030 reported being in a romantic relationship, while 36785 were single. The results show low interest in romantic relationships, marriage, and childbearing among adults aged 18~24, particularly college students. Specifically, 51.8% of students viewed marriage as unimportant, and 59.4% considered childbearing unnecessary. Women consistently showed less interest in dating, marriage, and childbearing than men. Analysis revealed a pattern: fewer respondents rejected finding a partner compared to rejecting marriage, and fewer rejected marriage compared to rejecting childbearing. When considering real-world challenges, respondents preferred later marriage/childbearing timelines, fewer children, or outright rejection of both, compared to their ideal preferences. The study recommends four measures: (1) promoting positive views of marriage, (2) increasing economic and social support for women pursuing marriage and childbearing, (3) creating targeted protections for people of marriageable age, and (4) safeguarding reproductive rights for single individuals and single parents.

Keywords: Marriage and Parenthood; Marriage Attitudes; Childbearing Attitudes; Mental Health

B.6 Evaluation and Promotion of Mental Health Literacy Among Teachers and Students in Higher Education Institutions in 2024

Ming Zhijun, Liu Shaoran, Zhang Wenxia and Chen Zhiyan / 130

Abstract: Improving residents' mental health literacy is an important effort to promote mental health in the world, and it is also an important policy indicator for China to achieve the goal of "healthy China". In 2024, the research group developed a series of wechat courses on mental health literacy based on the measurement indicators of mental health literacy, and embedded the wechat mini program "Mental Health Literacy Platform", and then invited university teachers and students to participate in assessment and intervention. The total sample was 17687 and the intervention sample was 8429. The results show that 30.8% of teachers and students meet the standard of mental health literacy, among which

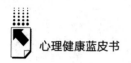

24. 5% of men and 34. 9% of women. The recognition rate of depressive disorder was 33. 4 percent and for social anxiety disorder 93. 4 percent. The wechat course of mental health has a significant effect on mental health literacy intervention. The improvement of mental health literacy in the intervention group was 10. 5% higher than that in the control group, and the time is maintained for at least 2 weeks. Among them, the level of women's mental health literacy, the dimension of mental health knowledge and the recognition rate of depressive disorder had more significant effect. Based on this, it is suggested to promote the extensive participation of various groups in the monitoring and evaluation of mental health literacy. To explore the ways of improving mental health literacy of various groups. Further focus on weak areas, and carry out accurate and efficient mental health literacy improvement with the advantage of the network.

Keywords: Mental Health; Mental Health Literacy; Recognition of Mental Disorder; Mental Intervention

B. 7　2024 Report on Short Video Usage Intensity and Mental Health among Three Demographic Groups

Guo Fei, Chen Zhiyan / 144

Abstract: China's internet users have reached nearly 1. 1 billion, with 95. 5% being short video users. Short videos, characterized by their immediacy, entertainment value, and intelligent recommendations, cater to various user needs but have also raised concerns about excessive use. A survey of 130, 795 individuals across three demographic groups—adolescents, college students, and employed adults—revealed that their average daily short video usage was 94. 2 minutes, 179. 9 minutes, and 137. 4 minutes, respectively. More than 20% of adolescents, around 30% of college students, and over 40% of adults reported that prolonged short video usage had a certain negative impact on their sleep or ability to focus on studies and work. Higher usage intensity was observed among adolescents and college students with rural household registration, less-educated parents, or economically disadvantaged families, as well as employed adults with moderate education levels and lower per capita household disposable income. Socially vulnerable groups-including left-behind adolescents, adolescents or college students with strained parental/family relationships, poor teacher-student/peer relationships, and adults experiencing poor partner relationships-tended to use short videos more intensively. Prolonged use of short videos was associated with higher depression and anxiety scores and lower self-satisfaction. Among adolescents, this relationship followed a linear deterioration trend. For college students and adults, moderate usage (30 minutes to 1 hour) was linked to better mental health, but beyond this threshold, mental health declined. The report proposes comprehensive recommendations including: rational management of short video usage time to prevent excessive consumption from affecting mental health; cultivation of healthy usage habits to minimize academic/occupational interference; development of diverse recreational and emotional regulation strategies, strengthening real-life social support systems for emotional fulfillment; enhancement of digital literacy regarding short video usage coupled with improved content guidance to foster positive value transmission and social education functions.

Keywords: Short Video Usage Intensity; Mental Health; Depression Risk; Adolescents; College Students

B.8 2024 Mental Health Report of Rural Students in Underdeveloped Regions of China

Fang Yuan, Du Zhixin, Li Haoyu, Huang Fujing and Yan Li / 179

Abstract: This report was based on the 2024 survey on the mental health of rural students in underdeveloped areas of China, which was commissioned by the China Development Research Foundation and conducted by the National Mental Health Assessment and Development Center for Mental Health at the Institute of

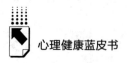

Psychology, Chinese Academy of Sciences, in collaboration with Chengying Public Welfare Foundation. The survey aimed to gain an in-depth understanding of the mental health status of rural students and provide policy recommendations accordingly. Using a multi-stage stratified cluster sampling method, the survey covered 10 provinces across eastern, central, and western China, collecting 13, 992 valid responses. Participants ranged from Grade 5 in primary school to Grade 11 in high school, with an average age of 14.6 years. Among them, 50.2% were male, 75.7% were of Han ethnicity, and 65.4% were boarding students. The findings indicated that the depression risk among rural students was higher than the national average for adolescents. In rural areas, 70.4% of rural students showed no depression risk, 21.5% exhibited mild depression risk, and 8.1% were at high risk of depression. The central region reported significantly higher rates of high-risk depression (11.0%) compared to the eastern and western regions (both at 7.0%). Gender differences were observed, with female students showing higher depression risks than male students. Specifically, 23.1% of females had mild depression risk, and 9.2% were at high risk, compared to 19.9% and 7.0%, respectively, among males. Depression risk increased with grade level, peaking among Grade 11 students. Key factors influencing rural students' mental health include parental marital relationships, parent-child communication, and spatial distance between parents and children. To comprehensively support rural students' mental health, this report recommends increasing mental health literacy among rural teachers, establishing school-based mental health teams, developing psychological support programs, strengthening family support systems, leveraging new technologies to promote resource sharing, and improving the design of psychological education programs.

Keywords: Rural Students; Mental Health; Depression Risk; Smartphone Addiction; Family Support

B.9　Mental Health Status of Middle-aged and Older Adults
in China

Liu Xiaomei, *Xie Kaiqi*, *Zhu Xinyi*, *Zhang Tiemei*,
Cai Jianping, *Liu Deping*, *Cui Ju and Li Juan* / 200

Abstract: Mental health is a crucial component of overall health in older adults. This study analyzed data of 17, 250 individuals aged 25 to 89 years, which were collected across seven major geographic regions in China between January 2021 and January 2022. Using multidimensional assessments, this study compared the middle-aged and older adults (aged 50 and above) with the younger adults and then further compared age groups within the middle-aged and older adults' group, i. e., middle-aged, younger-old, middle-old, and oldest-old, to evaluate the mental health status in terms of emotional well-being, cognitive function, and psychosocial attitudes. The results showed that mental health had both declines and stability across adulthood. Compared to their younger counterparts, middle-aged and older adults demonstrated better overall emotional well-being, characterized by having fewer negative emotional symptoms and higher levels of life satisfaction. However, with advancing age, the oldest-old showed worse emotional well-being, manifesting as higher level of anxiety, lower life satisfaction, and reduced psychological resilience. In terms of cognitive function, the prevalence of mild cognitive impairment among middle-aged and older adults increased with age, and higher educational attainment was associated with a lower probability of developing mild cognitive impairment. For psychosocial attitudes, middle-aged and older adults had relatively negative attitudes towards aging, showing as a decreased sense of self-worth and an increased perception of being a societal burden. Additionally, middle-aged and older adults, particularly the oldest-old, exhibited higher levels of death avoidance and fear of death. The findings suggested that to support mental well-being in middle-aged and older adults, interventions should be implemented at the individual, family, and community levels, focusing on promoting mental health education, enhancing cognitive function and psychological resilience, and improving attitudes towards aging and death. By fostering positive and healthy

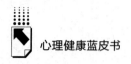
心理健康蓝皮书

perspectives on aging, middle-aged and older adults can exert their positive roles in society, and ultimately would enhance their quality of life and sense of social value.

Keywords: Middle-aged and Older Adults; Cognitive Function; Emotional Well-being; Psychosocial Factors and Attitudes; Healthy Aging and Positive Perspectives on Aging

B.10 Report on the Mental Health Status of Psychiatric Nurses in 2024

—Taking H Province as an Example

Zhang Ziyan, Li Meizhi, Liu Jie and Long Huifang / 226

Abstract: The newly revised "Occupational Classification of the People's Republic of China" by the Ministry of Human Resources and Social Security of the state includes occupations related to psychology such as psychological counselors, reflecting the country's emphasis on mental health services. Psychiatric nurses, as a key group, face dual challenges of high occupational risks and low social recognition, making their mental health issues particularly severe. Research shows that psychiatric nurses have certain mental health problems to some extent (Wang Caiying et al., 2018). As a professional group under high stress, maintaining a good psychological state is crucial for improving the quality of care and promoting patient recovery. Therefore, a thorough understanding of the current mental health status of psychiatric nurses and its influencing factors has become an important issue that needs to be addressed urgently. This report conducted a mental health status survey of 678 psychiatric nurses, and the results showed that about half of the psychiatric nurses had symptoms of anxiety and depression. Factors such as age, income, gender, employment status, position, the degree of concern from family and colleagues, and illness status affect the mental health of nurses. Nurses with strong positive coping abilities have better mental health, while strong self-efficacy may increase anxiety. It is recommended that relevant departments strengthen mental health education and training and pay attention to the career guidance of young nurses.

Keywords: Mental Health; Psychiatric Nurses; Self-efficacy

B.11 Current Status and Rehabilitation Challenges of Adolescent Depression Patients

Hou Jinqin, Guo Fei, Huang Xin, Liu Yixin and Chen Zhiyan / 250

Abstract: In recent years, adolescent depression has shown an increasing trend, and the Chinese government has prioritized mental health initiatives for adolescents. This study focuses on the challenges and rehabilitation issues faced by adolescents with depression, aiming to identify difficulties in early identification, treatment and recovery through research, thereby supporting depression prevention and intervention. This study encompassed the eastern, central and western regions, distributing a total of 1,931 questionnaires and retrieving 1,622 valid responses. The short version of the Center for Epidemiological Studies Depression Scale (CES-D) and a self-designed questionnaire were used to assess parental depressive symptoms, children's background information, disease recognition, treatment, rehabilitation and school suspension/re-enrollment. Key findings reveal that factors such as parental mental health training and delays in diagnosis significantly impact recovery, highlighting the critical importance of early identification and treatment. Most adolescents with depression face challenges due to a lack of social support and therapeutic resources. Currently, families bear the primary burden of rehabilitation, as a collaborative framework among families, schools, and communities has yet to be established. During school suspension, adolescents often lack peer companionship, leading them to rely on online platforms for social interaction. Recommendations include strengthening family-school-community collaboration, clarifying responsibilities, and establishing mental health support platforms. Schools should enhance early screening and teacher training,

305

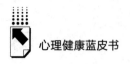

communities should facilitate transitional organizations to aid adolescents in returning to school, and parents should proactively learn about mental health to serve as guardians of their children's well-being. Collective efforts from all stakeholders are essential to promote the healthy physical and mental development of adolescents.

Keywords: Adolescents; Early Identification of Depression; Treatment and Rehabilitation; Mental Health

B.12 Enhancing Positive Quality and Growth Thinking of Primary
and Secondary School Students through the Course of
Grit: An Intervention among Graduation Grade

Zhou Lei, Li Xupei, Chen Xianbao, Yan Xinquan and Xie Juan / 270

Abstract: Grade 6 of primary school and Grade 3 of junior high school are the graduation grades of compulsory education, and are key years for students' mental health education. From September 2022 to June 2024, the Mental Health Applications Center of the Institute of Psychology, Chinese Academy of Sciences, collaborated with the education administration department of a certain district in Beijing, carried out a "Grit" Course for the graduation-grade across the district. The course aimed to cultivate students' Grit by training frontline teachers, who then conducted classroom teaching and assisted students with after-class exercises. Psychological indicators such as grit, growth mindset, academic burnout, depression, anxiety, and stress were assessed before and after the course implementation. The comparison of pre- and post-test data revealed that after the course, students' grit and growth mindset significantly improved. Additionally, students who attended the course showed greater improvements in academic burnout, depression, anxiety, and stress compared to those who did not attend it. Furthermore, positive evaluations and feedback from students, parents, and homeroom teachers confirmed the effectiveness of the course. Based on the research process and results, we recommend implementing "Grit" and other positive psychological quality courses in graduation grades of primary and secondary schools, strengthening the training and supervision of teachers for such courses, and ensuring the implementation of mental health education courses in schools, while establishing and improving related management, assessment, and incentive mechanisms.

Keywords: Grit; Positive Psychological Qualities; Intervention Study

皮 书

智库成果出版与传播平台

❖ 皮书定义 ❖

皮书是对中国与世界发展状况和热点问题进行年度监测，以专业的角度、专家的视野和实证研究方法，针对某一领域或区域现状与发展态势展开分析和预测，具备前沿性、原创性、实证性、连续性、时效性等特点的公开出版物，由一系列权威研究报告组成。

❖ 皮书作者 ❖

皮书系列报告作者以国内外一流研究机构、知名高校等重点智库的研究人员为主，多为相关领域一流专家学者，他们的观点代表了当下学界对中国与世界的现实和未来最高水平的解读与分析。

❖ 皮书荣誉 ❖

皮书作为中国社会科学院基础理论研究与应用对策研究融合发展的代表性成果，不仅是哲学社会科学工作者服务中国特色社会主义现代化建设的重要成果，更是助力中国特色新型智库建设、构建中国特色哲学社会科学"三大体系"的重要平台。皮书系列先后被列入"十二五""十三五""十四五"时期国家重点出版物出版专项规划项目；自2013年起，重点皮书被列入中国社会科学院国家哲学社会科学创新工程项目。

皮书网

（网址：www.pishu.cn）

发布皮书研创资讯，传播皮书精彩内容
引领皮书出版潮流，打造皮书服务平台

栏目设置

◆ **关于皮书**
何谓皮书、皮书分类、皮书大事记、
皮书荣誉、皮书出版第一人、皮书编辑部

◆ **最新资讯**
通知公告、新闻动态、媒体聚焦、
网站专题、视频直播、下载专区

◆ **皮书研创**
皮书规范、皮书出版、
皮书研究、研创团队

◆ **皮书评奖评价**
指标体系、皮书评价、皮书评奖

所获荣誉

◆ 2008 年、2011 年、2014 年，皮书网均
在全国新闻出版业网站荣誉评选中获得
"最具商业价值网站"称号；
◆ 2012 年,获得"出版业网站百强"称号。

网库合一

2014年，皮书网与皮书数据库端口合
一，实现资源共享，搭建智库成果融合创
新平台。

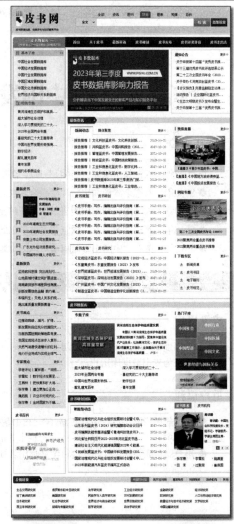

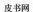

皮书网

"皮书说"
微信公众号

权威报告·连续出版·独家资源

皮书数据库
ANNUAL REPORT(YEARBOOK)
DATABASE

分析解读当下中国发展变迁的高端智库平台

所获荣誉

- 2022年，入选技术赋能"新闻+"推荐案例
- 2020年，入选全国新闻出版深度融合发展创新案例
- 2019年，入选国家新闻出版署数字出版精品遴选推荐计划
- 2016年，入选"十三五"国家重点电子出版物出版规划骨干工程
- 2013年，荣获"中国出版政府奖·网络出版物奖"提名奖

皮书数据库

"社科数托邦"
微信公众号

成为用户

　　登录网址www.pishu.com.cn访问皮书数据库网站或下载皮书数据库APP，通过手机号码验证或邮箱验证即可成为皮书数据库用户。

用户福利

- 已注册用户购书后可免费获赠100元皮书数据库充值卡。刮开充值卡涂层获取充值密码，登录并进入"会员中心"—"在线充值"—"充值卡充值"，充值成功即可购买和查看数据库内容。
- 用户福利最终解释权归社会科学文献出版社所有。

社会科学文献出版社 皮书系列
BOCIAL SCIENCES ACADEMIC PRESS (CHINA)

卡号：688851875139
密码：

数据库服务热线：010-59367265
数据库服务QQ：2475522410
数据库服务邮箱：database@ssap.cn
图书销售热线：010-59367070/7028
图书服务QQ：1265056568
图书服务邮箱：duzhe@ssap.cn

S 基本子库
SUB DATABASE

中国社会发展数据库（下设 12 个专题子库）

紧扣人口、政治、外交、法律、教育、医疗卫生、资源环境等 12 个社会发展领域的前沿和热点，全面整合专业著作、智库报告、学术资讯、调研数据等类型资源，帮助用户追踪中国社会发展动态、研究社会发展战略与政策、了解社会热点问题、分析社会发展趋势。

中国经济发展数据库（下设 12 专题子库）

内容涵盖宏观经济、产业经济、工业经济、农业经济、财政金融、房地产经济、城市经济、商业贸易等 12 个重点经济领域，为把握经济运行态势、洞察经济发展规律、研判经济发展趋势、进行经济调控决策提供参考和依据。

中国行业发展数据库（下设 17 个专题子库）

以中国国民经济行业分类为依据，覆盖金融业、旅游业、交通运输业、能源矿产业、制造业等 100 多个行业，跟踪分析国民经济相关行业市场运行状况和政策导向，汇集行业发展前沿资讯，为投资、从业及各种经济决策提供理论支撑和实践指导。

中国区域发展数据库（下设 4 个专题子库）

对中国特定区域内的经济、社会、文化等领域现状与发展情况进行深度分析和预测，涉及省级行政区、城市群、城市、农村等不同维度，研究层级至县及县以下行政区，为学者研究地方经济社会宏观态势、经验模式、发展案例提供支撑，为地方政府决策提供参考。

中国文化传媒数据库（下设 18 个专题子库）

内容覆盖文化产业、新闻传播、电影娱乐、文学艺术、群众文化、图书情报等 18 个重点研究领域，聚焦文化传媒领域发展前沿、热点话题、行业实践，服务用户的教学科研、文化投资、企业规划等需要。

世界经济与国际关系数据库（下设 6 个专题子库）

整合世界经济、国际政治、世界文化与科技、全球性问题、国际组织与国际法、区域研究 6 大领域研究成果，对世界经济形势、国际形势进行连续性深度分析，对年度热点问题进行专题解读，为研判全球发展趋势提供事实和数据支持。

法律声明